Anatomía por ecografía

FUNDAMENTOS

Anatomía por ecografía

Marios Loukas, MD, PhD
Dean of Basic Sciences and Research
Co-Chair Department of Anatomical Sciences
St. George's University
Granada, Antillas Menores

Danny Burns, MD, PhD
Department of Anatomical Sciences
St. George's University
Granada, Antillas Menores

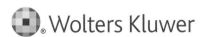

Philadelphia • Baltimore • New York • London
Buenos Aires • Hong Kong • Sydney • Tokyo

Av. Carrilet, 3, 9.ª planta – Edificio D
Ciutat de la Justícia
08902 L'Hospitalet de Llobregat
Barcelona (España)
Tel.: 93 344 47 18
Fax: 93 344 47 16
e-mail: consultas@wolterskluwer.com

Revisión científica:
Diana Luz Gutiérrez Espinosa
Médico Cirujano, Facultad de Medicina UNAM, con Especialidad en Imagenología Diagnóstica y Terapéutica, Fundación Clínica Médica Sur, CDMX. Certificada por el Consejo Mexicano de Radiología e Imagen

Traducción:
Leonora Véliz Salazar

Director editorial: Carlos Mendoza
Editora de desarrollo: Cristina Segura Flores
Gerente de mercadotecnia: Simon Kears
Cuidado de la edición: Leonora Véliz
Maquetación: Carácter Tipográfico/Eric Aguirre • Aarón León • Ernesto A. Sánchez
Adecuación de portada: Jesús Mendoza M.
Impresión: C&C Offset-China/Impreso en China

Dedicatorias

A Marti, mi esposa y mejor amiga, por su paciencia y apoyo a lo largo de los años. A mis mentores en la escuela de medicina y el posgrado, y a los muchos estudiantes y colegas más jóvenes cuyo entusiasmo por aprender han hecho este viaje tan divertido. **–D.B**

A mi hija Nikol, mi hijo Chris y mi esposa Joanna por su paciencia y apoyo al soportar mis levantadas temprano y desveladas por las noches mientras trabajaba en este libro. Los amo muchísimo. **–M.L**

Reconocimientos

Queremos agradecer a todos los donadores y a sus familias por hacer la aportación final en beneficio de las futuras generaciones de médicos y científicos. Este libro nunca hubiera podido materializarse sin sus invaluables colaboraciones.

La producción de material cadavérico es un enorme esfuerzo de equipo que ha involucrado la participación de diversos académicos, técnicos de laboratorio y personal administrativo.

También queremos agradecer a los siguientes colegas por su experiencia técnica en las disecciones y su enorme ayuda a este proyecto:

Rodon Marrast, Shiva Mathurin, Romeo Cox, Seikou Phillip, Marlon Joseph, Nelson Davis, Travis Joseph, Simone Francis, Charlon Charles, Arnelle Gibbs, Sheryce Fraser, Chad Phillip, Ryan Jacobs, Nadica Thomas-Dominique, Tracy Shabazz e Yvonne James del Department of Anatomical Sciences, St. George's University, School of Medicine, Granada, Antillas Menores, por su asistencia técnica, de laboratorio y administrativa.

Los siguientes académicos también ayudaron en este proyecto:

Yusuf Oladimeji Alimi, Ms. Maira duPlessis, Seid Eid, Drs. Theofanis Kollias, Sasha Lake, Ahmed Mahgoub, Rabjot Rai, Ramesh Rao, Asad Rizvi, Wallisa Roberts, Sonja Salandi y Deepak Sharma del Department of Anatomical Sciences, St. George's University, School of Medicine, Granada, Antillas Menores.

Queremos agradecer especialmente a Jennifer Kelly RDMS, RTNM, quien se emocionó con este proyecto desde el principio y pasó incontables horas obteniendo muchas de las imágenes ecográficas y videos usados en este libro y colaborando con el equipo de ilustración de St. George's University documentando la posición del paciente y la colocación del transductor.

Agradecemos a los siguientes instructores del Department of Anatomical Sciences, St. George's University, School of Medicine, Granada, Antillas Menores, por sus contribuciones en las ilustraciones: Jessica Holland, Brandon Holt, David Nahabedian, Luz Ortiz Nieto, Charles Price, Xochitl Vinaja y Katie Yost. Les agradecemos su arduo trabajo, su talento, ideas, paciencia y creatividad, y nos sentimos muy afortunados de ser sus colegas y amigos.

Prefacio

La ecografía permite a los médicos observar el interior del cuerpo en tiempo real, pero requiere bastante entrenamiento. Por lo tanto, es importante enseñar a los futuros médicos en una etapa temprana. Hace varios años iniciamos con la enseñanza práctica de la anatomía por ecografía a los estudiantes de medicina en las ciencias básicas. Creemos que el rápido ritmo de introducción de las nuevas aplicaciones clínicas de la ecografía a lo largo de todas las especialidades requiere desde el principio de la educación médica un fundamento sólido en la técnica ecográfica, la anatomía y la fisiología. La amplia disponibilidad de imágenes ecográficas en el lugar de atención en clínicas, salas de urgencia y pabellones hospitalarios ha hecho que el conocimiento y las habilidades para la exploración ecográfica en el siglo XXI sean tan importantes como el conocimiento y las habilidades para la exploración con el estetoscopio. Desde el principio, uno de los retos ha sido cómo preparar a los estudiantes (así como a los académicos en anatomía) en sesiones prácticas, de modo que el tiempo asignado para explorar a pacientes estandarizados se aproveche lo más posible. Al inicio nos dimos cuenta que se pasaba demasiado tiempo de laboratorio explicando (y repitiendo las explicaciones) la posición del paciente y la colocación del transductor, así como el aspecto ecográfico de los puntos de referencia locales y características anatómicas clave. Queríamos material de referencia para que los estudiantes pudieran prepararse con anticipación y se presentaran al laboratorio con una comprensión básica de la colocación básica del paciente para esta o aquella imagen ecográfica, dónde colocar el transductor y cómo buscar los puntos de referencia y las estructuras anatómicas clave en las imágenes ecográficas en tiempo real. De esta forma, las sesiones de laboratorio podían empezar y terminar con el transductor en la mano de los estudiantes, con los instructores a un lado haciendo preguntas y dando consejos y sugerencias según fuera necesario.

La mayoría de los libros y otros recursos de enseñanza de técnicas ecográficas específicas se dirigen sobre todo a los médicos que ya utilizan las imágenes ecográficas en su práctica clínica. De forma correspondiente, gran parte de la información disponible se enfoca en detalles técnicos de las aplicaciones clínicas. Esperamos que este libro proporcione una base para la anatomía regional por ecografía, que sea accesible a los estudiantes desde el inicio de su educación médica y que sea lo bastante detallada que resulte de interés para los médicos que ya incorporan las imágenes ecográficas a su práctica cotidiana. El libro está organizado por regiones anatómicas y cada sección tiene una organización similar. Cada sección inicia con una descripción general de la anatomía relevante ("Revisión de la anatomía"), seguida por una sección de "Técnica". Ambas secciones describen en el texto e ilustran importantes detalles técnicos y habilidades para obtener imágenes ecográficas específicas de esa región. Cada figura incluye los siguientes componentes: una imagen ecográfica sin leyendas y la misma imagen "pintada" con textura de tejidos como músculo, tendones y órganos (p. ej., hígado, riñón, músculo); un dibujo de línea que muestra la colocación óptima del paciente, la colocación del transductor y un indicador de la dirección del transductor, así como una sección con leyendas de cadáver correspondiente a las imágenes ecográficas. Cada sección de texto técnico está marcada con un pequeño recuadro de referencia que identifica la orientación de la imagen ecográfica, así como el contenido y referencias que especifican la figura donde se encuentra la imagen.

El libro puede leerse por capítulos/secciones de capítulos "como una novela" a medida que los estudiantes se encuentren diferentes regiones anatómicas en sus clases para obtener una descripción general del tipo de imágenes ecográficas y estructuras importantes que puedan encontrar con regularidad. De forma alternativa, las imágenes ecográficas individuales de áreas específicas pueden ubicarse con facilidad junto con las ilustraciones y descripciones en el texto sobre cómo obtener dicha imagen e identificar estructuras y puntos de referencia dentro de la imagen. Los instructores del curso pueden, por ejemplo, elegir dos o tres imágenes de una región anatómica y asignar la lectura apropiada para que los estudiantes se preparen para las sesiones de laboratorio en las que se espera que coloquen a pacientes estandarizados de forma adecuada, coloquen los transductores en el sitio y orientación correctos y comiencen a navegar e identificar puntos de referencia y estructuras clave de cada una de estas imágenes. Se ha incluido un capítulo especial que describe e ilustra datos normales y anormales en la exploración con FAST, dando a los lectores la oportunidad de aplicar la anatomía para ecografía del corazón, cuadrantes superiores del abdomen y pelvis masculina y femenina y en el contexto de una aplicación clínica importante y de uso frecuente. El capítulo final contiene varias preguntas tipo examen USMLE de opción múltiple diseñadas para proporcionar retroalimentación a los estudiantes, instructores y médicos de una forma clínicamente significativa.

Esperamos que este libro proporcione a todos los interesados en la exploración ecográfica una base anatómica racional para ubicar e identificar estructuras importantes a lo largo del cuerpo.

Tabla de contenido

Tabla de contenido

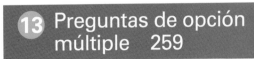

1

Introducción

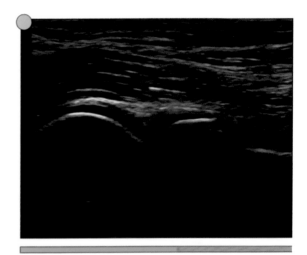

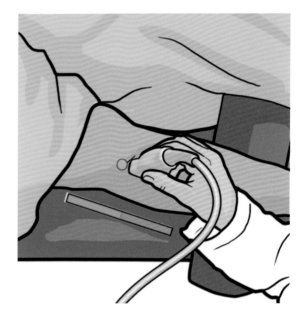

Aspectos básicos de la ecografía

La ecografía es una tecnología de diagnóstico por imágenes ampliamente utilizada en diversas especialidades médicas. Los dispositivos son portátiles y libres de radiación ionizante, con un bajo riesgo de daño, incluso entre las poblaciones más vulnerables. La portabilidad, seguridad y costo relativamente bajo de las imágenes ecográficas han hecho que esté disponible para obtener imágenes a la cabecera del paciente o en cualquier otro sitio donde este se encuentre, como un consultorio o servicio de urgencias, siendo cada vez más una extensión de la exploración física (p. ej., examinar los espacios peritoneales para la presencia de líquido libre cuando se sospecha sangrado intraperitoneal) o para guiar procedimientos intervencionistas, como la colocación de una línea central, bloqueo nervioso, inyecciones articulares y biopsias.

Las imágenes ecográficas típicas presentan cortes bidimensionales de las estructuras internas. Dependiendo de la colocación y el origen del transductor sobre la superficie del cuerpo, la imagen puede ser transversal, sagital/parasagital, coronal u oblicua. Las imágenes se toman en tiempo real, de modo que los observadores experimentados pueden observar con facilidad los movimientos respiratorios, las contracciones ventriculares, las pulsaciones arteriales, los cambios de fase en el flujo venoso, los movimientos articulares/musculares/tendinosos o los efectos de la estimulación sobre ligamentos o tendones.

A partir de un transductor albergado en la sonda ecográfica, se transmiten pulsos breves a una frecuencia muy alta a lo largo de la superficie corporal hasta el cuerpo del paciente. A medida que los pulsos ecográficos se propagan por el cuerpo y encuentran tejidos con diferentes propiedades acústicas, parte de la energía sónica se refleja de vuelta al transductor (eco) y otra fracción sigue penetrando a tejidos más profundos (transmisión directa). Las señales de eco que regresan al transductor se procesan y combinan para generar una imagen de la estructura que se está explorando con la ecografía.

Diferentes transductores para diferentes aplicaciones

FORMA Y PROFUNDIDAD DE LA IMAGEN CON DIFERENTES TRANSDUCTORES FIG. 1-1

Existen tres tipos de transductores de superficie de uso frecuente para la mayoría de los objetivos generales de las aplicaciones ecográficas de imágenes: **abdominales, cardiacos** y **lineales de alta frecuencia.**

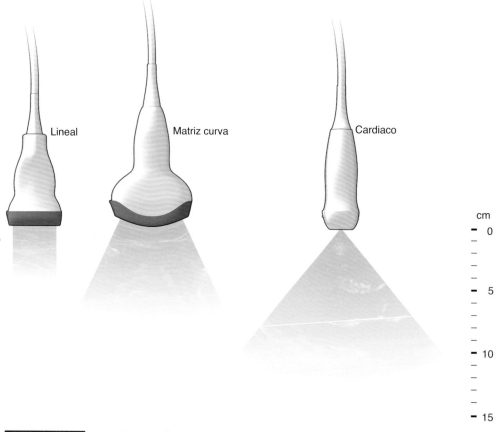

Lineal Matriz curva Cardiaco

cm
0
5
10
15

Figura 1-1 Transductores lineales, abdominales y cardiacos. La forma de la imagen producida por cada tipo de transductor se muestra con la sombra azul.

Transductores abdominales (matriz curva o convexa)

Son transductores de frecuencia baja a intermedia (2-5 MHz) con una cara curva y una "membrana" típica de 4 a 6 cm (la dimensión lado a lado de la cara del transductor). Como su nombre lo indica, estos transductores suelen usarse para imágenes abdominales de objetivo general, aunque también se usan para otras aplicaciones, como la obtención de imágenes pélvicas transabdominales, imágenes obstétricas y algunas musculoesqueléticas, como de la columna o la articulación de la cadera. Las frecuencias relativamente bajas disponibles con estos transductores permiten la obtención de imágenes a profundidades de 20 cm aproximadamente y la imagen de sector producida es del ancho de la membrana del transductor en la superficie de la piel, volviéndose progresivamente más ancha a medida que aumenta la profundidad. Esto permite un amplio campo de visión de ángulo para obtener imágenes de estructuras más profundas (p. ej., los riñones) y puntos de referencia, aunque gracias al ancho de la membrana también es posible obtener imágenes de estructuras más cercanas a la superficie de la piel con un campo de visión razonablemente ancho.

Transductores cardiacos (matriz de sector)

Estos transductores se usan extensamente en la obtención de imágenes ecográficas del corazón (ecocardiografía) pero son adecuados para obtener imágenes de cualquier estructura no superficial relativamente grande a través de ventanas sonográficas estrechas (como los espacios intercostales). Producen una imagen de sector que se asemeja a una forma triangular, una membrana de superficie muy pequeña (en esencia, una fuente puntual) que se hace cada vez más ancha a mayor profundidad. La frecuencia resonante es baja (1.5-4.5 MHz), lo que permite una penetración de profundidad sustancial (de forma similar a los transductores abdominales). Debido a que la imagen es tan estrecha en la superficie, estos transductores no son útiles para obtener imágenes de estructuras superficiales, pero de ser necesario pueden adaptarse a la mayoría de los objetivos de obtención de imágenes ecográficas abdominales.

Transductores lineales (matriz lineal)

Debido a sus elevadas frecuencias resonantes (8-15 MHz), estos transductores ofrecen el mejor detalle de imagen, aunque con poca penetración de profundidad. En consecuencia, se usan para aplicaciones de imágenes musculoesqueléticas, de nervios periféricos, glándula tiroides, mamas, vasculares superficiales y otras que requieren representaciones de alta resolución de tejidos relativamente superficiales (alrededor de 5-6 cm de profundidad máxima desde la superficie de la piel). Las imágenes que producen tienen una forma rectangular. El ancho de la imagen permanece igual desde la cara del transductor en la superficie hasta la parte más profunda de la imagen (el ancho de la membrana del transductor, por lo general 4-5 cm).

Uso de transductores ecográficos

Gel para ecografía

La cara del transductor debe acoplarse a la superficie de la piel usando un gel a base de agua que tiene propiedades de transmisión

EL GEL DE ULTRASONIDO ACOPLA LOS TRANSDUCTORES A LA PIEL POR MEDIOS ACÚSTICOS
FIG-1-2

de sonido similares a la piel. El gel también excluye los bolsillos de aire entre la cara del transductor y la piel (o pliegues cutáneos e irregularidades), que podrían interferir en la transmisión de los pulsos ecográficos a la piel y los tejidos más profundos.

Control y manipulación del transductor

Para obtener imágenes de calidad, quienes usan la ecografía deben aprender a controlar y manipular el transductor en cuanto a ejercer una cantidad apropiada de presión, estabilizando la cara del transductor en superficies desiguales y resbalosas y haciendo ajustes finos en el ángulo, rotación e inclinación de la cara del transductor en relación con las estructuras de interés.

La mayor parte del tiempo se requiere aplicar presión moderada de manera uniforme a lo largo de la cara del transductor. La imagen en la pantalla desaparece en las áreas de la cara del transductor que no hacen suficiente contacto con la superficie de la piel. Algunas tareas de la obtención de imágenes ecográficas requieren presiones mayores, en tanto que otras sólo ameritan presiones mínimas.

La rotación e inclinación adecuadas (**desplegado** o **balanceo**) de la cara del transductor son fundamentales para observar estructuras de interés en su verdadero eje longitudinal o eje transverso (y para cambiar una proyección de longitudinal a transversa o viceversa) y para obtener imágenes precisas de partes anatómicas que no son paralelas a la superficie de la piel. Algunas estructuras, incluyendo tendones y nervios, parecen ser mucho más brillantes cuando el haz ecográfico se encuentra perpendicular a su trayecto.

Debido a la presión del transductor, el movimiento del transductor a lo largo de áreas sensibles o la posición del paciente, el rastreo ecográfico en ocasiones puede ser incómodo para el paciente, pero nunca debe ser innecesariamente incómodo o doloroso. La

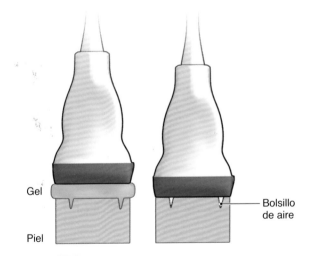

Gel

Piel

Bolsillo de aire

Figura 1-2 El gel de ecografía acopla a nivel acústico la capa más externa de la cara del transductor con la piel.

comunicación con el paciente y el prestar atención cuidadosa a su comodidad o seguridad siempre es prioritario durante la exploración ecográfica.

Marcadores de orientación del transductor y la pantalla

Para entender las posiciones y relaciones entre las estructuras en las imágenes ecográficas, se debe ser capaz de orientar las imágenes en términos de superficial a profunda y de superior a inferior o izquierda a derecha (lateral a medial). Todos los transductores de ecografía tienen un marcador de orientación en un lado cerca de la cara del transductor, por lo general un punto o borde elevado a lo largo de un lado del transductor e incluso en ocasiones una luz LED. El marcador de orientación del transductor corresponde a un marcador de orientación en la imagen de la pantalla, a menudo un punto de color o el logotipo del fabricante. Por acuerdo general, para la mayoría de las imágenes ecográficas, el marcador de orientación de la pantalla se coloca en la esquina superior izquierda de la imagen. Por motivos históricos (no solo para confundir a los estudiantes de medicina), el marcador de orientación suele colocarse en el lado derecho de la pantalla para ecografía cardiaca. Asimismo, por convención el marcador de orientación en el transductor debe dirigirse en sentido superior (cefálico) cuando se realiza un rastreo por el eje largo del cuerpo y se dirige hacia el lado derecho del paciente cuando se realiza un rastreo que es transversal al eje largo del cuerpo.

ORIENTACIÓN DE LOS RASTREOS ADQUIRIDOS A LO LARGO DEL EJE LONGITUDINAL FIG. 1-3

Cuando se siguen estas convenciones, las estructuras más cercanas al lado izquierdo (lado del marcador) de la imagen se encuentran más superiores y las estructuras más cercanas al lado derecho (lado en que no está el marcador) de la imagen son más inferiores en los rastreos longitudinales. La imagen de la figura 1-3 se adquirieron a lo largo del eje longitudinal, con la cara del transductor sobre la piel de la fosa cubital y la orientación del marcador del transductor directamente en sentido superior. Al saber lo anterior, puede entenderse la orientación de la imagen y empezar a identificar estructuras y puntos de referencia.

ORIENTACIÓN DE LOS RASTREOS ADQUIRIDOS A LO LARGO DEL EJE TRANSVERSO FIG. 1-4

De forma similar, después de las condiciones antes descritas para rastreos transversos, las estructuras en el lado del marcador son hacia la derecha del paciente y las estructuras en el lado de la imagen que no está el marcador están a la izquierda del paciente. La imagen de la figura 1-4 se adquirió transversal al eje longitudinal del cuerpo (que también es transversal al eje longitudinal de la extremidad), con la cara del transductor sobre la piel en la fosa cubital de la extremidad superior derecha del paciente y el marcador de orientación del transductor dirigido a la derecha.

En todos los rastreos, las estructuras más cercanas a la parte superior de la imagen en la pantalla son más superficiales y las estructuras más cercanas a la parte inferior de la imagen están más profundas. Los números y los signos de numeral ubicados a lo largo del lado de la imagen indican profundidad en centímetros.

> **CONSEJO RÁPIDO:** tocar o golpear un borde de la cara del transductor con el dedo índice al tiempo que se observa la imagen en la pantalla para un parpadeo correspondiente es una forma fácil y rápida de determinar la orientación del transductor en relación con la imagen en la pantalla.

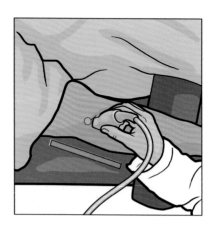

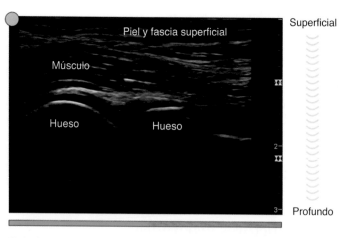

Superior · Inferior

Superficial · Profundo

| **Figura 1-3** | Uso del marcador del transductor y marcador de la pantalla para orientar las imágenes adquiridas en el eje longitudinal. |

Aspecto de los tejidos en las imágenes ecográficas

ECOGENICIDAD: PANTALLA CON IMAGEN EN ESCALA DE GRISES
FIG. 1-5

La ecogenicidad se refiere a la cantidad de reflejo ecográfico por un tejido en relación con los tejidos colindantes. Siempre que haya una interfaz entre los tejidos con

ASPECTO DE TEJIDOS ENCONTRADOS CON FRECUENCIA
FIG. 1-6

diferentes ecogenicidades, se observará una diferencia apreciable en el brillo en la pantalla ecográfica. Con base en el grado de ecogenicidad, los tejidos o estructuras se describen como hiperecoicas (blancas en la pantalla), hipoecoicas (grises en la pantalla) o anecoicas (negras en la pantalla).

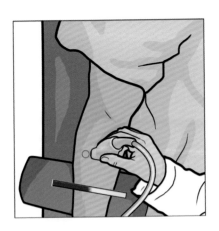
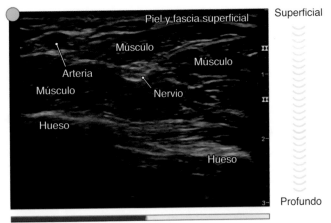

Figura 1-4   Uso del marcador del transductor y el marcador de la pantalla para orientar las imágenes adquiridas en el eje transverso.

Ejemplos

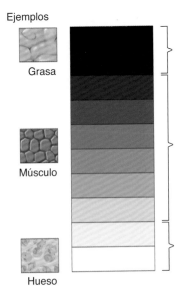

Grasa

Músculo

Hueso

Anecoico
Poca o ninguna ecogenicidad = representación "en negro"
Líquidos como ascitis, bilis, orina, derrames, sangre no coagulada, líquido en quistes, grasa subcutánea

Hipoecoico
Ecogenicidad baja-intermedia = representación "gris"
Muchos tejidos/órganos como músculo esquelético, bazo, hígado, páncreas, riñón, útero, miocardio

Hiperecoico
Alta ecogenicidad = representación "blanca"
Pleura, pericardio, diafragma, superficies óseas, tendones, ligamentos, calcificaciones

Figura 1-5   Ecogenicidad y representación de la imagen en escala de grises.

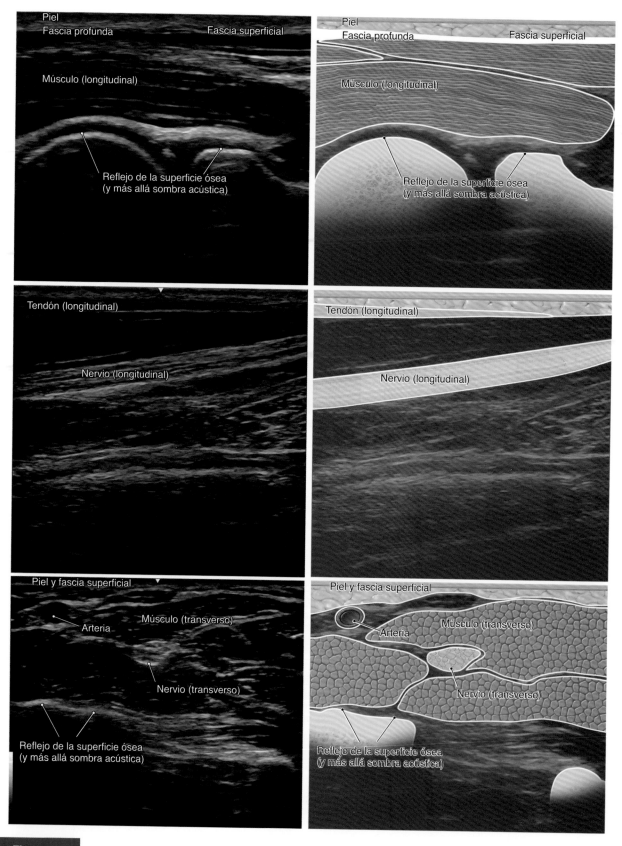

Figura 1-6   Aspecto de tejidos comúnmente encontrados en las imágenes ecográficas.

Piel

La piel tiene un aspecto liso y brillante (**hiperecoico**). La epidermis y la dermis pueden diferenciarse solo con ecografía especializada de alta resolución. Hay un eco de entrada epidérmica muy delgado y brillante seguido por una banda ligeramente menos hiperecoica que representa la epidermis y la dermis. Después, en la profundidad de la dermis aparece la capa subcutánea grasa/fibrosa, por lo general hipoecoica (oscura) en las imágenes ecográficas, con dos componentes, grasa **anecoica/hipoecoica,** intercalada con líneas hiperecoicas que representan tabiques de tejido conectivo.

Músculo esquelético

El músculo esquelético tiene un aspecto distintivo, que varía entre proyecciones transversas (siguiendo el trayecto del eje largo del músculo) y proyecciones longitudinales (paralelas al eje largo del músculo). En la proyección transversa, el tejido muscular es en gran medida anecoico-hiperecoico, salpicado con múltiples líneas hiperecoicas delgadas y cortas que representan reflejos de tejido conectivo del perimisio. Esto suele denominarse aspecto de *cielo estrellado.*

En la proyección longitudinal, la mayoría del tejido muscular permanece anecoico/hipoecoico, pero las líneas hiperecoicas del perimisio están alargadas, lo que revela la arquitectura fascicular del músculo. La mayoría de las superficies/bordes de los músculos se observan con facilidad debido a las líneas hiperecoicas producidas por el epimisio y el tejido conectivo de la fascia profunda.

Tendones

Los tendones tienen un aspecto distintivo debido a los haces paralelos y muy ordenados de las fibras de colágeno que constituyen la mayor parte del interior del tendón. Como resultado, múltiples líneas hiperecoicas delgadas llenan el interior del tendón cuando se observan en el eje largo del mismo (que comúnmente se denomina aspecto *fibrilar*) y hay un borde hiperecoico (epitendíneo que cubre el tendón) en la superficie tendinosa.

En la proyección transversa, los interiores del tendón están llenos de múltiples puntos hiperecoicos en pequeños conjuntos (lo que suele denominarse aspecto de *borde de cepillo*), de nuevo con una superficie hiperecoica distintiva (*véase* la fig. 1-6).

Nervios

Los nervios tienen una superficie en gran medida hiperecoica y un fondo (debido al reflejo del tejido conectivo del epineurio y el perineurio) que está salpicado de múltiples fascículos nerviosos hipoecoicos (el aspecto de *panal*) cuando se observan en el eje transverso.

Cuando se ven en el eje longitudinal, los fascículos nerviosos aparecen como múltiples tiras hipoecoicas delgadas paralelas al eje largo del nervio, contra el fondo hiperecoico del perineurio y epineurio que lo rodea (aspecto de *caja de popotes*) (*véase* la fig. 1-6).

Hueso

Las superficies óseas se observan como líneas hiperecoicas con una sombra acústica limpia y oscura en la profundidad de la superficie ósea. Para proyecciones óseas muy pequeñas, las sombras acústicas a menudo son la clave visual más obvia de su presencia. Debido a que la superficie ósea es tan reflejante, pueden aparecer artefactos (reverberaciones e *imágenes en espejo*) dentro de la sombra acústica (*véase* la fig. 1-6).

Líquidos

Los líquidos, como la sangre, bilis y orina, son anecoicos. Además, la energía del sonido se propaga a través del líquido con una pérdida mínima de energía comparada con los tejidos blandos. Esto produce una ecogenicidad notoriamente aumentada en los tejidos en la profundidad de las acumulaciones de líquido, debido a que más energía sonora llega a estos tejidos en comparación con la vía sonora no líquida a cada lado de la acumulación de líquido.

Vasos sanguíneos

La sangre (un líquido) que fluye por las luces de las arterias y venas es anecoica (a menos que haya coágulos), en tanto que el tejido conectivo de las paredes de los vasos es hiperecoico. Las arterias tienden a tener un perfil más circular en la proyección transversa que las venas (que tienden a ser más ovales) y las paredes de las arterias son más gruesas en comparación con venas del mismo tamaño (*véase* la fig. 1-6). Las pulsaciones arteriales y venosas pueden observarse fácilmente en imágenes en tiempo real (esto puede ser confuso en ocasiones). Sin embargo, las venas normales se comprimen con facilidad al ejercer una presión mínima con el transductor, en tanto que las arterias solo son compresibles con una presión considerable.

"Ciencia de los controles" básica y optimización de las imágenes

Durante cada exploración ecográfica, los ajustes del aparato de ecografía deben cambiarse *según se requiera* para optimizar la calidad de la imagen. El entender lo que hacen unos cuantos de los controles del aparato es suficiente para optimizar los rastreos más frecuentes.

Profundidad

PROFUNDIDAD DE RASTREO E INDICADORES DEL PUNTO DE ENFOQUE FIG. 1-7

La profundidad de rastreo está indicada en centímetros al lado derecho de la imagen. En términos generales, es una buena idea iniciar con una profundidad mayor para visualizar más estructuras y puntos de referencia en el campo además de la estructura/región de interés. Después de orientarse a sí mismo en cuanto a las estructuras en la imagen e identificar la región de interés, se reajusta la profundidad, de modo que la región de interés se ubique cerca del centro de la pantalla.

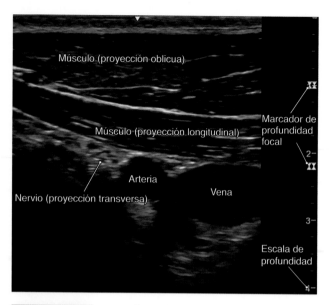

Músculo (proyección oblicua)

Músculo (proyección longitudinal)

Marcador de profundidad focal

Arteria

Nervio (proyección transversa)

Vena

Escala de profundidad

Figura 1-7 Marcadores de profundidad de rastreo y profundidad focal.

Puntos focales

La mayoría de las unidades contemporáneas de ecografía permiten al usuario ajustar una o más profundidades de enfoque. Las profundidades de enfoque se indican junto con los marcadores de profundidad. Por ejemplo, la imagen de la figura 1-7 muestra una profundidad de rastreo de 4 cm y hay dos puntos de enfoque

seleccionados (los íconos amarillos de *reloj de arena*) ajustados a 1.0 cm y 2.25 cm.

En general deben elegirse dos o tres puntos de enfoque y distribuirse cerca de la o las profundidades que correspondan a la región de interés. Esto proporcionará el mayor detalle de la imagen para estructuras cercanas a la o las profundidades de enfoque.

Ganancia

El girar el control de ganancia aumenta o disminuye la cantidad de amplificación de ecos a lo largo de la imagen, aumentando o disminuyendo la brillantez general de la imagen mostrada. Las imágenes que no son demasiado brillantes u oscuras son mejores para la identificación general de las estructuras (los examinadores sin experiencia tienden a elegir demasiada ganancia).

Imágenes de armónicos tisulares

Los pulsos ecográficos se producen en el transductor de la sonda a una frecuencia fundamental (p. ej., 12 MHz para un transductor de matriz lineal de alta frecuencia típico). A medida que los pulsos atraviesan los tejidos, estos en sí mismos vibran a múltiplos de la frecuencia fundamental (2X = primer armónico, 4X = segundo armónico, etc.). El botón de armónicos tisulares en el aparato de ecografía varía entre escuchar ecos en la frecuencia fundamental y escuchar ecos solo en la frecuencia de los armónicos. Las imágenes con armónicos tisulares a menudo permiten una mejor calidad de la imagen en términos de disminución de ciertos artefactos (reverberaciones), disminución del ruido a lo largo de la imagen, menos ecos internos en espacios llenos de líquido (desaparición de quistes) y mejor detalle de la imagen (resolución espacial).

2

Física básica de la ecografía

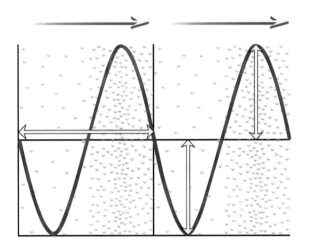

Ondas de sonido

**PROPAGACIÓN DE LAS ONDAS DE SONIDO
FIG. 2-1**

El **sonido** es una onda mecánica de presiones alternantes que se propagan a través de un medio (como los tejidos) como una serie de compresiones a medida que la presión de la onda aumenta y como rarefacciones mientras que la presión de esta cae de las moléculas en el medio. El sonido no puede viajar a través de un vacío.

El sonido puede caracterizarse por muchos parámetros diferentes, pero una característica importante del sonido es su frecuencia (número de ciclos por unidad de tiempo, más a menudo ciclos por segundo o Hertz).

Un ciclo por segundo = un Hertz (Hz)
Mil ciclos por segundo = un kilohertz (KHz)
Un millón de ciclos por segundo = un megahertz (MHz)

Por lo tanto, un transductor de 12 MHz en una sonda de ecografía médica (un transductor de 12 MHz) transmite pulsos con una frecuencia fundamental de 12 000 000 ciclos por segundo.

Otra característica del sonido es su velocidad. La velocidad del sonido en un material determinado es constante (a temperatura constante), pero la velocidad varía en diferentes materiales. La velocidad del sonido a través de la mayoría de los tejidos blandos es bastante similar, aunque hay algunos extremos, como los pulmones (600 m/s) y el hueso denso (4000 m/s). Para la formación de imágenes, el dispositivo de ecografía asume que la velocidad del sonido a través de los tejidos es 1540 m/s, el promedio para el tejido blando.

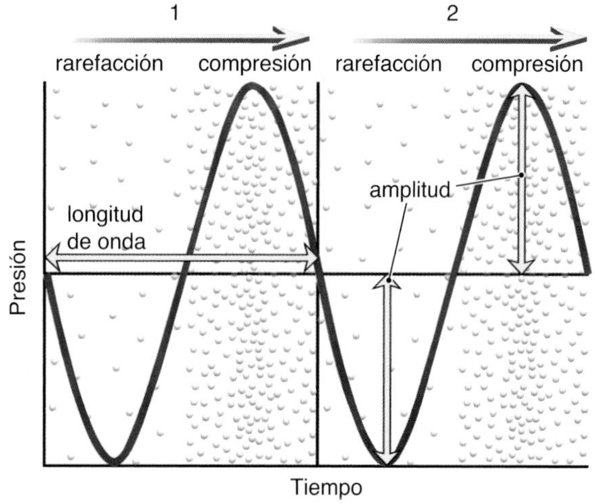

**PULSO ECOGRÁFICO: REFLEXIÓN Y TRANSMISIÓN DIRECTA
FIG. 2-2**

**FORMANDO UNA IMAGEN: REFLEXIÓN (ECO) Y TRANSMISIÓN DIRECTA
FIG. 2-3**

En la formación de imágenes ecográficas, una característica importante del medio (tejidos) a través del cual se propaga la energía del sonido es la **impedancia acústica,** el producto de la velocidad del sonido a través del tejido y la densidad del tejido. La mayoría de los tejidos blandos tiene una impedancia acústica similar, pero hay algunos extremos como el hueso, los pulmones y acumulaciones de aire/gas (p. ej., aire alveolar, gas intestinal). Cuando el sonido pasa de un tejido (con algún valor de impedancia acústica) a otro (con una impedancia acústica diferente), parte del sonido se refleja en la interfaz entre los dos tejidos y otra parte continúa transmitiéndose a capas más profundas –entre mayor sea la diferencia en la impedancia, mayor es la cantidad de sonido que se refleja.

Debido a que los valores de impedancia son similares para la mayoría de los tejidos, solo una pequeña cantidad de la energía de pulso del sonido se refleja en las interfaces de tejido. Esta correspondencia acústica es buena para fines de imágenes, dado que una pequeña cantidad de energía se refleja de vuelta al transductor a medida que se forman los ecos para las imágenes, en tanto que la mayoría de la energía se transmite más a la profundidad a la siguiente interfaz para reflejarse y formar una imagen ahí y de forma consecutiva a través de la profundidad del área que se está rastreando (*véase* la fig. 2-3).

**BARRERAS A LAS IMÁGENES ECOGRÁFICAS: HUESO Y AIRE
FIG. 2-4**

Mediante la misma lógica, surgen problemas de imágenes cuando los pulsos ecográficos encuentran una interfaz entre los tejidos con grandes diferencias en la impedancia acústica, como de tejidos blandos a hueso o de tejidos blandos al aire.

Figura 2-1 Dos ciclos de propagación del sonido a través de un medio.

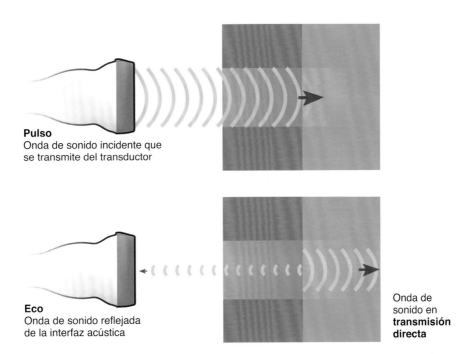

Pulso
Onda de sonido incidente que
se transmite del transductor

Eco
Onda de sonido reflejada
de la interfaz acústica

Onda de
sonido en
**transmisión
directa**

Figura 2-2 Se refleja parte del sonido (genera un eco) cuando el pulso de la ecografía
encuentra una interfaz entre los tejidos con diferentes valores de
impedancia acústica. La energía de sonido no reflejada restante sigue
avanzando (transmisión directa).

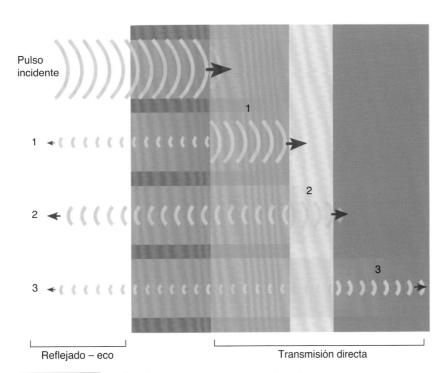

Pulso
incidente

1

2

3

Reflejado – eco

Transmisión directa

Figura 2-3 Reflexión y transmisión directa a interfaces acústicas
secuenciales. Entre mayor sea la diferencia en impedancia
acústica, mayor será la amplitud de la reflexión.

11

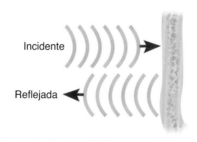

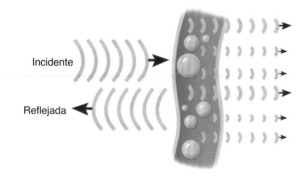

Figura 2-4 Una gran diferencia en la impedancia acústica en una interfaz causa una reflexión brillante y transmisión directa muy reducida, dificultando (o imposibilitando) la obtención de imágenes de los tejidos más allá de la interfaz.

Atenuación

A medida que los pulsos ecográficos se propagan a través de los tejidos, hay una pérdida progresiva de energía, la cual se conoce como atenuación. La **atenuación** se debe sobre todo a la absorción tisular de la energía del sonido (convertida en calor) más una pérdida de energía adicional debido a reflejo y dispersión. La cantidad absoluta de atenuación varía en diferentes tejidos y es directamente proporcional a la frecuencia: conforme aumenta la frecuencia, aumenta la atenuación. Esto significa que los pulsos ecográficos de mayor frecuencia se limitan a las imágenes de estructuras relativamente superficiales, en tanto que deben usarse frecuencias menores para obtener imágenes de estructuras más profundas (p. ej., imágenes abdominales generales).

Líquidos

Los líquidos como la sangre, la bilis y la orina producen una cantidad muy reducida de atenuación en comparación con otros tejidos. Por este motivo, una vejiga urinaria llena proporciona una ventana de insonación útil para las imágenes transabdominales suprapúbicas de las estructuras pélvicas, como el útero, los ovarios y la bolsa rectouterina en mujeres o las vesículas seminales y la glándula prostática en los hombres.

SOMBRAS ACÚSTICAS Y AUMENTO DE LA TRANSMISIÓN DIRECTA FIG. 2-5

Debido a que la energía del sonido se propaga a través del líquido con una atenuación mínima en comparación con los tejidos blandos, se transmite más energía de sonido a los tejidos en la profundidad de una acumulación de líquido (en comparación con el camino sin líquido del sonido a ambos lados de la acumulación de líquido). Como resultado, hay una **ecogenicidad** notoriamente aumentada en los tejidos en la profundidad de la acumulación de líquido, lo que se conoce como una transmisión directa aumentada. La presencia de una transmisión directa aumentada ayuda a confirmar que un espacio anecoico está efectivamente lleno de líquido.

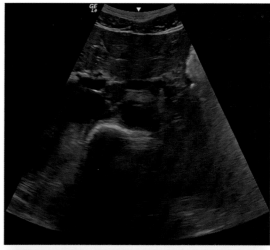

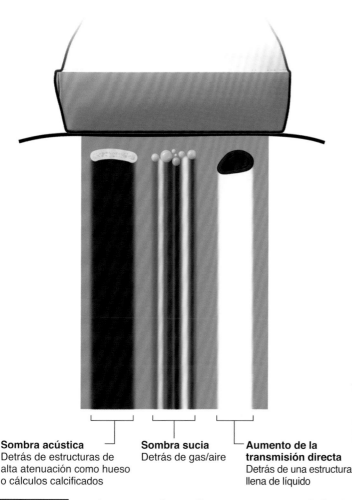

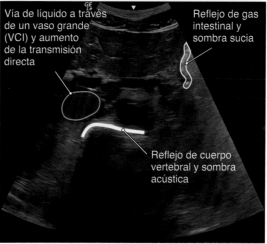

Vía de líquido a través de un vaso grande (VCI) y aumento de la transmisión directa

Reflejo de gas intestinal y sombra sucia

Reflejo de cuerpo vertebral y sombra acústica

Sombra acústica
Detrás de estructuras de alta atenuación como hueso o cálculos calcificados

Sombra sucia
Detrás de gas/aire

Aumento de la transmisión directa
Detrás de una estructura llena de líquido

Figura 2-5 Sombra acústica limpia (hueso y estructuras calcificadas), sombra acústica sucia (acumulaciones de gas) y aumento de transmisión directa (espacios llenos de líquido). VCI, vena cava inferior.

Hueso

El hueso presenta una barrera sustancial a la transmisión ecográfica debido a atenuación por el reflejo y la absorción de la energía de sonido del hueso compacto. Como resultado, hay un eco brillante de las superficies óseas con una sombra acústica oscura, con un borde limpio en el campo de la imagen ecográfica más adelante (*véase* la fig. 2-5).

Aire

El aire representa una barrera virtualmente impenetrable para las imágenes ecográficas debido al reflejo, reverberación y dispersión.

Los pulmones con una aireación normal no aparecen en las imágenes ecográficas, que pueden producir imágenes solo de la profundidad de la pleura, a menos que los espacios alveolares estén llenos de líquido patológico. El gas en las vías gastrointestinales (GI) representa una importante barrera en la ecografía abdominal. En las imágenes ecográficas abdominales programadas, se indica a los pacientes que ayunen durante 6 a 12 horas antes de la cita para minimizar el gas gastrointestinal. Para la ecografía abdominal no programada deben conocerse diversos trucos y técnicas para obtener imágenes útiles cuando hay presencia de gas intestinal que oscurece la región de interés. El gas (acumulaciones de gas gastrointestinal o gas patológico, como el del enfisema tisular, neumobilia y fascitis necrosante) produce un reflejo brillante y una sombra borrosa gris a negra con bordes indistintos (sombras *sucias*) más allá del reflejo (*véase* la fig. 2-5).

Transductores ecográficos

Efecto piezoeléctrico

EFECTO PIEZOELÉCTRICO FIG. 2-6

El efecto piezoeléctrico es la conversión (**transducción**) de una fuerza mecánica (como el sonido) a electricidad al deformar un cristal piezoeléctrico. La deformación de los cristales piezoeléctricos resulta en una carga neta a través del cristal. A medida que las presiones de las ondas de sonido compriman y expanden el cristal, la magnitud de la carga y la polaridad se alternan.

EFECTO PIEZOELÉCTRICO "INVERSO" Y PRODUCCIÓN DE PULSO ECOGRÁFICO FIG. 2-7

El efecto piezoeléctrico también funciona a la inversa, convirtiendo energía eléctrica en energía de sonido, mediante la alternancia de compresión/rarefacción (es decir, vibración) cuando se aplica un voltaje alternante a través del cristal piezoeléctrico.

Transductores ecográficos y matriz del cristal

Los transductores ecográficos están constituidos por múltiples cristales piezoeléctricos dispuestos en grupos llamados matrices, alojados dentro del transductor ecográfico. Los **transductores** ecográficos convierten la electricidad en sonido, produciendo el pulso que se dirige a los tejidos, y el sonido (ecos que se reflejan de regreso al transductor desde los tejidos) en señales eléctricas que se filtran y se amplifican para formar una imagen anatómica de la rebanada que se está explorando.

Debido a la relación directa entre la frecuencia y la atenuación, los transductores de mayor frecuencia (que producen un mejor detalle de la imagen) no pueden usarse para aplicaciones ecográficas que requieren una penetración más profunda en los tejidos, como imágenes cardiacas y abdominales generales. Así, las diferentes aplicaciones ecográficas requieren transductores con frecuencias fundamentales diferentes y configuraciones distintas a las matrices de cristal.

MATRICES DE CRISTALES DEL TRANSDUCTOR ECOGRÁFICO: ONDAS DE SONIDO EN INTERACCIÓN FIG. 2-8

En esencia, todos los transductores ecográficos contemporáneos para imágenes médicas contienen matrices de cristales de zirconato-titanato de plomo (PZT), que se activan en secuencia por medios electrónicos para dirigir y enfocar el haz ecográfico. Este es un tema complejo, pero, brevemente, cada cristal individual en una matriz produce una onda de fuente puntual (de Huygen) cuando se excita mediante un pulso eléctrico.

"HACES" ECOGRÁFICOS QUE DIRIGEN Y ENFOCAN FIG. 2-9

Estas ondas interactúan entre sí de forma constructiva y destructiva –los picos se suman a otros picos, los valles se restan de los picos y los valles se restan de los valles– para producir un frente de onda con un tamaño, forma y dirección. Cuando los cristales en una matriz se excitan de forma simultánea, los patrones de interferencia de las ondas resultan en un frente de onda paralelo a la cara de la matriz/transductor. Cuando los elementos de la matriz se alteran con un retraso secuencial de un lado al otro, las ondas y patrones de interferencia que se producen generan un direccionamiento del frente de onda. Cuando los elementos de la matriz se alteran con un retraso de periférico a central, los patrones de interferencia de las ondas resultan en un enfoque del frente de onda: el pulso resultante es más estrecho a cierta profundidad (profundidad focal) y más ancho antes y más allá de la profundidad focal.

LÍNEAS DE RASTREO DE PULSO/ECO FIG. 2-10

Cada pulso transmitido por la matriz de cristales del transductor (muchos miles de pulsos se transmiten cada segundo para formar la imagen en la pantalla)

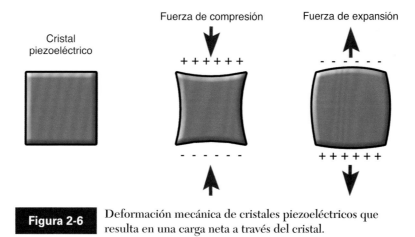

Cristal piezoeléctrico

Fuerza de compresión

Fuerza de expansión

+ + + + +

- - - - - -

- - - - - -

+ + + + +

Figura 2-6 Deformación mecánica de cristales piezoeléctricos que resulta en una carga neta a través del cristal.

está tanto dirigido como enfocado. La imagen en la pantalla forma una línea de rastreo a la vez y se transmite un pulso a lo largo de una de las aproximadamente 1000 líneas de rastreo secuencial desde un lado de la imagen al otro. El siguiente pulso a lo largo de la siguiente línea de rastreo no se transmite hasta que todos los ecos de los pulsos previos hayan tenido tiempo de regresar al transductor. El tiempo de escucha se calcula a partir del ajuste de profundidad usando la velocidad de sonido promedio en tejidos blandos (0.154 cm/µs). Cuando los ecos de la última línea de rastreo en el lado alejado de la imagen han regresado al transductor, el proceso vuelve a iniciar. Esto debe repetirse 30 a 40 veces cada segundo (velocidad de actualización de la pantalla o velocidad del cuadro) para que el movimiento en tiempo real se vea sin retraso y natural en la imagen de la pantalla. El transductor está en modo de pulso menos de 1% del tiempo y en modo de escucha más de 99% del tiempo en un rastreo típico. Algunas matrices del transductor producen imágenes de sector (en forma de rebanada), en tanto que otros producen imágenes lineales/rectangulares. Las imágenes de sector se hacen progresivamente más anchas con la profundidad, en tanto que las imágenes lineales tienen el mismo ancho de la superficie a la parte más profunda de la imagen.

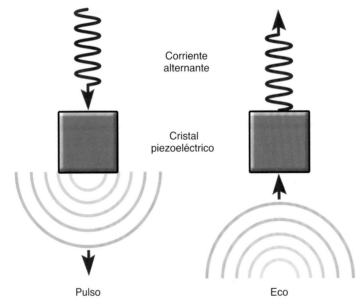

Figura 2-7 El voltaje alternante aplicado a través de los cristales piezoeléctricos produce el pulso de ecografía. Los ecos que regresan al transductor deforman de manera mecánica los cristales que producen la corriente eléctrica, la cual se analiza para la formación de imágenes.

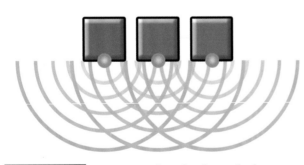

Figura 2-8 Interacción de ondas de sonido de una fuente puntual (ondas de Huygen).

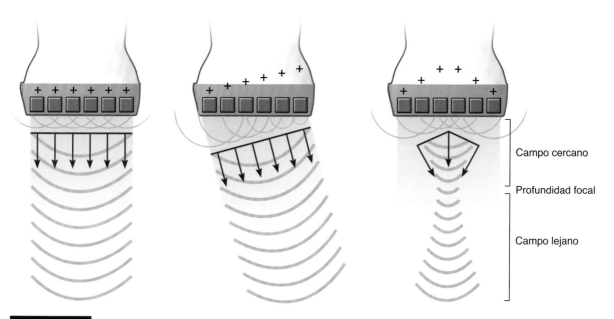

Campo cercano

Profundidad focal

Campo lejano

Figura 2-9 La estimulación de fase de la matriz de cristales dirige y enfoca el haz de ecografía.

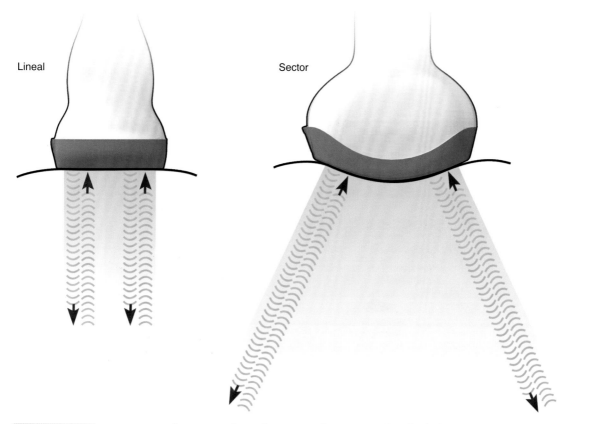

Lineal

Sector

Figura 2-10 Las imágenes forman una línea de rastreo a la vez, procediendo de forma secuencial de un lado de la cara del transductor al otro, lo que se repite muchas veces por segundo.

Produciendo una imagen

Se asume que la velocidad del sonido en los tejidos blandos es constante a 1540 m/s (0.154 cm/μs). Si, por ejemplo, la profundidad de rastreo se ajusta a 5 cm, el tiempo que requiere cada línea de rastreo es de 65 μs. La longitud total de la vía es de 10 cm (5 cm del transductor al ajuste de profundidad y 5 cm de regreso para los ecos que retornan), por lo que el tiempo = 10 cm/0.154 cm/μs = 65 μs. Si hay un reflector tisular en la imagen a una profundidad de 2 cm, la longitud total de la vía sería de 4 cm (2 cm del transductor al reflector y 2 cm de regreso al transductor) y el eco de ese reflector regresaría al transductor a 26 μs (4 cm/0.154 cm/μs = 26 μs). Indicado desde el punto de vista de la unidad ecográfica, cualquier eco de una línea de rastreo que alcanza el transductor a 26 μs se muestra en la imagen a una profundidad de 2 cm.

FORMACIÓN DE IMÁGENES: LÍNEAS DE RASTREO TIEMPO Y AMPLITUD DE RETORNO DEL ECO
FIG. 2-11

En conjunto, se muestra cada reflector tisular en la imagen (1) en posición lado a lado con base en la línea que se está rastreando cuando el eco llega al transductor, (2) a cierta profundidad determinada por el tiempo en el que regresa el eco y (3) a cierto valor de la escala de grises del negro al blanco con base en la intensidad (**amplitud**) del eco.

ANCHO DEL HAZ: REPRESENTACIÓN DE PEQUEÑOS OBJETOS REFLECTORES Y RESOLUCIÓN ESPACIAL
FIG. 2-12

Por último, la **resolución espacial** es la capacidad para distinguir y mostrar pequeños objetos cercanos entre sí como separados en el espacio. Los pequeños objetos se muestran como el ancho del haz a la profundidad en que se ubican (artefacto de manchado lateral). La resolución lateral (lado a lado), por ejemplo, es la capacidad para distinguir y mostrar dos pequeños reflectores cercanos entre sí perpendiculares a la dirección del pulso de ecografía como objetos separados. La resolución lateral varía con el ancho del haz, aumentando conforme el ancho del haz disminuye. El ancho del haz se determina en gran medida por la frecuencia y la profundidad focal. Los transductores de mayor frecuencia producen haces más estrechos y, por lo tanto, tienen mejor resolución lateral. La resolución lateral siempre es mejor a la profundidad focal, donde el haz es más estrecho.

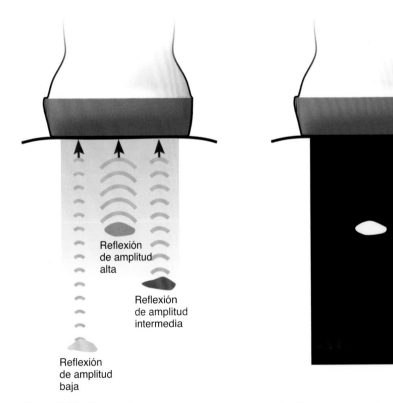

Reflexión de amplitud alta

Reflexión de amplitud intermedia

Reflexión de amplitud baja

Figura 2-11 Los objetos se muestran con base en la línea que se está rastreando cuando el eco regresa, el momento en que el eco regresa y la amplitud del eco.

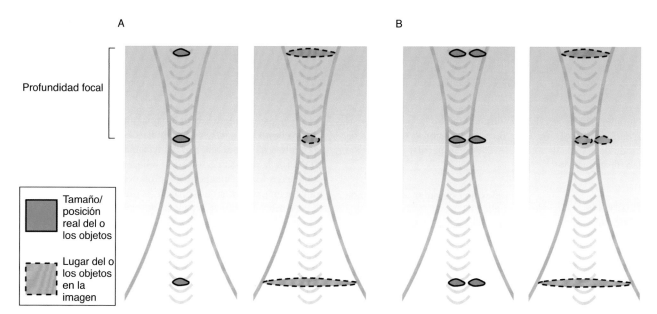

Profundidad focal

Tamaño/posición real del o los objetos

Lugar del o los objetos en la imagen

A   B

Figura 2-12 Relación entre el ancho del haz y cómo se muestran los reflectores pequeños. **A.** Los reflectores pequeños se muestran como el ancho del haz a la profundidad en la que se ubican (artefacto de manchado lateral). **B.** La resolución lateral (la capacidad para distinguir reflectores pequeños lado a lado) es mejor cerca de la profundidad focal, donde el haz es más estrecho.

Reflexión especular y reflexión difusa

Al considerar cómo se observan diversos tejidos/estructuras en las imágenes ecográficas, es útil pensar en dos amplias categorías de reflexión de la onda de sonido, la reflexión especular y la reflexión difusa (diseminación).

ANISOTROPÍA: CAMBIAR EL ÁNGULO DE LA VÍA DEL SONIDO CAMBIA EL ASPECTO ECOGRÁFICO DE ALGUNOS OBJETOS FIG. 2-13

La **reflexión especular** ocurre cuando las ondas de sonido encuentran una superficie lisa o una interfaz lisa entre dos tejidos con diferentes propiedades acústicas. Este tipo de reflexión es responsable de los bordes/interfaces hiperecoicos que se observan en las imágenes ecográficas y del aspecto brillante de las estructuras fibrosas, como los tendones, ligamentos y cápsulas orgánicas. La reflexión especular es mejor para la formación de imágenes cuando la superficie o la interfaz son perpendiculares a la vía de los pulsos de sonido. Cuando los pulsos de sonido encuentran un reflector especular, su aspecto cambia a medida que el ángulo cambia en relación con la vía de sonido. Cuando una vía es perpendicular a un reflector especular, la mayoría de la energía en eco regresa al transductor para ser detectada y formar imágenes,

de modo que el reflector aparece como una línea blanca y brillante (hiperecoica) en la pantalla de ecografía. Cuando los pulsos de sonido encuentran el mismo reflector a un ángulo lo bastante diferente de 90 grados, la energía de sonido se refleja, de manera que ninguno de los ecos (o solo una pequeña proporción de ellos) regresan al transductor para formar una imagen –el propio reflector se ve oscuro (hipoecoico/anecoico) en la pantalla de ecografía.

ANISOTROPÍA DEMOSTRADA EN UN TENDÓN CURVO FIG. 2-14

Este artefacto, en que el mismo reflector aparece como brillante cuando el ángulo de insonación está cerca de la perpendicular y aparece como oscuro cuando la imagen se obtiene de un ángulo diferente, se conoce como anisotropía. En la imagen ecográfica que se muestra en la figura 2-14, los fascículos de colágeno en el tendón del músculo infraespinoso actúan como reflectores especulares, dando la característica apariencia fibrilar de múltiples líneas brillantes para la región del tendón que está apenas perpendicular a la cara del transductor. A medida que el tendón forma una curva sobre la cabeza humeral (y alejándose de la perpendicular hacia el haz de la ecografía), las líneas fibrilares brillantes se oscurecen y desaparecen debido a anisotropía.

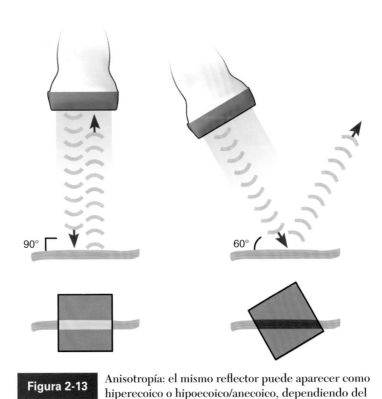

Figura 2-13 Anisotropía: el mismo reflector puede aparecer como hiperecoico o hipoecoico/anecoico, dependiendo del ángulo del haz de ecografía.

DISPERSIÓN Y APARIENCIA "MANCHADA" DE MUCHOS TEJIDOS
FIG. 2-15

Cuando las ondas de sonido encuentran elementos dentro de los tejidos que son irregulares o "protuberantes" al sonido (irregularidades que son más pequeñas que la longitud de onda de la ecografía), ocurre **reflexión difusa** o dispersión. Las ondas de sonido dispersadas interfieren unas con otras en patrones complejos, dando origen a la textura de eco manchada de tejidos como el hígado, bazo, riñones y miocardio. Debido a que los reflejos dispersados (y los patrones de interferencia resultantes) ocurren en múltiples direcciones, el aspecto ecográfico de estos tejidos permanece relativamente sin cambios, sin importar el ángulo de insonación.

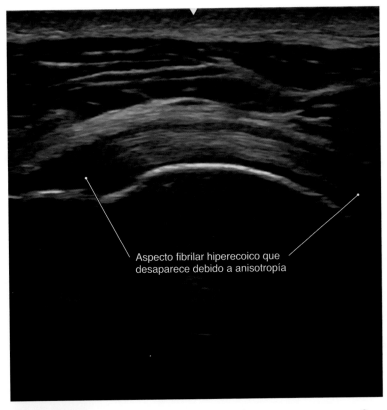

Aspecto fibrilar hiperecoico que desaparece debido a anisotropía

Figura 2-14 Imagen ecográfica de un tendón que muestra un artefacto de anisotropía.

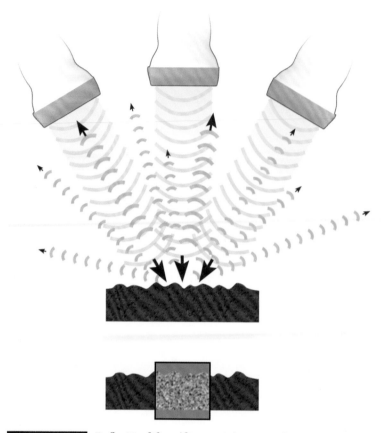

Figura 2-15 Reflexión difusa (dispersión) que resulta en patrones de interferencia que producen la apariencia de eco manchado de muchos órganos. El aspecto de estos tejidos está muy poco afectado por el ángulo del haz de la ecografía.

Efectos biológicos de la energía ecográfica

Debido a que la absorción tisular de la energía del sonido es la fuente más importante de atenuación, también tiene implicaciones para la salud/seguridad de las imágenes ecográficas. La energía de sonido absorbida se convierte en calor, por lo que hay **efectos biológicos** térmicos potenciales sobre los tejidos. El potencial de efectos biológicos varía con la duración de la exposición a la energía del sonido (tiempo de rastreo total); cantidad específica de atenuación tisular (tiempo de rastreo total); cantidad específica de atenuación tisular (más atenuación = más efecto térmico, de modo que los tejidos como el hueso son más susceptibles); ubicación del campo de rastreo (los tejidos superficiales y más cercanos a la zona focal tienen la mayor exposición); frecuencia (frecuencias más elevadas = más atenuación = mayor efecto térmico); potencia de transmisión de pulso; y duración del pulso/frecuencia de repetición del pulso (algunos modos de rastreo, como el modo Doppler, requieren mayores frecuencias de repetición de pulso y por lo tanto causan una mayor exposición).

3

Espalda

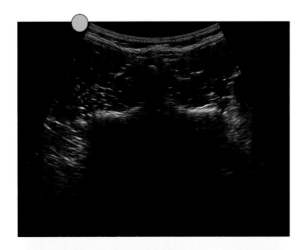

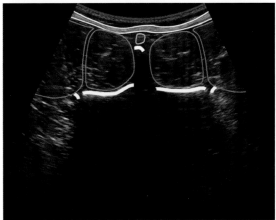

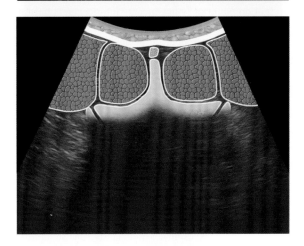

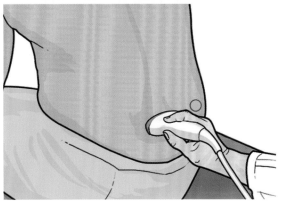

Columna lumbar

Revisión de la anatomía

Vértebras lumbares

Las cinco **vértebras** lumbares, similares a todas las vértebras típicas, consisten en un cuerpo en sentido anterior y un arco vertebral en sentido posterior. El arco vertebral consta de pedículos derecho e izquierdo que unen el arco al cuerpo vertebral y las láminas derecha e izquierda que se fusionan en la línea media y forman la estructura ósea del conducto raquídeo. Los procesos transversos se proyectan en sentido lateral de la unión de los pedículos y las láminas, e inmediatamente posteriores a este punto los procesos articulares se proyectan en sentido superior e inferior. Las superficies articulares de los procesos articulares superiores miran en sentido posteromedial y los procesos articulares inferiores miran en sentido anterolateral. Las articulaciones cigapofisarias (facetas) se forman entre la apófisis articular inferior de la vértebra por arriba y la apófisis articular superior de la vértebra por abajo. Debido a la orientación de los procesos articulares lumbares, el espacio articular en sí mismo se orienta en sentido oblicuo alrededor de la mitad entre los planos frontal y sagital. El proceso espinoso se proyecta en sentido posterior (y ligeramente inferior) en la línea media de la unión de las láminas derecha e izquierda. La superficie posterior del cuerpo vertebral, los pedículos y las láminas forman los bordes del agujero vertebral óseo en cada vértebra.

Los cuerpos vertebrales adyacentes están unidos por los discos intervertebrales así como por los ligamentos longitudinales anterior y posterior. Los ligamentos amarillos unen las láminas de las vértebras adyacentes. Los ligamentos interespinoso y supraespinoso unen los procesos espinosos. Las articulaciones cigapofisarias entre los procesos inferior y superior son las únicas articulaciones sinoviales entre las vértebras adyacentes.

Conducto raquídeo

La médula espinal, incluyendo el cono medular y la cauda equina, más las meninges espinales que la rodean, se ubican dentro del **conducto** vertebral (**raquídeo**), que está formado por los agujeros vertebrales alineados y tejidos blandos relacionados, incluyendo los ligamentos amarillos, discos intervertebrales y el ligamento longitudinal posterior. La duramadre raquídea está separada del interior del conducto por una cantidad variable de grasa extradural y plexo venoso. Los contenidos meníngeos y neurales del conducto raquídeo lumbar incluyen el saco de la dura, el cono medular, la cauda equina, el filamento terminal y la cisterna lumbar del espacio subaracnoideo.

A lo largo de la mayor parte de la columna vertebral, las láminas y procesos espinosos de las vértebras adyacentes se superponen al grado que hay una cobertura ósea más o menos continua del conducto raquídeo en sentido posterior. En la región lumbar, sin embargo, aparecen espacios relativamente grandes entre los arcos vertebrales adyacentes, de modo que hay brechas (**espacios interlaminares**) en la cobertura ósea del conducto raquídeo, que están llenas de ligamento amarillo. El tamaño de estos espacios aumenta con la flexión y ofrece ventanas de tejidos blandos para obtener imágenes ecográficas del conducto raquídeo lumbar y sus contenidos.

Músculos profundos de la espalda

La fascia profunda de la espalda y los músculos de la espalda relacionados con las vértebras lumbares incluyen la fascia toracolumbar (fusionada con el tendón aponeurótico de origen del dorsal ancho) y los músculos erector de la columna, el multífido y el psoas mayor. El músculo erector de la columna está cubierto por fascia toracolumbar (capa posterior) y la mayoría de su masa muscular en la región se observa cubriendo (posterior a) los procesos transversos de las vértebras lumbares. El músculo multífido está bien desarrollado en la región lumbar y ocupa el espacio adyacente a los procesos espinosos y superficies posteriores de las láminas y apófisis articulares/articulaciones cigapofisarias de las vértebras lumbares. El músculo psoas mayor es un músculo de la pared abdominal posterior que ocupa el espacio adyacente a los cuerpos y superficies anteriores de los procesos transversos de las vértebras lumbares.

Técnica

LÁMINAS DEL PROCESO ESPINOSO
Transversal
FIG. 3-1

Para todas las proyecciones descritas a continuación, el paciente debe colocarse ya sea (1) sentado de lado sobre la mesa de exploración inclinado hacia adelante (flexionando la región lumbar tanto como sea posible para aumentar el tamaño de los espacios interlaminares), con los antebrazos apoyados en los muslos o (2) en posición prona sobre la mesa de exploración con un cojín/apoyo colocado debajo de la parte inferior del abdomen (situado para flexionar la región lumbar tanto como sea posible). Debe tenerse cuidado de asegurar que los procesos espinosos estén alineados en el plano sagital con tan poca inclinación/rotación hacia uno u otro lado como sea posible. En el ámbito clínico (p. ej., para punción lumbar o anestesia epidural) también se usa con frecuencia la posición de decúbito lateral con el paciente acomodado en "posición fetal", aunque esta posición suele resultar difícil para examinadores inexpertos. Para fines de orientación, hay que palpar y marcar el proceso espinoso de L4 en la línea media a la altura de la línea intercrestal (una línea que interconecta los puntos más altos en las crestas iliacas).

SACO TECAL DEL ESPACIO INTERLAMINAR
Transversal
FIG. 3-2

Usando un transductor de matriz curva de baja frecuencia (2-5 MHz), se coloca la cara del transductor en sentido transversal sobre el proceso espinoso de L4. Se identifican la reflexión y la sombra acústica de la apófisis espinosa y se posiciona en el centro de la imagen. Con cuidado se ajusta la posición del transductor hasta que puedan verse el proceso espinoso y la lámina. Se buscan las delgadas líneas anecoicas/hipoecoicas que representan los espacios articulares cigapofisarios en la extensión lateral de la lámina a ambos lados. Se identifican la piel y la fascia superficial, la fascia toracolumbar hiperecoica y el

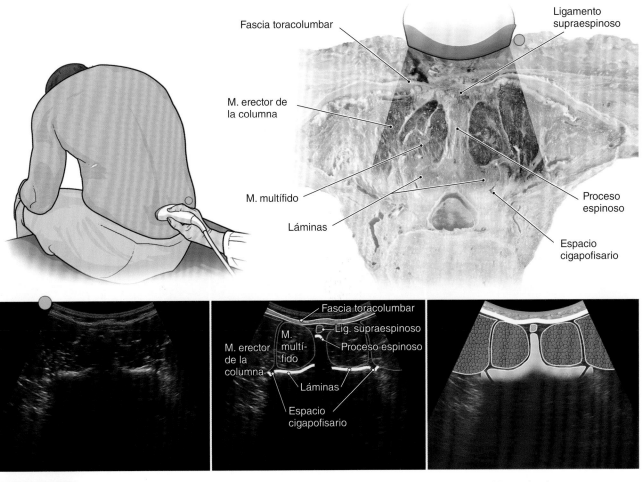

Figura 3-1 Proyección transversal del proceso espinoso y las láminas con músculos de la espalda profundos en estratos superiores.

aspecto de "cielo estrellado" de los músculos multífidos y erector de la columna.

PROCESO TRANSVERSO
Longitudinal
FIG. 3-3

Deslice con cuidado el transductor ligeramente en sentido inferior hasta que la reflexión/sombra acústica del proceso espinoso desaparezca, siendo remplazada por el ligamento interespinoso hipoecoico. Las láminas también desaparecen a medida que el proceso espinoso se hace visible, 1 a 2 cm más adentro de la imagen. El espacio interlaminar puede identificarse como la brecha entre los bordes mediales de los procesos articulares. Deben identificarse entonces dos bandas hiperecoicas, los complejos posterior y anterior. El complejo posterior, que abarca el espacio interlaminar inmediatamente superficial a los procesos articulares, representa las reflexiones combinadas del ligamento amarillo, el espacio extradural y la cara posterior de la duramadre. El complejo anterior,

la banda hiperecoica que se observa 1 a 2 cm en la profundidad del complejo posterior, representa las reflexiones combinadas de la cara anterior de la duramadre, el espacio extradural y el ligamento longitudinal posterior. El complejo anterior es visible solo cuando el transductor está por arriba del espacio interlaminar (por lo demás oculto en la sombra acústica de las estructuras del arco vertebral óseo). Entre los complejos posterior y anterior, los contenidos del saco tecal (cisterna lumbar y cauda equina) pueden visualizarse como un espacio anecoico/hipoecoico de forma oval.

PROCESOS ARTICULARES
Longitudinal
FIG. 3-4

Manteniéndose a nivel de L4/L5, se coloca el transductor longitudinalmente por el eje largo de la columna y a una corta distancia (3 a 4 cm) lateral a la línea media, con el marcador del transductor mirando hacia arriba. Se ajusta la posición del transductor hasta que puedan identificarse dos o tres apófisis transversas

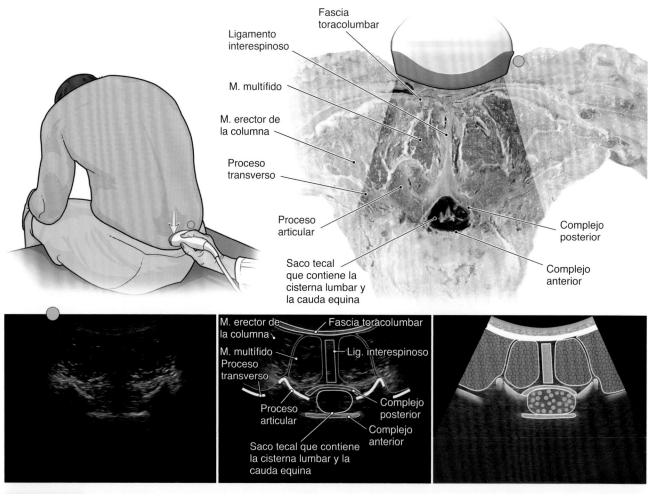

Figura 3-2 Proyección transversal del espacio interlaminar y saco tecal que contienen la cisterna lumbar y la cauda equina. Complejo posterior: ligamento amarillo, grasa extradural y cara posterior de la duramadre. Complejo anterior: cara anterior de la duramadre, grasa extradural y ligamento longitudinal posterior.

como las líneas hiperecoicas curvas cortas en la profundidad hacia el músculo erector de la columna, con sus sombras acústicas características "similares a dedos". Entre las sombras acústicas de los procesos transversos sucesivos puede observarse el músculo psoas mayor con sus prominentes estriaciones hiperecoicas. El peritoneo parietal puede identificarse como la línea hiperecoica en la superficie profunda del psoas mayor. Por lo general puede observarse el movimiento respiratorio de las estructuras intraperitoneales en la profundidad hacia esta línea.

son los procesos articulares superpuestos de las vértebras sucesivas, que suelen denominarse "columna articular" en las imágenes ecográficas. El multífido es la masa muscular principal que cubre la columna articular en la región lumbar.

Después de identificar la columna articular, se inclina la cara del transductor ligeramente en sentido medial (de modo que el haz de ecografía está viajando de lateral a medial, de la superficie de la piel a estructuras más profundas) hasta que puedan observarse los espacios laminares e interlaminares de vértebras sucesivas. Las láminas se observan como líneas hiperecoicas que se inclinan en relación con la superficie de la piel, de manera que sus bordes superiores están más profundos que sus bordes inferiores, dando un aspecto general de sierra. Entre las láminas sucesivas y sus sombras acústicas pueden observarse el complejo posterior, los contenidos del saco tecal y el complejo anterior.

ESPACIOS LAMINARES E INTERLAMINARES
Longitudinal
FIG. 3-5

A continuación, se desliza el transductor una breve distancia en sentido medial hasta que aparece una línea continua de jorobas óseas cortas, en la profundidad hacia el músculo. Estos

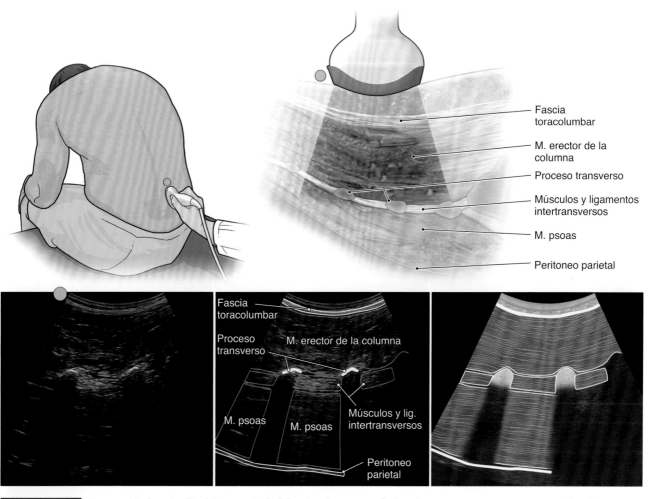

Figura 3-3 Proyección longitudinal (parasagital) del músculo erector de la columna, proceso transverso y músculo psoas mayor.

APLICACIONES CLÍNICAS

Estas técnicas pueden utilizarse para evaluar y medir con precisión la anatomía de la columna lumbar y los ligamentos relacionados, espacio extradural y cisterna lumbar antes de una punción lumbar diagnóstica o la administración de anestesia raquídea o epidural. Por ejemplo, la profundidad de la superficie cutánea al ligamento amarillo, espacio epidural, duramadre y espacio intratecal puede medirse con precisión usando la función de calibrador del equipo de ecografía y pueden establecerse y marcarse los niveles vertebrales en la superficie de la piel en pacientes con una anatomía confusa o difícil. Estas técnicas también pueden usarse para el avance de la aguja guiada con ecografía y la inserción durante la punción lumbar, o la administración de anestesia raquídea/epidural o inyección de la articulación cigapofisaria.

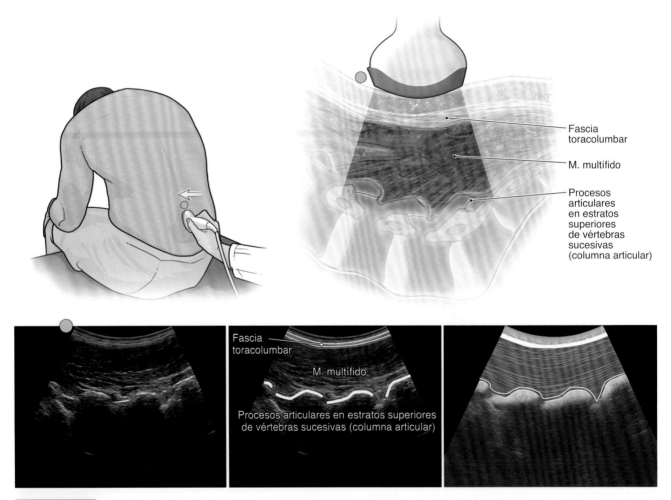

Fascia toracolumbar

M. multífido

Procesos articulares en estratos superiores de vértebras sucesivas (columna articular)

Fascia toracolumbar

M. multífido

Procesos articulares en estratos superiores de vértebras sucesivas (columna articular)

Figura 3-4 Proyección longitudinal (parasagital) de los procesos articulares con músculo multífido en los estratos superiores.

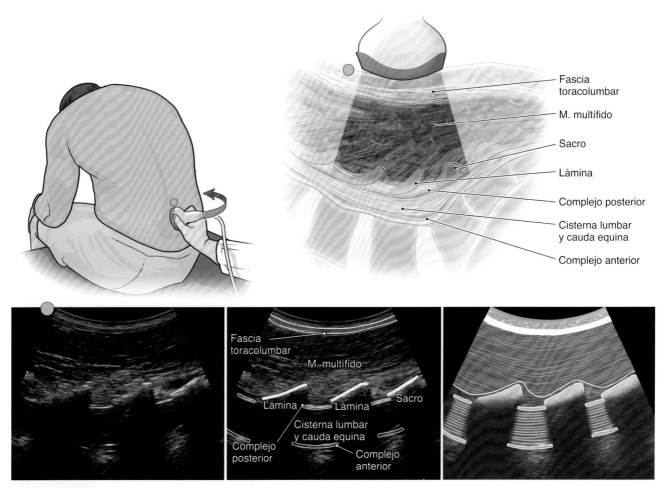

Fascia toracolumbar

M. multífido

Sacro

Lámina

Complejo posterior

Cisterna lumbar y cauda equina

Complejo anterior

Fascia toracolumbar

M. multífido

Lámina

Lámina

Sacro

Cisterna lumbar y cauda equina

Complejo posterior

Complejo anterior

Figura 3-5 Proyección longitudinal (oblicua parasagital) de las láminas, espacios interlaminares y saco tecal con músculo multífido en estratos superiores. Complejo posterior: ligamento amarillo, grasa extradural y cara posterior de la duramadre. Complejo anterior: cara anterior de la duramadre, grasa extradural y ligamento longitudinal posterior.

4

Extremidad superior

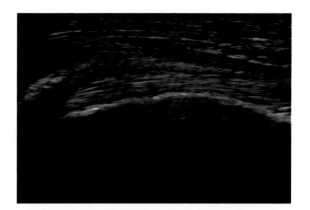

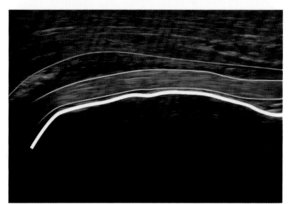

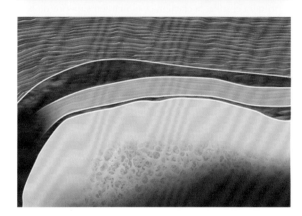

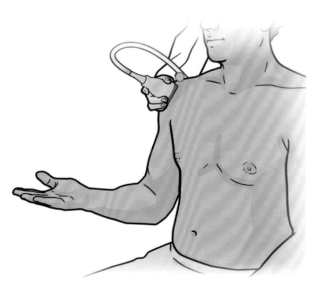

Plexo braquial

Revisión de la anatomía

El plexo braquial es la fuente de innervación para la extremidad superior. El plexo se forma en el cuello a partir de las ramas ventrales primarias de los nervios espinales C5 hasta T1, que se denominan las raíces del plexo. Las raíces emergen de sus respectivos agujeros intervertebrales hacia el intervalo de los escalenos, un espacio estrecho entre los músculos escalenos anterior y medio. Por lo general, las raíces de C5 y C6 se combinan para formar el tronco superior, la raíz de C7 continúa como el tronco medio y las raíces de C8 y T1 se combinan para formar el tronco inferior. Los troncos continúan hacia la raíz del cuello, donde cada uno se separa en una división anterior y posterior. Las divisiones cruzan entonces la primera costilla justo lateral a la arteria subclavia, entre los tendones escalenos anterior y medio (que se insertan en la primera costilla). Las divisiones anterior y posterior se recombinan para formar los fascículos del plexo en su paso a través del espacio entre la primera costilla, la clavícula y el margen superior de la escápula (entrada axilar o canal cervicoaxilar) hacia la axila. En su paso más allá del margen lateral de la primera costilla, la arteria subclavia se convierte en la arteria axilar. La vena axilar se ubica medial/inferior a la arteria y cruza la primera costilla en el lado medial del tendón escaleno anterior (es decir, no a través del intervalo de los escalenos). En su trayecto a través de la axila, las divisiones, los fascículos y ramas del plexo, así como los vasos axilares, están en la profundidad hacia los músculos pectorales. La arteria axilar se describe en tres partes: la primera se encuentra superior/medial al músculo pectoral menor, la segunda está posterior/profunda al músculo pectoral menor y la tercera parte es inferior/lateral al pectoral menor. A medida que los fascículos se forman a partir de las divisiones, rodean la segunda parte de la arteria y se denominan según su relación con la arteria en esta posición: el fascículo lateral está lateral/superior a la arteria, el fascículo medial está medial/inferior a la arteria (entre la arteria y la vena) y el fascículo posterior se ubica posterior/hacia la profundidad de la arteria.

Músculos pectorales

El pectoral mayor es un gran músculo en forma de abanico que se origina a lo largo del tercio medio de la clavícula, la superficie del esternón y los primeros siete cartílagos costales. Se inserta a través de un tendón similar a un moño hacia el borde lateral del surco intertubercular. El músculo pectoral menor, en la profundidad hacia el pectoral mayor, es un pequeño músculo triangular que proviene de las superficies de las costillas 3 a 5 y se inserta en la cara medial de la apófisis coracoides de la escápula.

Técnica

Raíces, troncos y divisiones

INTERVALO DE LOS ESCALENOS RAÍCES Y TRONCOS
Transversal
FIG. 4-1

El paciente debe estar en posición supina en la mesa de exploración con la cabeza ligeramente girada al lado contralateral. Se coloca el transductor en sentido transversal y unos cuantos centímetros por arriba del tercio medio de la clavícula, sobre la parte inferior del músculo esternocleidomastoideo. Se ajusta la posición del transductor según se requiera para identificar las siguientes estructuras en la profundidad hacia el esternocleidomastoideo (para información adicional, *véase* el capítulo 9, Cuello y cara), de medial a lateral: la arteria carótida común, la vena yugular interna y el músculo escaleno anterior. El transductor se desliza en sentido lateral hasta que la vena yugular interna sea apenas visible en la cara medial de la imagen. En esta posición, se identifican los músculos escalenos anterior y medio, y el delgado espacio entre ellos, el intervalo de los escalenos. Se desliza el transductor en sentido superior e inferior sobre el intervalo de los escalenos al tiempo que

se ajusta la inclinación/ángulo del transductor hasta que puedan identificarse dos o tres haces grandes de tejido nervioso en el intervalo (en muchos pacientes, debido al trayecto oblicuo de las raíces/troncos en relación con la superficie del cuello y la anisotropía/artefacto resultante, las raíces/troncos solo pueden observarse como óvalos hipoecoicos discretos, en ocasiones denominados signo del "semáforo"). La raíces de C5, C6 y C7 son los haces nerviosos más anteriores en el intervalo y las partes inferiores del plexo (las raíces de C8 y T1) son difíciles de observar definitivamente en imágenes en este sitio.

RAÍZ DEL CUELLO TRONCOS Y DIVISIONES
Transversal
FIG. 4-2

A partir de la proyección interescalena del plexo braquial, deslizar de forma simultánea el transductor en sentido inferior hacia la fosa supraclavicular mientras se inclina el transductor en sentido inferior hasta que la proyección sea casi coronal. Al reposicionar/inclinar el transductor, deben mantenerse los haces de tejido nervioso del plexo cerca del centro de la imagen y buscar la aparición

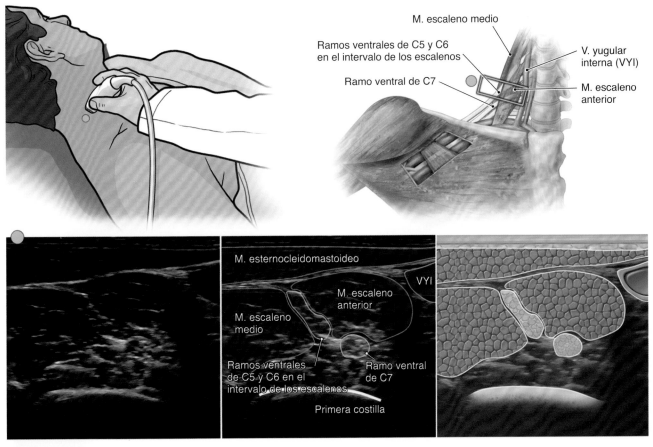

Ramos ventrales de C5 y C6 en el intervalo de los escalenos
M. escaleno medio
Ramo ventral de C7
V. yugular interna (VYI)
M. escaleno anterior

M. esternocleidomastoideo
VYI
M. escaleno anterior
M. escaleno medio
Ramos ventrales de C5 y C6 en el intervalo de los escalenos
Ramo ventral de C7
Primera costilla

Figura 4-1 Proyección transversal de las raíces y los troncos del plexo braquial en el intervalo escaleno. VYI, vena yugular interna.

de la arteria subclavia pulsante y el reflejo hiperecoico (y sombra acústica) de la primera costilla. Los troncos/divisiones del plexo se observan como columnas muy grandes de haces de tejido nervioso envueltos sobre la primera costilla en contacto con la superficie lateral de la arteria subclavia. El tronco inferior (raíces de C8 y T1 combinadas) se ubica en posición inferior, en contacto con la primera costilla entre el músculo/tendón escaleno medio y la arteria subclavia.

Fascículos

FASCÍCULOS AXILARES
Transversal
FIG. 4-3

El paciente debe estar en posición supina sobre la mesa de exploración con el brazo descansando a lo largo del costado. En algunos pacientes, puede ser útil solicitarles que coloquen la palma de su mano detrás de la cabeza, lo que mueve la escápula en sentido anterior y lleva los vasos axilares a una posición más superficial. Mediante palpación, se ubican las posiciones del proceso coracoides y la unión xifoesternal. Se coloca el transductor a lo largo de la línea diagonal que conecta estos puntos de referencia, justo por debajo de la punta del proceso coracoides (marcador de orientación del transductor hacia la coracoides). Se identifica el músculo pectoral mayor en la proyección oblicua/transversal y el pectoral menor se observa en su eje longitudinal. En la profundidad hacia el pectoral menor se identifica la arteria axilar pulsante (segunda parte) y se ajusta la posición del transductor, su presión e inclinación, según se requiera para identificar la vena axilar inmediatamente medial y anterior a la arteria, y obtener una verdadera proyección transversal (perfil circular más que oval) de la arteria. Deben observarse tres haces nerviosos hiperecoicos cerca de la arteria. El fascículo lateral se observa justo lateral/superior a la arteria. El fascículo posterior está inmediatamente en la profundidad hacia la arteria. El fascículo medial está medial/inferior a la arteria, situado entre la arteria y la vena.

APLICACIONES CLÍNICAS

Estas técnicas se utilizan con mayor frecuencia para guiar agujas (o catéteres) de forma segura hasta su posición para infiltrar anestésicos locales alrededor de los componentes del plexo braquial, a fin de aplicar una anestesia regional durante una cirugía de las extremidades superiores o para control del dolor en el periodo posoperatorio.

Los bloqueos del plexo en el intervalo de los escalenos se conocen como bloqueos interescalenos. Los bloqueos de la raíz del cuello se denominan bloqueos supraclaviculares. Los de los fascículos de la axila se conocen como bloqueos infraclaviculares.

Cada uno de estos sitios conlleva sus ventajas, desventajas e indicaciones para su uso.

- Los bloqueos interescalenos anestesian de forma confiable la parte superior del brazo y el hombro, pero con frecuencia no alcanzan las raíces de C8 y T1, por lo que no logran anestesiar el lado ulnar del brazo, antebrazo y mano.

- Debido a que los troncos/divisiones nerviosos están muy apretados entre sí en la raíz del cuello, los bloqueos supraclaviculares producen de forma confiable anestesia prácticamente completa de la extremidad superior. Sin embargo, debido a la proximidad del vértice pulmonar y la arteria subclavia a los troncos del plexo en esta ubicación, existe el riesgo de perforar el pulmón y producir un neumotórax o punción arterial, e inyectar intravascularmente el anestésico local.

Los bloqueos infraclaviculares (fascículos del plexo) producen anestesia confiable de los dos tercios distales del brazo, antebrazo, muñeca y mano. Estos bloqueos con frecuencia se usan para cirugías de la extremidad superior distal al codo e incluyéndolo. Además, hay poco riesgo de puncionar el pulmón y producir un neumotórax en comparación con los bloqueos supraclaviculares.

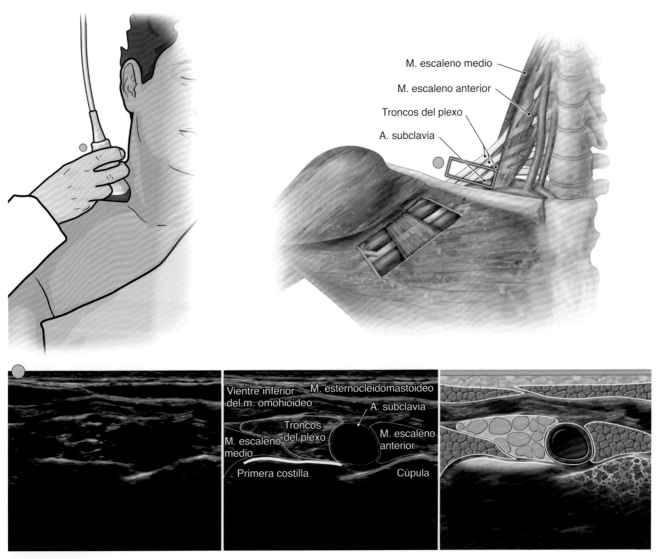

M. escaleno medio

M. escaleno anterior

Troncos del plexo

A. subclavia

Vientre inferior del m. omohioideo — M. esternocleidomastoideo

A. subclavia

Troncos del plexo

M. escaleno medio — M. escaleno anterior

Primera costilla

Cúpula

Figura 4-2 Proyección transversal de los troncos y divisiones del plexo braquial a lo largo de la arteria subclavia en la raíz del cuello.

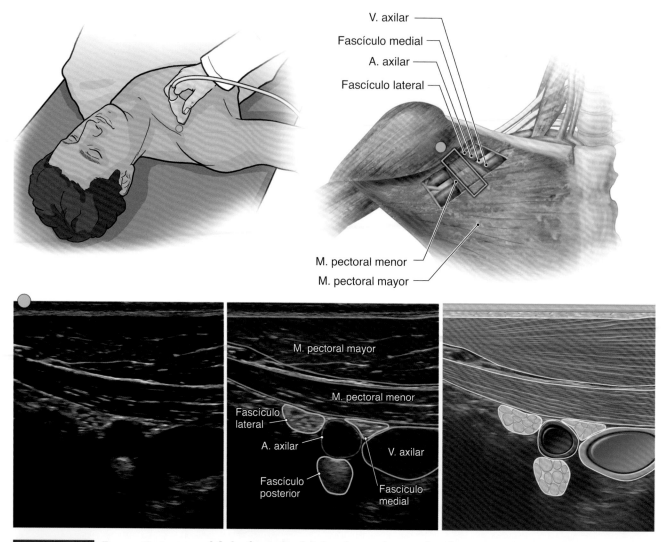

V. axilar
Fascículo medial
A. axilar
Fascículo lateral

M. pectoral menor
M. pectoral mayor

M. pectoral mayor

M. pectoral menor

Fascículo lateral

A. axilar

V. axilar

Fascículo posterior

Fascículo medial

Figura 4-3 Proyección transversal de los fascículos del plexo braquial que rodean la arteria axilar, en la profundidad hacia los músculos pectoral mayor y menor.

Hombro

Revisión de la anatomía

Huesos

Los huesos del hombro son la escápula, la porción proximal del húmero y la clavícula.

Escápula

La escápula es un gran hueso triangular y plano. La espina de la escápula se proyecta de su superficie posterior, dividiendo la escápula posterior en una fosa supraespinosa y una infraespinosa. La espina se expande en su extremo lateral en el proceso acromion, que forma gran parte del techo óseo sobre la articulación glenohumeral, la articulación glenoidea entre la cabeza del húmero y la cavidad glenoidea relativamente pequeña y poco profunda en el ángulo lateral de la escápula. La profundidad y la circunferencia de la cavidad glenoidea aumentan por un collar fibrocartilaginoso, el rodete glenoideo. El proceso coracoides similar a un dedo que se extiende en sentido anterior y lateral desde el margen superior de la escápula, junto con el acromion y el ligamento coracoacromial intermedio, constituye el arco coracoacromial, que forma el techo sobre la cabeza humeral y la articulación glenohumeral. El espacio entre la superficie profunda del arco y la cabeza humeral es el espacio subacromial.

Parte proximal del húmero y articulación glenohumeral

A partir de la parte proximal del húmero, la cabeza humeral hemiesférica se proyecta en sentido posteromedial y ligeramente superior hacia la fosa glenoidea de la escápula. La cabeza se demarca del resto de la parte proximal del húmero por una pequeña estrechez, el cuello anatómico. Los tubérculos mayor y menor, que sirven como sitios de unión para los tendones y los músculos del manguito rotador, se sitúan en la cara anterior de la parte proximal del húmero, separados por el surco intertubercular.

El tubérculo mayor tiene una superficie redondeada que se extiende en sentido anterolateral, con tres facetas (superior, media e inferior) para la unión de los tendones del supraespinoso, infraespinoso y redondo menor (los músculos del manguito rotador que se originan en la parte posterior de la escápula). El tubérculo menor, que se proyecta en sentido anterior y un tanto medial, tiene una superficie de plana a ligeramente cóncava para su unión al tendón del subescapular (el músculo del manguito rotador que se origina en la superficie anterior [costal o torácica] de la escápula).

El tendón de la cabeza larga del bíceps braquial ocupa el surco intertubercular y está estabilizado en esa posición por el ligamento humeral transverso. En sentido superior, el tendón se curva sobre la cabeza humeral y pasa a través de un pequeño intervalo (intervalo del manguito rotador) entre los tendones del supraespinoso y el subescapular, para entrar en el espacio de la articulación glenohumeral. Los tendones del manguito rotador transcurren en sentido superficial sobre la cápsula fibrosa de la articulación glenohumeral para alcanzar sus sitios de inserción en los tubérculos mayor y menor. La cápsula fibrosa está unida junto con el cuello anatómico del húmero y a lo largo del margen de la fosa glenoidea, justo afuera del rodete glenoideo.

Clavícula y articulación acromioclavicular

La clavícula es subcutánea en toda su extensión. Su extremo medial está unido al esternón en la articulación esternoclavicular y su extremo lateral está unido al acromion de la escápula en la articulación acromioclavicular (AC). La articulación AC es una pequeña articulación sinovial entre la superficie anteromedial del acromion y el extremo lateral de la clavícula. La articulación está recubierta por una cápsula, que está reforzada por un engrosamiento a lo largo de su superficie subcutánea superior, el ligamento AC.

Músculos

Deltoides

El músculo deltoides, que forma el contorno redondeado normal del hombro, se localiza inmediatamente superficial a los tendones del manguito rotador y el tendón de la cabeza larga del bíceps braquial. El músculo deltoides tiene un origen amplio en forma de U en la espina escapular, acromion y tercio lateral de la clavícula, y se va angostando hasta la inserción del tubérculo deltoides en el borde lateral del surco intertubercular, cerca de la mitad de la diáfisis humeral.

Supraespinoso

El músculo supraespinoso se origina en la fosa supraespinosa y su tendón pasa a través del espacio subacromial para insertarse en la faceta superior del tubérculo mayor. La bursa subacromial separa el tendón de la superficie profunda del acromion y el arco coracoacromial. Más allá del espacio subacromial, el tendón está separado de la superficie profunda del músculo deltoides por una continuación de la bursa subdeltoidea (continua con la bursa subacromial) y un plano delgado de grasa subdeltoidea/peribursal.

Infraespinoso y redondo menor

Los músculos infraespinoso y redondo menor se originan en la fosa infraespinosa. Sus tendones pasan por abajo del borde posterior del acromion y sobre la cara posterior de la articulación glenohumeral y la cabeza humeral, para insertarse en las caras media e inferior del tubérculo mayor. Estos músculos y sus tendones están separados del músculo deltoides en un estrato superior por una delgada capa de grasa y fascia subdeltoidea.

Subescapular

El músculo subescapular se origina en la superficie anterior de la escápula y su tendón pasa a través del espacio subcoracoides inferior al proceso coracoides y en la profundidad hacia el coracobraquial y la cabeza corta de los músculos bíceps braquial, después sobre la cara anteromedial de la articulación glenohumeral y la cabeza humeral, para insertarse en el tubérculo menor. Más allá del espacio subcoracoides, el tendón se encuentra inmediatamente en la profundidad hacia el músculo deltoides y la grasa y fascia subdeltoideas.

Técnica

Tendón de la cabeza larga del bíceps braquial

SURCO
INTERTUBERCULAR
TENDÓN DE LA CABEZA
LARGA DEL BÍCEPS
BRAQUIAL
Transversal
FIG. 4-4

El paciente debe estar sentado con el codo flexionado a 90 grados y el antebrazo en posición supina, descansando sobre el muslo. De pie detrás del paciente, se coloca el transductor (lineal de alta frecuencia) en posición transversal a la superficie anterior de la parte proximal del húmero, con el marcador del transductor apuntando en sentido lateral. En la profundidad hacia el músculo deltoides se identifican los tubérculos mayor y menor y el surco intertubercular intermedio. El tendón de la cabeza larga del bíceps braquial debe aparecer como un óvalo hiperecoico dentro del surco. Aunque una vaina del tendón se extienda a lo largo del tendón a una corta distancia de la articulación glenohumeral, por lo general no se observa a menos que haya cambios inflamatorios como tenosinovitis o un derrame articular. La inclinación/balanceo del transductor altera el aspecto del tendón de hiperecoico a hipoecoico/anecoico (debido a anisotropía). Debe observarse una banda hiperecoica delgada de tejido conectivo denso, el ligamento humeral transverso, extendiéndose sobre el surco justo anterior al tendón y uniéndose con el tejido conectivo a lo largo de las superficies de los tubérculos.

SURCO
INTERTUBERCULAR
TENDÓN DE LA CABEZA
LARGA DEL BÍCEPS
BRAQUIAL
Longitudinal
FIG. 4-5

Manteniendo el tendón a la vista en el centro de la imagen, se gira el transductor 90 grados (con la marca del transductor apuntando en sentido superior) para obtener una proyección longitudinal. Debido a su propia anisotropía, el tendón "desaparece" en sentido superior a medida que forma una curva sobre el húmero en el espacio articular.

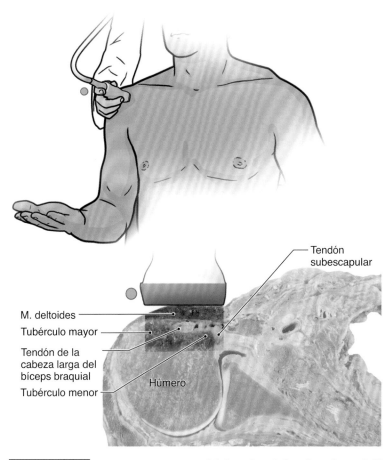

M. deltoides
Tubérculo mayor
Tendón de la cabeza larga del bíceps braquial
Tubérculo menor
Húmero
Tendón subescapular

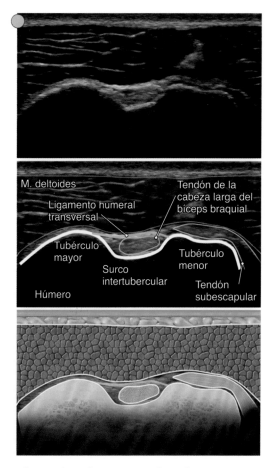

M. deltoides
Ligamento humeral transversal
Tubérculo mayor
Surco intertubercular
Húmero
Tendón de la cabeza larga del bíceps braquial
Tubérculo menor
Tendón subescapular

Figura 4-4   Proyección transversal del tendón de la cabeza larga del bíceps braquial en el surco intertubercular del húmero.

Subescapular

**TENDÓN
  SUBESCAPULAR**
Longitudinal
FIG. 4-6

El paciente debe estar sentado con el codo flexionado a 90 grados y el antebrazo en supinación como se indicó anteriormente. Se coloca el transductor transversal a la cara anterior de la parte proximal del húmero, identificando de nuevo el tubérculo menor y girando hacia afuera el brazo del paciente. En la profundidad hacia el músculo deltoides y la grasa y fascia subdeltoideas, aparece el tendón del subescapular (en el eje longitudinal del tendón). Se identifica el tendón a medida que se curva sobre la cabeza humeral del espacio subcoracoides hacia su extremo lateral ahusado, donde se inserta en el tubérculo menor.

**TENDÓN
  SUBESCAPULAR**
Transversal
FIG. 4-7

Se gira el transductor 90 grados (con la marca del transductor hacia arriba) para observar el tendón a lo largo de su eje longitudinal. Se desliza al transductor en sentido medial una distancia muy corta hasta que puedan identificarse varios haces de tendones hiperecoicos intercalados con tejido muscular hipoecoico (uniones miotendinosas).

Tendón supraespinoso

**TUBÉRCULO
  MAYOR
  TENDÓN
  SUPRAESPINOSO**
Longitudinal
FIG. 4-8

La extremidad debe estar en posición de "mano en el bolsillo trasero" (de Crass modificada) con la palma sobre la parte inferior de la espalda y el codo apuntando en sentido posterior. Esta posición extiende/hiperextiende y gira el húmero en sentido externo, llevando el tendón supraespinoso fuera del espacio subacromial. Se coloca la sonda sobre la esquina lateral anterior del hombro justo distal al acromion, formando un ángulo aproximadamente a la mitad entre los planos sagital y coronal (marcador del transductor apuntando en sentido anterolateral) para obtener una proyección longitudinal ("pico de pájaro") del tendón. Se ajusta la posición del transductor hasta que la cara fibrilar del tendón se observe con claridad y pueda apreciarse el extremo ahusado en la inserción del tubérculo mayor. De la superficie a la profundidad se debe identificar: el músculo deltoides, la grasa y fascia subdeltoideas hiperecoicas, la delgada bursa subdeltoidea anecoica, el tendón supraespinoso y la cara superior del tubérculo mayor, el cuello anatómico del húmero y la cabeza humeral. Se desliza el transductor en sentido anterior y posterior en la misma orientación hacia la proyección del tendón de lado a lado.

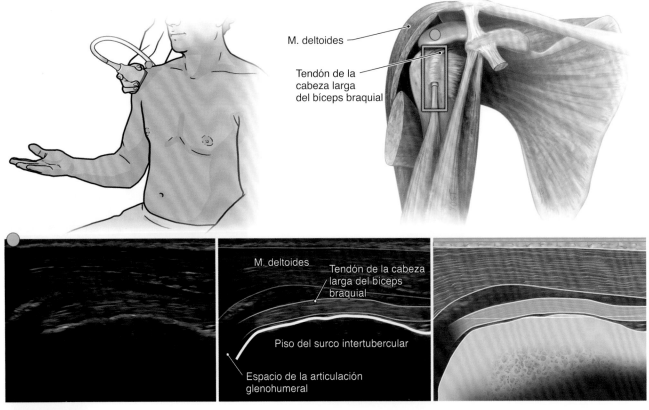

M. deltoides

Tendón de la cabeza larga del bíceps braquial

M. deltoides

Tendón de la cabeza larga del bíceps braquial

Piso del surco intertubercular

Espacio de la articulación glenohumeral

Figura 4-5   Proyección longitudinal del tendón de la cabeza larga del bíceps braquial en el surco intertubercular del húmero.

UNIÓN MIOTENDINOSA SUPRAESPINOSA
Longitudinal
FIG. 4-9

Se desliza el transductor a lo largo del tendón en sentido proximal (hacia la oreja del paciente) en la misma orientación, hasta que puedan observarse la superficie hiperecoica del acromion y su sombra acústica. La unión miotendinosa del supraespinoso suele ser visible a medida que surge del espacio subacromial.

INTERVALO DEL MANGUITO ROTADOR TENDÓN SUPRAESPINOSO
Transversal
FIG. 4-10

Se desliza el transductor hacia atrás en sentido distal, hasta que el tendón y su inserción puedan volverse a observar. Se gira el transductor 90 grados (con el marcador del transductor apuntando a la derecha) para obtener una proyección transversal ("llanta en el rin") del tendón. Se desliza la sonda en sentido medial (ajustando simultáneamente la inclinación/ángulo) hasta que pueda identificarse el perfil oval hiperecoico del tendón de la cabeza larga del bíceps braquial en el intervalo del manguito rotador.

Tendón infraespinoso

TENDÓN INFRAESPINOSO
Longitudinal
FIG. 4-11

La extremidad del paciente debe estar sobre el tórax, con los dedos y la palma descansando sobre el hombro contralateral. Se coloca el transductor sobre la superficie posterior del hombro justo inferior a la esquina posterior del acromion, paralelo a la espina escapular. Se ajusta la posición del transductor en sentido anterior/posterior en esta orientación hasta que pueda observarse con claridad la apariencia fibrilar del tendón, así como el extremo ahusado en su inserción en el tubérculo. De superficial a profundo, se identifican el músculo deltoides, la grasa y fascia subdeltoideas, el tendón infraespinoso, el tubérculo mayor y la cabeza del húmero.

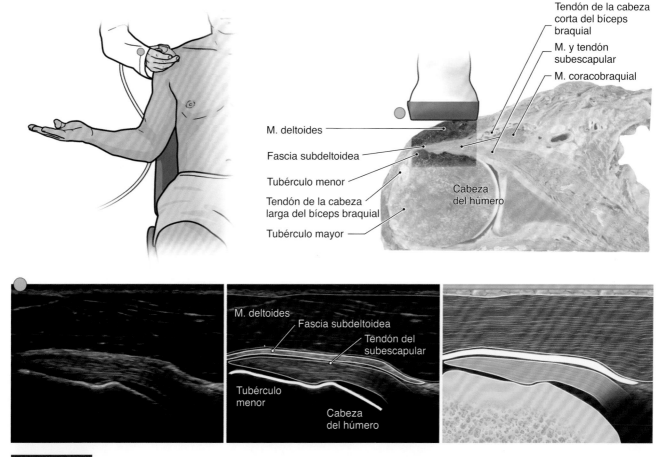

Figura 4-6 Proyección longitudinal del tendón del subescapular en el tubérculo menor del húmero.

Articulación glenohumeral y rodete glenoideo

ARTICULACIÓN GLENOHUMERAL RODETE GLENOIDEO
Transversal
FIG. 4-12

Se mantienen la misma posición y orientación del transductor y se desliza el transductor en sentido posterior (hacia la línea media), manteniendo en la imagen el tendón supraespinoso a medida que continúa con el tejido muscular (unión miotendinosa). Se observa la cabeza del húmero a medida que se curva hacia la fosa glenoidea y se busca el pequeño reflejo brillante (y sombra acústica). En el borde glenoideo, se busca el perfil triangular hiperecoico de la cara posterior del rodete glenoideo entre la superficie articular de la cabeza humeral y el tendón infraespinoso y la unión miotendinosa. El vértice del rodete glenoideo se dirige en sentido anterolateral. Se gira el brazo del paciente con cuidado en sentido externo e interno para observar el movimiento del músculo infraespinoso y el tendón sobre la cara posterior de la articulación glenohumeral y cabeza humeral. En el borde posteromedial (sin marcador) de la imagen puede observarse la escotadura espinoglenoidea (escotadura escapular inferior) adyacente al proceso glenoideo.

Articulación acromioclavicular

ARTICULACIÓN ACROMIOCLAVICULAR
Coronal
FIG. 4-13

Con el paciente sentado y el antebrazo descansando en el muslo, se palpa a lo largo de la parte distal de la clavícula para ubicar la pequeña "bajada" en la articulación AC. Se centra el transductor sobre la articulación en una orientación coronal (el marcador del transductor apunta a la derecha). Se identifica el acromion, el espacio de la articulación AC, el extremo lateral de la clavícula y el ligamento AC.

APLICACIONES CLÍNICAS

La exploración ecográfica suele usarse para evaluar las lesiones musculoesqueléticas o trastornos degenerativos que provocan un "hombro doloroso", como los desgarros del tendón o los pellizcamientos del manguito rotador (p. ej., pellizcamiento del tendón supraespinoso subacromial), bursitis subacromial/subdeltoidea, tendonitis/tenosinovitis del bíceps, desgarros y quistes del rodete glenoideo, derrames de la articulación glenohumeral y separaciones de la articulación AC. Estas técnicas también se usan para dirigir agujas hacia la articulación glenohumeral, articulación AC o bolsas inflamadas para la inyección de anestésicos locales o antiinflamatorios esteroides.

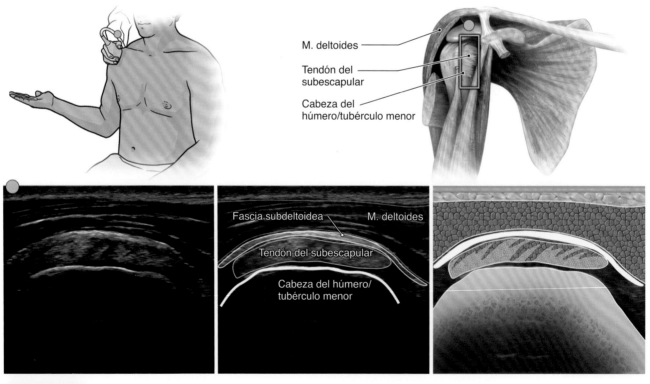

M. deltoides

Tendón del subescapular

Cabeza del húmero/tubérculo menor

Fascia subdeltoidea — M. deltoides

Tendón del subescapular

Cabeza del húmero/tubérculo menor

Figura 4-7 Proyección transversal del tendón del subescapular con varias uniones miotendinosas (aspecto multipeniforme).

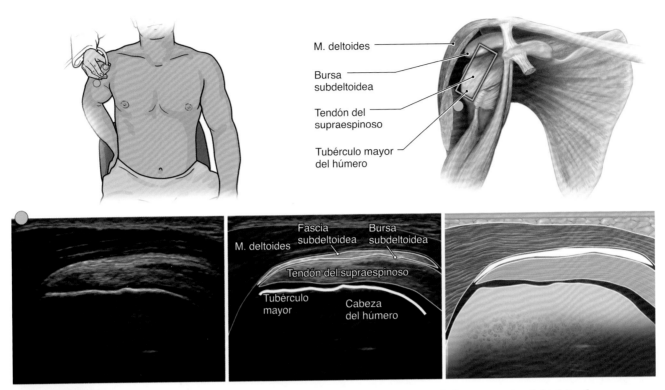

Figura 4-8   Proyección longitudinal del tendón supraespinoso y su inserción en la faceta superior del tubérculo mayor del húmero.

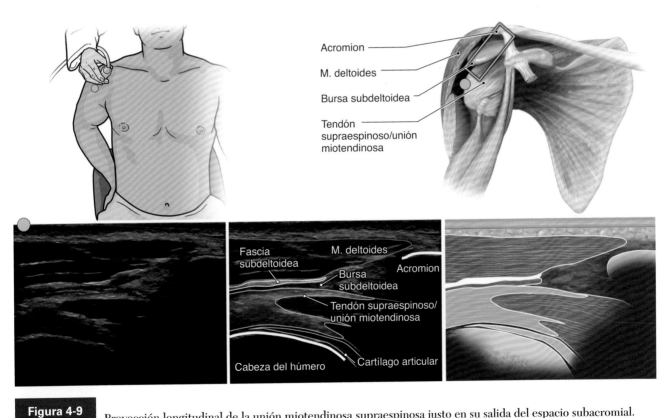

Figura 4-9   Proyección longitudinal de la unión miotendinosa supraespinosa justo en su salida del espacio subacromial.

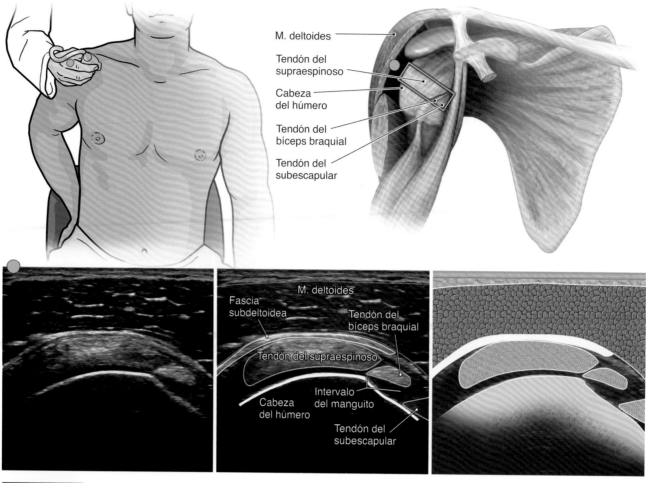

M. deltoides

Tendón del
supraespinoso

Cabeza
del húmero

Tendón del
bíceps braquial

Tendón del
subescapular

M. deltoides

Fascia
subdeltoidea

Tendón del
bíceps braquial

Tendón del supraespinoso

Intervalo
del manguito

Cabeza
del húmero

Tendón del
subescapular

Figura 4-10 Proyección transversal del tendón supraespinoso junto con el tendón de la cabeza larga del bíceps braquial en el intervalo del manguito rotador.

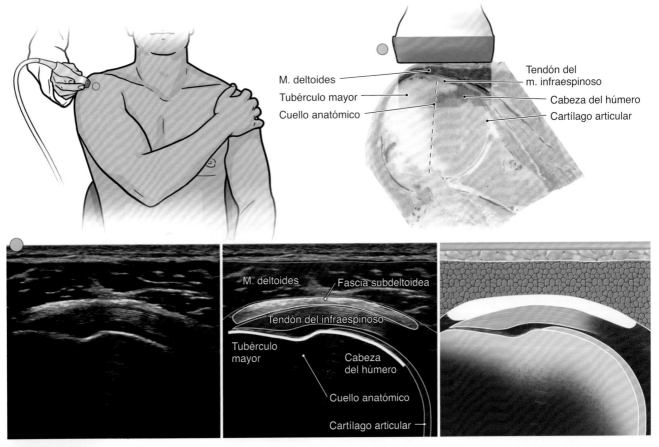

Proyección longitudinal del tendón del infraespinoso y su inserción en la faceta media del tubérculo mayor del húmero.

Figura 4-11

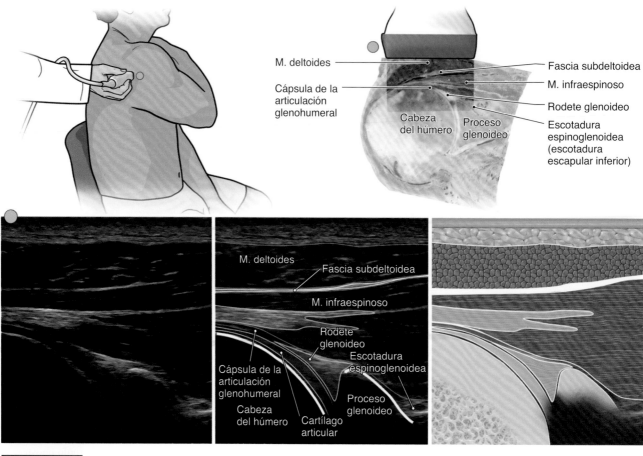

M. deltoides

Cápsula de la articulación glenohumeral

Cabeza del húmero

Proceso glenoideo

Fascia subdeltoidea

M. infraespinoso

Rodete glenoideo

Escotadura espinoglenoidea (escotadura escapular inferior)

M. deltoides

Fascia subdeltoidea

M. infraespinoso

Rodete glenoideo

Escotadura espinoglenoidea

Cápsula de la articulación glenohumeral

Cabeza del húmero

Cartílago articular

Proceso glenoideo

Figura 4-12 Proyección transversal de la cara posterior de la articulación glenohumeral y rodete glenoideo en la profundidad hacia los músculos deltoides e infraespinoso.

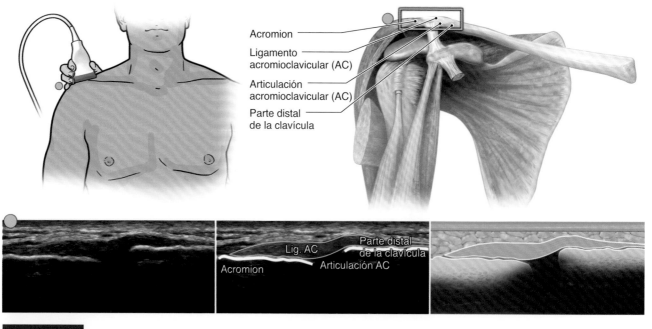

Acromion

Ligamento acromioclavicular (AC)

Articulación acromioclavicular (AC)

Parte distal de la clavícula

Lig. AC

Parte distal de la clavícula

Acromion

Articulación AC

Figura 4-13 Proyección coronal de la articulación y ligamento acromioclaviculares.

Brazo

Revisión de la anatomía

Músculos

Compartimento posterior

El principal músculo del compartimento posterior del brazo es el tríceps braquial. El tríceps braquial se forma de tres cabezas: la cabeza larga, la media y la cabeza lateral. Las tres cabezas se unen y forman el tendón del tríceps, que cruza el codo para insertarse en el proceso olécranon de la ulna.

Compartimento anterior

Hay tres músculos en el compartimento anterior: coracobraquial, braquial y bíceps braquial. El bíceps braquial es superficial al coracobraquial en la mitad proximal del brazo y superficial al braquial en la mitad distal. Las dos cabezas del músculo bíceps (larga y corta) se unen y forman el tendón del bíceps, que cruza el codo a través del piso de la fosa anteulnar para insertarse en la parte proximal de la ulna.

Nervios

Nervio radial

El nervio radial inicia en la axila como la rama más grande del fascículo posterior del plexo braquial. Junto con la arteria braquial profunda, el nervio deja la axila y entra al compartimento posterior del brazo al pasar bajo el músculo redondo mayor y entre la cabeza larga del tríceps braquial y la cara medial del húmero. El nervio entonces avanza en sentido diagonal por el surco radial del húmero entre las cabezas medial y lateral del tríceps braquial. En su trayecto a través del surco radial el nervio se acompaña primero por la arteria braquial profunda y después por la arteria colateral radial, una rama terminal de la braquial profunda. Mientras está en el surco radial, el nervio produce dos ramificaciones profundas, el nervio cutáneo lateral inferior del brazo y el nervio cutáneo posterior del antebrazo. El trayecto espiral del surco radial lleva al nervio a través de la superficie posterior del húmero a su cara lateral, donde el nervio deja el surco y avanza una corta distancia entre la cabeza lateral del tríceps braquial y los músculos braquiales.

El nervio perfora entonces el tabique intermuscular lateral para entrar en el compartimento anterior, cerca de la posición donde comienza el músculo braquirradial para aparecer en su punto de origen más superior desde el húmero. El músculo braquirradial separa el nervio de la cabeza lateral del tríceps braquial y el nervio se alberga en el resto de su trayecto en el plano de la fascia, entre los músculos braquirradial y braquial. El nervio radial cruza el codo adyacente a la fosa ulnar en el plano de la fascia y termina cerca de la articulación del codo al dividirse en sus ramas terminales, los nervios radiales profundo y superficial.

Nervio mediano

El nervio mediano surge de la axila desde sus raíces media y lateral, ramas de los fascículos medio y lateral del plexo braquial. El nervio deja la axila a lo largo de la superficie anterior de la arteria axilar y avanza de forma subsecuente a través del compartimento anterior del brazo, inmediatamente adyacente a la arteria braquial. En la mitad distal del brazo, la arteria y el nervio yacen en un surco adyacente al bíceps braquial, con el nervio en la superficie media de la arteria. El nervio mediano no tiene ramas en el brazo. El nervio cruza la articulación del codo a través de la fosa ulnar en el plano de la fascia entre el braquial y el pronador redondo para avanzar en sentido distal a través del compartimento anterior del antebrazo.

Nervio ulnar

El nervio ulnar surge en la axila del fascículo medio del plexo braquial y deja la axila posteromedial a la arteria axilar. Por la primera parte de su trayecto en el brazo, el nervio se ubica posteromedial a la arteria braquial, en el compartimento anterior. En el tercio medio del brazo, el nervio perfora el tabique intermuscular medio y llega a insertarse a lo largo de la superficie media del tríceps braquial. El nervio ulnar no tiene ramas en el brazo. El nervio cruza la articulación del codo en sentido posterior a través del túnel ulnar, cerca del surco ulnar del epicóndilo medial del húmero, para continuar su trayecto en el compartimiento anterior del antebrazo.

Técnica

Nervio radial

NERVIO RADIAL A LA MITAD DEL HÚMERO
Transversal
FIG. 4-14

Iniciar con el paciente en posición supina con la extremidad en aducción, el codo ligeramente flexionado y el antebrazo en supinación. Se coloca el transductor transversal a la cara lateral del brazo alrededor del nivel de la mitad del húmero. Se dirige el marcador del transductor de modo que pueda seguirse el nervio en sentido distal y el transductor se mueve hacia la superficie anterior de la extremidad; el marcador se dirige hacia el lado derecho del paciente (para la extremidad derecha, esto significa que en un inicio el marcador del transductor debe dirigirse en sentido posterior). Se identifica la corteza hiperecoica del húmero, el músculo tríceps braquial en sentido posterior y el músculo braquial en la cara anterolateral de la diáfisis humeral. A partir de esta posición de inicio, se mueve el transductor en sentido superior e inferior a lo largo de la cara lateral del brazo hasta que pueda identificarse el perfil oval hiperecoico del nervio radial a medida que surge del surco radial. El nervio se ve con mayor

facilidad conforme se aleja de la superficie hiperecoica del húmero hacia el plano de la fascia, entre la cabeza lateral de tríceps braquial y el braquial, acompañado de la arteria colateral radial. El tabique intermuscular lateral se observa como una delgada banda fascial hiperecoica entre el tríceps braquial y el braquial.

PROXIMAL AL NERVIO RADIAL DE LA ARTICULACIÓN DEL CODO
Transversal
FIG. 4-15

Manteniendo el nervio radial centrado en la imagen, se sigue rastreando una distancia corta en sentido distal y se observa que el músculo braquiorradial, a medida que se origina con el borde supracondilar lateral del húmero, comienza a aparecer entre la cabeza lateral del tríceps braquial y los músculos braquiales. En este momento, el nervio radial está separado de la cabeza lateral del tríceps braquial y se ubica entre los músculos braquiorradial y braquial. Una de las dos ramas cutáneas del nervio que surge a lo largo de su trayecto en el surco radial, el nervio cutáneo posterior, puede observarse con frecuencia (junto con la arteria colateral radial) a medida que se aleja del tronco principal

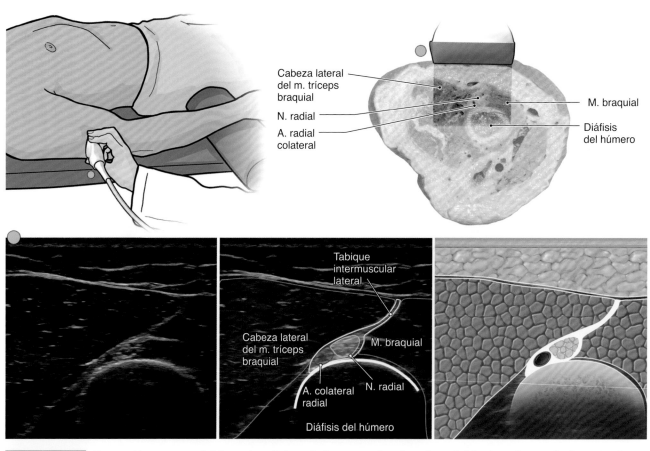

Cabeza lateral del m. tríceps braquial

N. radial

A. radial colateral

M. braquial

Diáfisis del húmero

Tabique intermuscular lateral

Cabeza lateral del m. tríceps braquial

M. braquial

A. colateral radial

N. radial

Diáfisis del húmero

Figura 4-14 Proyección transversal del nervio radial en el plano entre la cabeza lateral del tríceps braquial y los músculos braquiales, acompañados por la arteria colateral radial.

del nervio radial, cerca del músculo braquirradial. A medida que aparece el músculo braquirradial, la cabeza lateral del tríceps braquial y el nervio cutáneo posterior del antebrazo terminan en la cara superficial (posterolateral) del músculo braquirradial, en tanto que el nervio radial y el músculo braquial terminan en su cara profunda (anteromedial). El nervio radial puede seguirse en sentido distal en el plano de la fascia entre el braquirradial y el braquial por el resto de su trayectoria, hasta que termina dividiéndose en su ramas terminales anterior a la articulación del codo (*véanse* las páginas 23 y 25).

Nervios mediano y ulnar

NERVIO MEDIANO A MITAD DEL HÚMERO NERVIO ULNAR
Transversal
FIG. 4-16

El paciente debe estar en posición supina con el brazo en abducción y rotación externa y el antebrazo en supinación y ligeramente flexionado. Se coloca el transductor transversal a la cara medial del brazo unos cuantos centímetros distales a nivel de la mitad del húmero, con el marcador del transductor mirando en sentido anterior. Se identifica la corteza hiperecoica del húmero, bíceps braquial, braquial y cabeza medial del tríceps braquial. Se buscan las pulsaciones de la arteria braquial y se identifica el gran nervio mediano hiperecoico en la superficie medial de la arteria. Se identifica el nervio ulnar 1 a 2 cm posteriores a la arteria braquial/nervio mediano, entre la superficie de la cabeza medial del tríceps y la grasa subcutánea en el estrato superior. En la grasa subcutánea entre las posiciones de los nervios mediano y ulnar por lo general puede identificarse el pequeño nervio cutáneo medial hiperecoico del antebrazo. Al ejercer la menor presión posible en la cara del transductor al tiempo que se mantiene un buen contacto con la piel, se hacen visibles las venas braquiales a lo largo de la arteria braquial y la vena basílica en la grasa subcutánea.

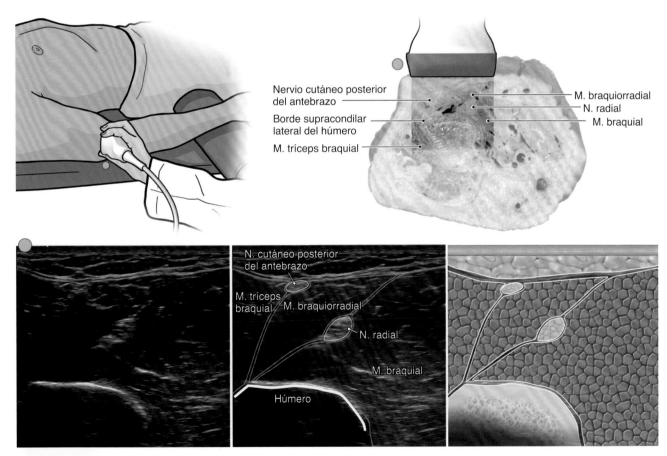

Figura 4-15 Proyección transversal del nervio radial en el plano fascial entre los músculos braquiorradial y braquial, a pocos centímetros proximales de la articulación del codo.

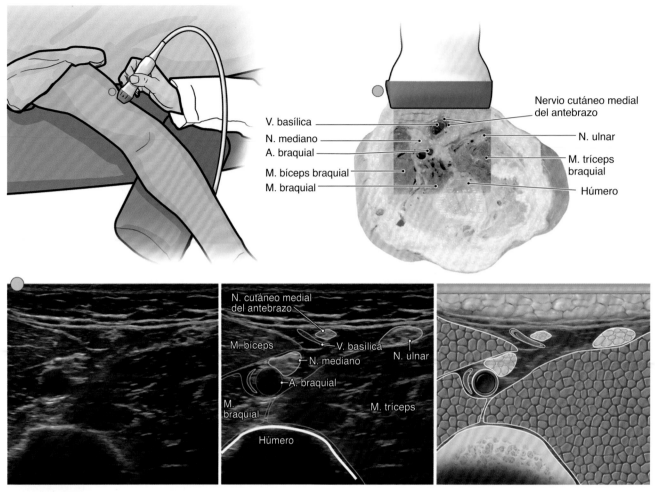

Figura 4-16 Proyección transversal del nervio mediano a lo largo de la arteria braquial y el nervio ulnar en la superficial del músculo tríceps braquial, justo distal a la mitad del húmero.

APLICACIONES CLÍNICAS

Estas técnicas pueden usarse para guiar una aguja a lo largo del nervio radial para infiltrar un anestésico local y producir bloqueo del nervio radial. Pueden aplicarse bloqueos del nervio radial en las cirugías de la extremidad superior distales al codo (por lo general como anestesia regional añadida además de bloqueo del plexo braquial), para control del dolor posoperatorio o en el diagnóstico diferencial del dolor distal al codo. También puede usarse la exploración ecográfica del nervio radial para evaluar un posible atrapamiento del nervio, como el que puede ocurrir en caso de fracturas que afectan la mitad de la diáfisis o el epicóndilo lateral del húmero.

La exploración ecográfica de los nervios mediano y ulnar en el brazo se usan para estudiar un posible atrapamiento del nervio y una neuropatía compresiva en la mitad distal del brazo, que involucra osteofitos o bandas ligamentosas. Estas técnicas también pueden usarse como guía para agujas e infiltración de anestésicos locales para una anestesia regional, aunque por lo general se utilizan sitios más distales (p. ej., en la muñeca) para los bloqueos medianos y ulnares.

Codo

Revisión de la anatomía

Articulación del codo

La articulación del codo consiste en tres articulaciones entre el húmero, el radio y la ulna, todas dentro de una cápsula articular y un espacio sinovial comunes. La superficie articular del húmero consiste en el capítulo, el cual se articula con la cabeza del radio y la tróclea, que se articula a su vez con la escotadura troclear de la ulna. La escotadura radial de la ulna se articula con la cabeza del radio. Hay dos fosas anteriores en el húmero justo por arriba de la superficie articular: la fosa radial, que acomoda la cabeza radial en flexión, y la fosa coronoides, que acomoda la apófisis coronoides de la ulna en flexión. La fosa del olécranon en la superficie posterior del húmero acomoda la apófisis del olécranon de la ulna en extensión. Las almohadillas de grasa que separan la cápsula articular fibrosa del recubrimiento sinovial en estas fosas en el ámbito clínico se denominan almohadilla de grasa anterior (en las fosas coronoides y radial) y almohadilla de grasa posterior (en la fosa del olécranon). La cápsula articular se engrosa para formar los ligamentos colaterales ulnar y radial y hay un anillo engrosado en la cabeza radial, el ligamento anular.

Músculos

El tendón del tríceps braquial pasa sobre la almohadilla de grasa posterior y cruza la articulación del codo para insertarse en el proceso olécranon de la ulna. El pronador redondo y los músculos que surgen del tendón flexor común cruzan el epicóndilo medial para entrar en el compartimento anterior del antebrazo. Los músculos extensores cruzan el codo del epicóndilo lateral y el borde supracondilar para entrar en el compartimento posterior del antebrazo. El tendón del bíceps braquial cruza la articulación del codo a través de la fosa ulnar para insertarse en la tuberosidad radial. Una capa tendinosa, la aponeurosis bicipital, se extiende del lado medial del tendón del bíceps y se une sobre el músculo pronador redondo y la masa muscular proximal del tendón flexor común. El tendón braquial cruza del piso de la fosa ulnar para insertarse en la tuberosidad ulnar.

Fosa ulnar

La fosa ulnar es una depresión triangular en la parte anterior del codo, formada por el músculo braquiorradial en sentido lateral, el músculo pronador redondo en sentido medial y una línea que interconecta los epicóndilos humerales en sentido superior. El músculo braquial forma el lecho de la fosa. Los contenidos de la fosa incluyen el tendón del bíceps, la arteria braquial y las venas acompañantes, así como el nervio mediano. La vena ulnar mediana se ubica en el techo de la fosa, que está formado por la piel y la fascia superficial. La arteria braquial normalmente se bifurca en las arterias radial y ulnar en la fosa ulnar, aunque la división en ocasiones se localiza más proximal, en la axila o el brazo.

Nervios

Nervio radial

El nervio radial cruza la articulación del codo justo lateral a la fosa ulnar en el plano de la fascia, entre el braquirradial y el braquial. El nervio radial continúa en sentido distal, cruzando anterior a la articulación del codo en la parte entre el radio y el capítulo del húmero, donde se divide en sus ramas terminales, el nervio radial profundo y el nervio radial superficial. El nervio radial profundo avanza en sentido posterior y entre la sustancia del músculo supinador, viajando entre dos capas del músculo en el compartimiento posterior del antebrazo, emergiendo como el nervio interóseo posterior. El nervio radial superficial se une a la arteria radial y continúa en sentido distal en el compartimiento anterior bajo el músculo braquiorradial, enrollándose a través de su tendón distal para inervar la piel sobre la "tabaquera" anatómica, la cara dorsal de la mano, el pulgar y la parte proximal de los dedos índice y medio.

Nervio mediano

El nervio mediano cruza la articulación del codo a través de la fosa ulnar en el plano de la fascia, entre el braquial y el pronador redondo, justo medial a la arteria braquial. La aponeurosis bicipital forma una capa protectora sobre los contenidos del plano de la fascia. El nervio entra en el compartimento anterior del antebrazo al pasar entre las cabezas del húmero y la ulna del pronador redondo, para continuar su trayecto en el antebrazo entre los músculos flexor digital superficial y flexor digital profundo, y después cruza la muñeca a través del túnel del carpo hacia la mano.

Nervio ulnar

El nervio ulnar deja el compartimento posterior del brazo al cruzar la articulación del codo en sentido posterior a través del túnel ulnar, cerca del surco ulnar del epicóndilo medial del húmero. El ligamento arqueado, que se extiende entre las cabezas humeral y ulnar del flexor ulnar del carpo cerca de sus orígenes, forma el techo del túnel ulnar y la capa posterior del ligamento colateral ulnar del codo forma el piso (sobre la cápsula de la articulación del codo y el surco ulnar del húmero). El nervio entra al compartimento anterior del antebrazo entre las dos cabezas del flexor ulnar del carpo y avanza a lo largo del antebrazo, entre el flexor ulnar del carpo y el flexor digital profundo, y después cruza la muñeca hacia la mano.

Técnica

Fosa ulnar

El paciente debe encontrarse en posición supina con el antebrazo en supinación. Debe colocarse una pequeña almohada/apoyo debajo de la muñeca para ayudar a mantener una ligera flexión en la articulación del codo. Se coloca el transductor transversal sobre el pliegue del codo (el marcador del transductor hacia la derecha) y se ajusta la posición hasta que puede identificarse con claridad el perfil hiperecoico del capítulo y la tróclea del húmero. Se identifica el nervio radial hiperecoico en el plano de la fascia entre los músculos braquirradial y braquial. El nervio radial suele dividirse en las ramas profunda y superficial cerca de esta posición, dando un aspecto bilobulado, y partes de una o ambas ramas pueden verse hipoecoicas debido a su anisotropía. Aplicando tan poca presión como sea posible, se identifica la vena ulnar mediana en la fascia superficial. Se identifica el tendón del bíceps en la superficie del músculo braquial. La aponeurosis bicipital se extiende en sentido medial del tendón del bíceps sobre el plano de la fascia entre el braquial y el pronador redondo.

Manteniendo la tróclea humeral a la vista, se desliza el transductor en sentido medial hasta que puedan identificarse el pronador redondo y el plano de la fascia entre el braquial y el pronador redondo. En la parte superficial del plano de la fascia se ubican la arteria braquial y el nervio mediano, y de nuevo se identifica la aponeurosis bicipital formando un puente sobre el espacio entre los dos músculos.

Nervios radiales superficial y profundo

Se desliza el transductor en sentido lateral hasta que el nervio radial vuelva a quedar centrado sobre el capítulo del húmero. Lentamente se mueve el transductor en sentido distal, siguiendo las ramas del nervio radial por encima de la cabeza del radio y después sobre el músculo supinador que rodea el cuello radial. Si se observa cuidadosamente puede observarse cómo divergen las ramas superficial y

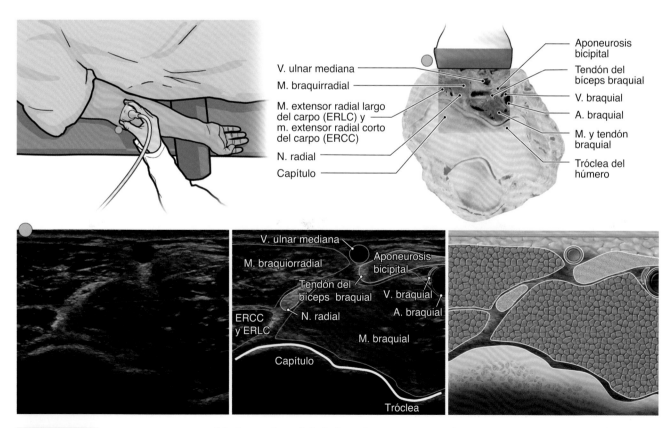

Figura 4-17   Proyección transversal de la cara lateral de la fosa ulnar y sus contenidos. ERCC, extensor radial corto del carpo; ERLC, extensor radial largo del carpo.

profunda, con el nervio radial profundo moviéndose en sentido lateral/a la profundidad hacia la sustancia del músculo supinador y el nervio radial superficial moviéndose en sentido medial justo bajo la cubierta del braquiorradial. Debido a su trayecto oblicuo, el nervio radial profundo es más difícil de seguir. El nervio radial superficial puede seguirse en sentido distal bajo el músculo braquiorradial, hasta que dicho músculo se mueva a un lado de la arteria radial.

Articulación del codo

ARTICULACIÓN DEL CODO COMPONENTE HUMEROULNAR
Longitudinal
FIG. 4-20

Se desliza el transductor en sentido medial hasta que esté centrado sobre la tróclea humeral. Se gira el transductor 90 grados (con el marcador directamente hacia arriba) en el eje longitudinal de la articulación humeroulnar. Se ajusta la posición hasta que puedan identificarse el perfil hiperecoico de la tróclea y la fosa coronoides del húmero y el proceso coronoides de la ulna. El cartílago articular sobre las superficies de la articulación se ve hiperecoico y la almohadilla de grasa anterior puede observarse ocupando la fosa coronoides dentro de la cápsula articular. Se identifican los músculos braquial y pronador redondo en el estrato superior de la articulación.

ARTICULACIÓN DEL CODO COMPONENTE RADIOCAPITELAR
Longitudinal
FIG. 4-21

Se centra la sonda en sentido transversal sobre el capítulo y se gira el transductor 90 grados hacia el eje longitudinal de la articulación radiocapitelar. Se ajusta la posición hasta que pueden identificarse el perfil del capítulo del húmero, la cabeza radial y la parte proximal del cuello radial. Se identifican la cápsula articular y el capítulo articular de la articulación radiocapitelar. Se ubica el ligamento anular, un engrosamiento de la cápsula articular que rodea la cabeza del radio. La fosa radial puede observarse justo superior al capítulo. La cara lateral del músculo braquial se presenta en el estrato superior de la articulación y el músculo supinador rodea el cuello del radio justo por arriba de la unión distal de la cápsula articular.

Nervio ulnar en el túnel ulnar

TÚNEL ULNAR NERVIO ULNAR
Transversal
FIG. 4-22

El paciente debe estar en posición supina con el brazo en abducción y rotación externa, y el codo ligeramente flexionado. Mediante palpación, se identifica el epicóndilo medial del húmero y la punta del proceso

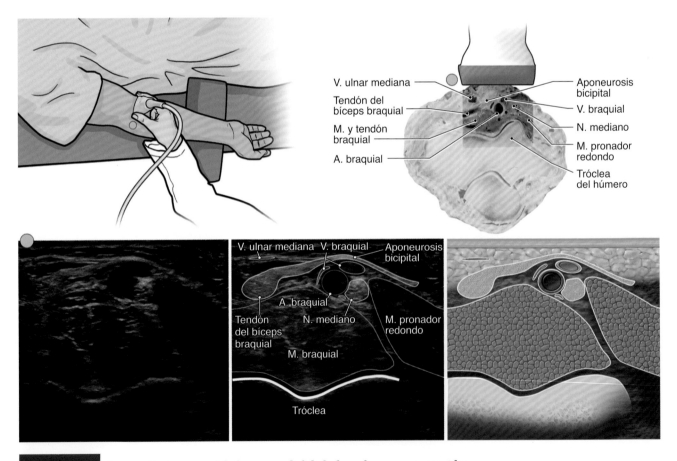

Figura 4-18   Proyección transversal de la cara medial de la fosa ulnar y sus contenidos.

olécranon de la ulna. Se coloca el transductor a través de estas referencias óseas con el lado del marcador sobre el proceso olécranon. Se identifica el perfil hiperecoico del proceso olécranon, el espacio articular humeroulnar y el surco ulnar y prominencia del epicóndilo medial del húmero. El nervio ulnar suele aparecer como un óvalo hipoecoico/anecoico (debido a su anisotropía), pero al inclinar/balancear el transductor por lo general puede acentuarse su aspecto de panal de abejas. Se identifica la banda hiperecoica del ligamento arqueado (aponeurosis del flexor ulnar del carpo) inmediatamente superficial al nervio que se extiende sobre y entre las cabezas del húmero y la ulna del flexor ulnar del carpo (puede ser necesario deslizar el transductor en sentido distal más allá del surco ulnar para visualizar e identificar las dos cabezas del músculo). Inmediatamente en la profundidad hacia el nervio se identifica el aspecto hiperecoico de la capa posterior del ligamento colateral ulnar.

Manteniendo en la pantalla el nervio y las dos cabezas del flexor ulnar del carpo, se desliza el transductor en sentido distal, una corta distancia más allá del túnel ulnar, y se observa cómo las dos cabezas se unen sobre el nervio (el aspecto hiperecoico de panal de abejas del nervio es más aparente en esta posición).

Músculo y tendón del tríceps braquial

**TRÍCEPS BRAQUIAL
UNIÓN MIOTENDINOSA**
Longitudinal
FIG. 4-23

El paciente debe estar sentado a un lado de la mesa de exploración. El brazo se coloca en abducción y el codo en flexión a unos 90 grados, con el antebrazo en pronación completa con la palma en la superficie de la mesa (la posición de "cangrejo"). Se coloca el transductor sobre el olécranon y el músculo tríceps braquial distal en el eje longitudinal del brazo (el marcador se dirige hacia el hombro). Se ajusta la posición del transductor hasta que puedan identificarse el perfil óseo del proceso olécranon de la ulna y la fosa del olécranon del húmero. La almohadilla de grasa posterior puede observarse en la fosa del

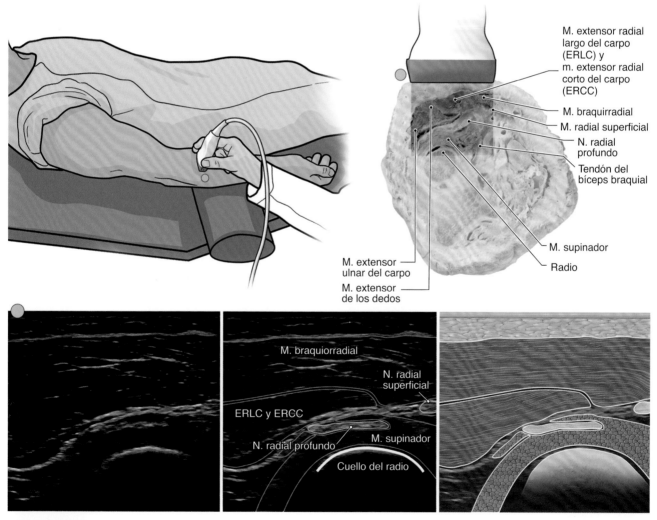

M. extensor radial largo del carpo (ERLC) y m. extensor radial corto del carpo (ERCC)

M. braquirradial

M. radial superficial

N. radial profundo

Tendón del bíceps braquial

M. supinador

Radio

M. extensor ulnar del carpo

M. extensor de los dedos

M. braquiorradial

N. radial superficial

ERLC y ERCC

N. radial profundo

M. supinador

Cuello del radio

Figura 4-19 Proyección transversal de las ramas superficial y profunda del nervio radial en la cara lateral del antebrazo, justo distal a la articulación del codo.

olécranon en la profundidad de la cápsula articular fibrosa. El músculo tríceps braquial distal, la unión miotendinosa y el tendón del tríceps braquial fibrilar hiperecoico pueden verse cruzando hacia la fosa del olécranon y el espacio articular hacia el proceso olécranon.

TENDÓN DEL TRÍCEPS BRAQUIAL
Longitudinal
FIG. 4-24

Se desliza el transductor en sentido distal a lo largo del tendón del tríceps braquial hasta que puede identificarse el pico ahusado de la inserción del tendón en el proceso olécranon.

Tendón del flexor común y ligamento colateral ulnar

TENDÓN DEL FLEXOR COMÚN
LIGAMENTO COLATERAL ULNAR
Longitudinal
FIG. 4-25

El paciente debe estar en posición supina con el brazo en abducción y rotación externa y el codo flexionado aproximadamente a 90 grados. Se coloca el extremo del marcador del transductor sobre la superficie anterior del epicóndilo medial a lo largo del eje longitudinal del antebrazo. El transductor debe

inclinarse de modo que el haz de ecografía se dirija de anterior a posterior (no a través del codo de medial a lateral). Se ajusta la posición y se inclina hasta que se observen la prominencia del epicóndilo medial, la concavidad entre el epicóndilo y el margen de la tróclea, el espacio articular humeroulnar y el margen de la escotadura troclear de la ulna. Se identifica el tendón flexor común, por lo general corto e hiperecoico, y la unión miotendinosa de la masa del músculo flexor común. La capa anterior del ligamento colateral ulnar puede verse extendiéndose por el espacio articular, inmediatamente en la profundidad hacia el tendón y el músculo flexor común.

Tendón del extensor común y ligamento colateral radial

TENDÓN DEL EXTENSOR COMÚN
LIGAMENTO COLATERAL RADIAL
FIG. 4-26

El paciente debe estar en posición supina con el brazo en aducción, el codo ligeramente flexionado y el antebrazo en media pronación con el borde ulnar de la mano descansando en la parte superior del muslo. Se coloca el transductor a lo largo del eje longitudinal del antebrazo con el extremo del marcador del transductor sobre

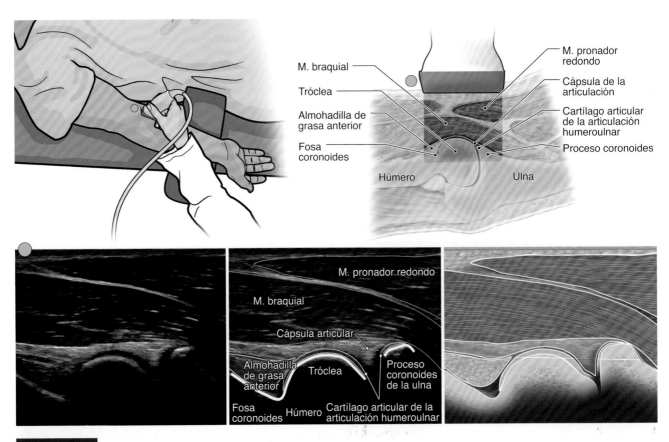

M. braquial
Tróclea
Almohadilla de grasa anterior
Fosa coronoides
Húmero

M. pronador redondo
Cápsula de la articulación
Cartílago articular de la articulación humeroulnar
Proceso coronoides
Ulna

M. pronador redondo
M. braquial
Cápsula articular
Almohadilla de grasa anterior
Tróclea
Proceso coronoides de la ulna
Fosa coronoides
Húmero
Cartílago articular de la articulación humeroulnar

Figura 4-20   Proyección longitudinal del componente humeroulnar de la articulación del codo.

el epicóndilo lateral. Se ajusta la posición del transductor hasta que puedan identificarse el perfil hiperecoico del epicóndilo lateral del húmero y la cabeza del radio. Se ubica el pico ahusado del origen del extensor común del epicóndilo lateral y se identifica el ligamento anular de la cabeza del radio (inclinación/balanceo del transductor según se requiera para acentuar su ecogenicidad). Se identifica el ligamento colateral radial en la superficie profunda del tendón extensor común, abarcando de la ligera concavidad a lo largo del epicóndilo lateral a través de la articulación radiocapitelar y fusionándose con el ligamento anular.

APLICACIONES CLÍNICAS

Estas técnicas pueden usarse para guiar agujas a lo largo de los nervios radial, mediano o ulnar para infiltración de anestésicos locales para producir bloqueos nerviosos. Pueden aplicarse estos bloqueos radiales en cirugías de la extremidad superior distales al codo (que suelen añadirse a la anestesia regional además del bloqueo del plexo braquial), para control del dolor posoperatorio o para el diagnóstico diferencial del dolor distal al codo. Con guía ecográfica, el nervio mediano puede bloquearse en la fosa ulnar a lo largo de la arteria braquial y las venas acompañantes. Los bloqueos del nervio ulnar en el codo deben ser proximales al túnel ulnar para evitar una posible compresión nerviosa debida a la inyección de líquido anestésico alrededor del nervio dentro del espacio relativamente limitado del túnel. El antebrazo y la muñeca son sitios más frecuentes para los bloqueos mediano y ulnar.

También puede usarse la exploración ecográfica de estos nervios para la evaluación de un posible atrapamiento nervioso. El nervio de la rama interósea posterior puede quedar atrapado en su trayecto a través del músculo supinador. El nervio mediano puede quedar atrapado en su trayecto entre las cabezas del pronador redondo y el túnel ulnar es un sitio frecuente del atrapamiento y la compresión del nervio ulnar. El nervio ulnar también puede subluxarse/dislocarse del túnel ulnar a lo largo de la superficie anterior del epicóndilo medial con flexión/extensión.

La exploración ecográfica puede usarse para canular las venas (p. ej., ulnar mediana, cefálica y basílica) y para la evaluación de un aneurisma o estenosis de la arteria braquial.

La exploración ecográfica puede aplicarse para la evaluación de posible tendonitis/tendinosis del bíceps, flexor común o extensor común o desgarros y distensiones ligamentosos (p. ej., ligamentos colateral ulnar y colateral radial del codo). Las almohadillas de grasa anterior y posterior se desplazan de sus fosas cuando se acumula líquido dentro del espacio articular (derrame articular o sangrado hacia el espacio articular en presencia de fracturas intraarticulares) y estas técnicas pueden usarse para dirigir la aguja hacia el espacio de la articulación del codo para aspiración o inyección.

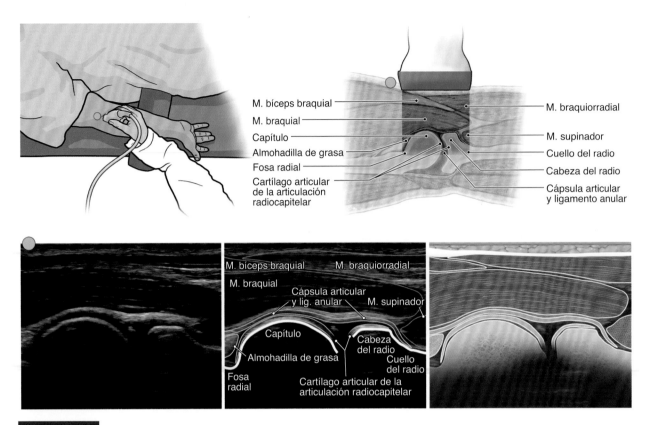

Figura 4-21   Proyección longitudinal del componente radiocapitelar de la articulación del codo.

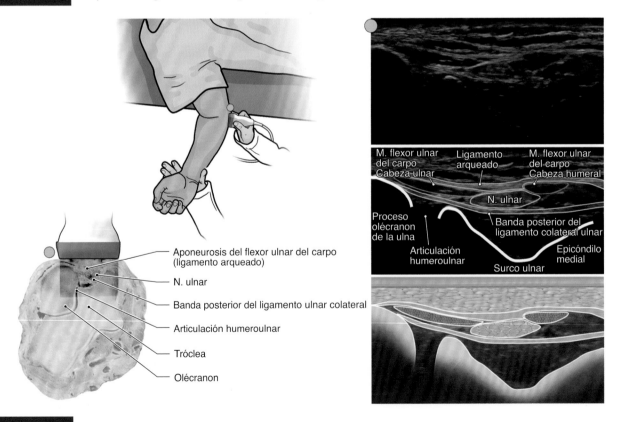

Figura 4-22   Proyección transversal del nervio ulnar en el túnel ulnar.

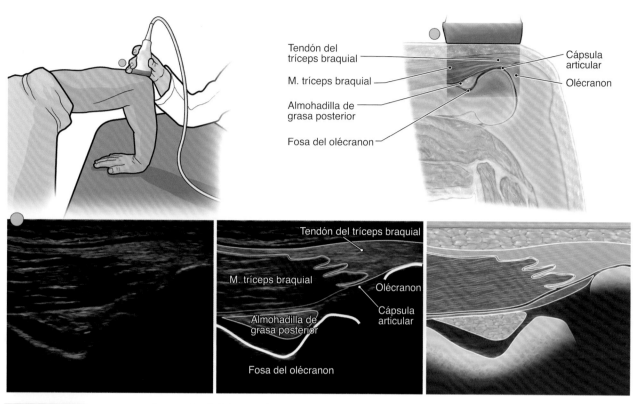

Figura 4-23 Proyección longitudinal del músculo tríceps braquial, unión miotendinosa y tendón en la cara posterior de la articulación del codo.

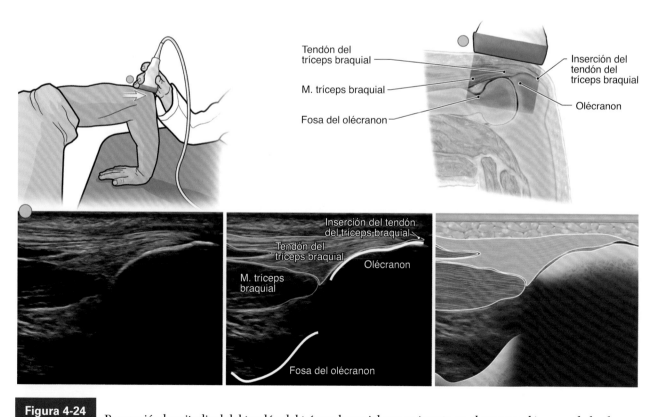

Figura 4-24 Proyección longitudinal del tendón del tríceps braquial que se inserta en el proceso olécranon de la ulna.

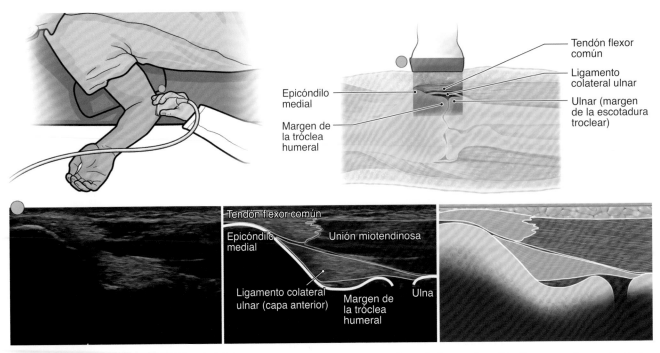

Figura 4-25 Proyección longitudinal de la capa anterior del ligamento colateral ulnar y el tendón flexor común en el estrato superior.

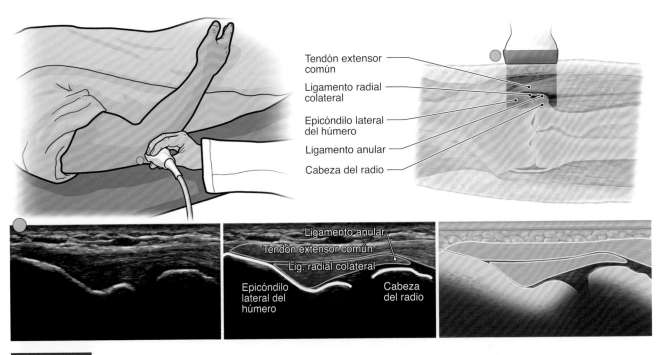

Figura 4-26 Proyección longitudinal del ligamento colateral radial y tendón extensor común en el estrato superior.

Parte distal del antebrazo, muñeca y mano

Revisión de la anatomía

Tendones del compartimento anterior y túnel del carpo

Los músculos del compartimento anterior del antebrazo incluyen los flexores de la muñeca, los flexores digitales superficial y profundo, el flexor largo del pulgar y los dos pronadores del antebrazo. Los tendones del flexor superficial de los dedos, el flexor profundo de los dedos y el flexor largo del pulgar entran en la mano a través del túnel del carpo, junto con el nervio mediano. El piso y los lados del túnel están formados por el arco de las filas proximal y distal de los huesos del carpo (los ligamentos radiocarpiano, ulnocarpiano e intercarpiano palmar) y el techo se integra por el ligamento carpiano transversal (retináculo flexor), que se une en sentido medial a los huesos pisiforme y ganchoso, y en sentido lateral a los tubérculos del escafoides y el trapecio. El tendón del flexor radial del carpo cruza hacia la mano a lo largo de la superficies medial del escafoides justo afuera del túnel del carpo, entre dos capas del ligamento carpiano transversal.

Nervio mediano

El nervio mediano viaja a través del compartimento anterior del antebrazo en un plano entre el flexor superficial de los dedos y el flexor profundo de los dedos. El nervio mediado y su rama interósea anterior inervan la mayoría de los músculos de la parte anterior del antebrazo (excepto por la mitad medial del flexor superficial de los dedos y el flexor ulnar del carpo, que están inervados por el nervio ulnar). En la muñeca, el nervio mediano se mueve de forma superficial entre el tendón y el flexor radial del carpo y los tendones del flexor superficial de los dedos, y cruza hacia la mano a través del túnel del carpo (a lo largo de los tendones de los músculos flexores digitales), justo por debajo de la cobertura del ligamento carpiano transverso.

Nervio ulnar

El nervio ulnar entra al compartimento anterior del antebrazo entre las dos cabezas del flexor ulnar del carpo y avanza a través del antebrazo, entre el flexor ulnar del carpo y el flexor profundo de los dedos. En el antebrazo, el nervio ulnar proporciona inervación motora al flexor ulnar del carpo y a la mitad ulnar del flexor profundo de los dedos. El nervio ulnar, acompañado de la arteria ulnar, cruza la muñeca a través del canal de Guyon, entre el hueso pisiforme y el gancho del hueso ganchoso. El techo del canal de Guyon es el ligamento palmar del carpo (una región engrosada de la fascia profunda del antebrazo) y el piso es el ligamento carpiano transverso.

Arterias radial y ulnar

La arteria braquial se divide en sus ramas terminales, las arterias radial y ulnar, en la fosa ulnar. La arteria radial, acompañada por el nervio radial superficial, cruza en sentido superficial al tendón del pronador redondo, primero encontrándose justo debajo de la cubierta del músculo/tendón braquirradial y después lateral al tendón del flexor radial del carpo en la parte distal del antebrazo. La arteria ulnar pasa en la profundidad hacia el músculo pronador redondo y se une al nervio ulnar entre el flexor ulnar del carpo y el flexor profundo de los dedos por el resto de su trayectoria en el antebrazo y después a través del canal de Guyon hacia la mano.

Tendones del compartimiento posterior y retináculo del extensor

Los músculos del compartimento posterior del antebrazo incluyen el braquirradial, el supinador, los extensores de la muñeca y los dedos, el abductor largo del pulgar, los extensores largos del pulgar y el extensor del índice. Los músculos del compartimento posterior están inervados por el nervio radial o su nervio interóseo posterior/rama profunda. Los tendones de la muñeca y los extensores de los dedos, así como el abductor largo del pulgar, cruzan hacia la mano a través de seis compartimentos formados por el retináculo extensor relacionado con la superficie lateral del radio, la superficie dorsal del radio y la superficie medial de la ulna. Justo distal al retináculo extensor, el tendón del extensor largo del pulgar forma el límite medial/posterior de la tabaquera anatómica y los tendones del extensor corto del pulgar y el abductor largo del pulgar forman su límite lateral/anterior. El piso de la tabaquera está formado por el escafoides y el trapecio, y su techo está constituido por la piel y fascia superficial. La arteria radial se curva en sentido dorsal del compartimento anterior del antebrazo a través de la tabaquera y hacia la mano, y después se ramifica a partir del nervio radial superficial y el trayecto de la vena cefálica a través de la fascia superficial del techo de la tabaquera.

Músculos intrínsecos de la mano

Los músculos intrínsecos de la mano incluyen los músculos interóseos palmar y dorsal, cuatro músculos lumbricales, el aductor del pulgar, tres músculos hipotenares y tres músculos tenares: el abductor corto del pulgar, el flexor corto del pulgar y el oponente del pulgar. El más grande de los músculos tenares, el oponente del pulgar, se origina en los tubérculos del escafoides y el trapecio y la superficie palmar adyacente del retináculo del flexor, y se envuelve sobre el primer metacarpiano para insertarse a lo largo de su superficie lateral. El oponente se ubica en la profundidad hacia los dos músculos tenares más pequeños. El tendón del flexor largo del pulgar deja el túnel del carpo y pasa entre el músculo aductor del pulgar y los músculos tenares, para alcanzar su túnel fibroso. Emergiendo del túnel del carpo, el nervio mediano se divide en sus ramas terminales, la rama recurrente a los músculos tenares, pequeñas ramas motoras del primero y segundo músculos lumbricales y las ramas del palmar común de los dedos para los 3 ½ dedos radiales. Justo distal al hueso pisiforme, el nervio ulnar se divide en sus ramas terminales, la rama superficial (palmar cutánea) y la rama profunda (motora). El nervio ulnar inerva todos los músculos intrínsecos de la mano, excepto por los músculos tenares y el primero y segundo lumbricales, que son inervados por el nervio mediano, y proporciona las ramas dorsales comunes de los dedos (a través de la rama cutánea dorsal, que deja el nervio proximal a la muñeca) y las ramas palmares comunes de los dedos a los dedos anular y meñique.

Tendones de los dedos y flexor de los dedos

Cada dedo se relaciona con un hueso metacarpiano y una falange proximal, media y distal (el pulgar solo tiene una falange distal y una proximal). Las articulaciones de los dedos son la metacarpofalángica (cabeza del metacarpo y base de la falange proximal), interfalángica proximal (cabeza de la falange proximal y base de la falange media) e interfalángica distal (cabeza de la falange media y base de la falange distal). Después de surgir del túnel del carpo, los tendones flexores de los dedos cruzan la palma y entran a las vainas fibrosas, que inician justo proximales a las articulaciones metacarpofalángicas, para su trayecto a lo largo de las superficies palmares de los dedos. Las vainas fibrosas están constituidas por cinco poleas anulares (canales o arcos fibrosos cortos) y ligamentos intermedios en forma de X (cruzados), que están unidos a las placas palmares (ligamentos palmares) de las articulaciones metacarpofalángicas y las superficies palmares de las falanges. Las placas palmares (ligamentos) son ligamentos fibrocartilaginosos similares a una cuña que refuerzan las cápsulas articulares de las articulaciones metacarpofalángicas e interfalángicas.

Técnica

Parte distal del antebrazo

El paciente debe estar en posición supina con el brazo ligeramente en abducción, el antebrazo en supinación y la extremidad descansando en la mesa de exploración. Se coloca el transductor en sentido transversal sobre la superficie anterior de los tercios medio y distal del antebrazo y se identifican los perfiles hiperecoicos y las sombras acústicas del radio y la ulna. Se ajusta la posición del transductor y se inclina/balancea el transductor hasta que pueda identificarse el aspecto de panal de abejas hiperecoico del nervio mediano. El nervio está ubicado en el plano entre el flexor superficial de los dedos y el flexor profundo de los dedos, y el flexor largo del pulgar se encuentra justo lateral al nervio. Se identifica la unión miotendinosa/tendón del flexor radial del carpo en la cara superficial del flexor superficial de los dedos. Justo lateral al tendón del flexor radial del carpo se identifica la arteria radial. El nervio radial superficial se observa inmediatamente lateral a la arteria radial. Se desliza el transductor en sentido distal a una corta distancia hasta que el músculo pronador cuadrado pueda identificarse, cruzando entre la ulna y el radio.

Se coloca el transductor en sentido transversal sobre la superficie anterior, justo más adelante de la parte media del antebrazo, y una vez más se vuelven a identificar el flexor superficial de los dedos y el flexor profundo de los dedos. Se desliza el transductor en sentido medial hasta que el músculo flexor ulnar del carpo aparece en el borde medial del compartimento anterior, medial a los músculos flexores de los dedos. Se identifica el nervio ulnar y la arteria en el plano entre el flexor ulnar del carpo y el flexor profundo de los dedos y justo en la profundidad hacia el flexor superficial de los dedos.

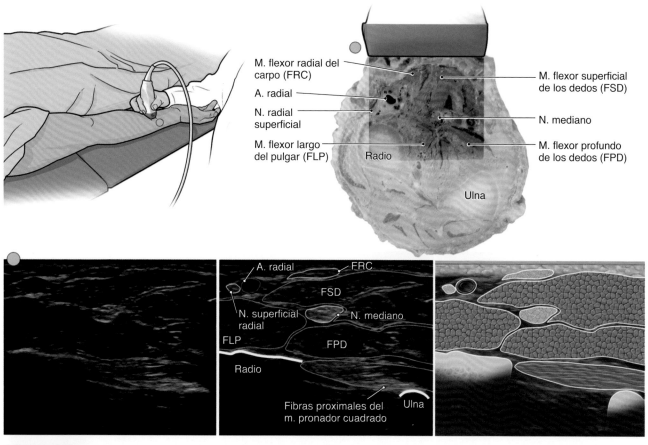

Figura 4-27 Proyección transversal del nervio mediano en la parte distal del antebrazo, en el plano entre el flexor superficial de los dedos (FSD) y el flexor profundo de los dedos (FPD). FRC, flexor radial del carpo; FLP, flexor largo del pulgar.

Muñeca: túnel del carpo y canal de Guyon

TÚNEL DEL CARPO NERVIO MEDIANO
Transversal
FIG. 4-29

El paciente debe estar en posición supina con el antebrazo en supinación y la parte posterior de la muñeca reposando en una pequeña almohada/apoyo. Se coloca la sonda en sentido transversal sobre el pliegue distal de la muñeca y se ajusta la posición hasta que puedan identificarse los perfiles hiperecoicos del tubérculo del escafoides y el hueso pisiforme en los bordes lateral y medial del túnel del carpo. Inclinando/balanceando cuidadosamente el transductor, se identifican la reflexión hiperecoica del ligamento transversal del carpo (retináculo del flexor) y los tendones flexores de los dedos. Debido a su anisotropía, el aspecto del ligamento y los tendones cambia de forma muy notoria con pequeños cambios en la inclinación de la cara del transductor. El nervio mediano suele aparecer como una estructura oval hipoecoica justo en la profundidad hacia el ligamento carpiano transversal (retináculo del flexor). El aspecto de panal de abejas del nervio por lo general puede estar acentuado por la inclinación/balanceo del transductor (de nuevo debido a su anisotropía). El tendón del flexor largo del pulgar suele ubicarse inmediatamente lateral al nervio mediano, pero en ocasiones es difícil de ver debido a su anisotropía. Se desliza el transductor en sentido proximal, manteniendo el nervio a la vista, y se sigue el nervio de regreso por fuera del túnel del carpo hacia la parte distal del antebrazo entre los músculos flexores de los dedos y sus tendones/uniones miotendinosas. Se regresa el transductor a la posición entre el tubérculo escafoides y el hueso pisiforme. Teniendo en mente los efectos de anisotropía sobre el aspecto del tendón, se identifica el tendón del flexor radial del carpo en el surco superficial a lo largo de la cara medial del tubérculo escafoides, justo afuera del túnel del carpo. Justo lateral al hueso pisiforme, se identifica la arteria ulnar pulsante con el nervio ulnar en su lado medial, a medida que cruzan sobre el retináculo del flexor a través del canal de Guyon. Se observan las fibras hiperecoicas del ligamento palmar del carpo que forman el techo sobre la arteria y el nervio en esta posición.

CANAL DE GUYON NERVIO ULNAR ARTERIA ULNAR
Transversal
FIG. 4-30

Se desliza el transductor en sentido medial, llevando la arteria y el nervio ulnares en el canal de Guyon más cerca del centro de la imagen. Inclinando/balanceando cuidadosamente el transductor, se vuelve a identificar el nervio y

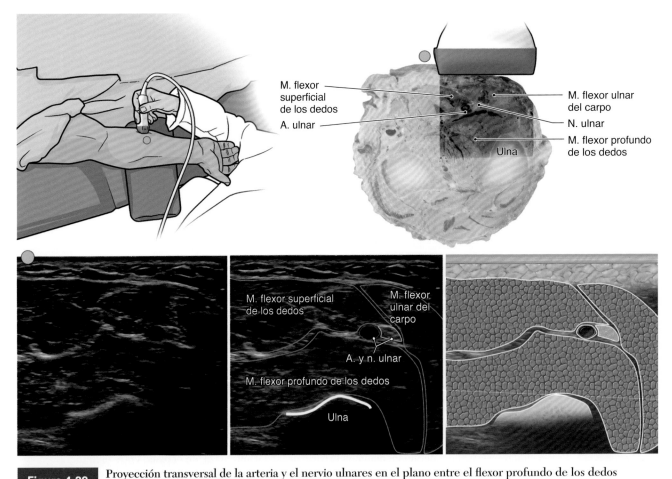

Figura 4-28 Proyección transversal de la arteria y el nervio ulnares en el plano entre el flexor profundo de los dedos y el flexor ulnar del carpo.

la arteria ulnares junto con el techo (ligamento palmar del carpo) y el piso (retináculo del flexor) del canal. El nervio a menudo puede observarse al dividirse en sus ramas superficial y profunda, justo distales al hueso pisiforme.

el lado radial de la cabeza de la ulna, se identifica el tendón del extensor del dedo meñique en el compartimento 5. Inclinando/balanceando con cuidado el transductor, se identifica el retináculo del extensor hiperecoico y sus bandas fibrosas que separan los compartimentos.

Muñeca: compartimientos del retináculo del extensor

**COMPARTIMENTOS
3 ,4 Y 5
TENDÓN DEL
EXTENSOR LARGO
DEL PULGAR
TENDÓN DEL
EXTENSOR DE LOS
DEDOS
TENDÓN DEL
EXTENSOR DEL
ÍNDICE
TENDÓN DEL
EXTENSOR DEL
DEDO MEÑIQUE**
Transversal
FIG. 4-31

El paciente debe estar en posición supina con el antebrazo en pronación y el antebrazo y la palma descansando en la mesa de exploración. Se coloca la sonda en sentido transversal sobre el dorso de la muñeca con el lado del transductor que no tiene el marcador sobre la prominencia de la cabeza de la ulna. Se identifica la cabeza de la ulna y el extremo distal expandido del radio. Se desliza de un lado a otro sobre esta posición hasta que pueda identificarse la pequeña prominencia en la superficie dorsal del radio, el tubérculo radial dorsal. Se identifica el tendón del extensor largo del pulgar en el compartimento del extensor 3 en la superficie medial del tubérculo radial dorsal (a menudo en un surco óseo superficial). Medial al compartimento 3, se identifica el gran compartimento 4 que contiene los tendones del extensor de los dedos y el extensor del índice. Justo medial al compartimento 4, sobre

**COMPARTIMENTO 6
TENDÓN DEL
EXTENSOR ULNAR
DEL CARPO**
Transversal
FIG. 4-32

Se desliza el transductor en sentido medial hacia el lado ulnar de la muñeca. Se ajusta la posición del transductor hasta que está centrado sobre la prominencia redondeada de la cabeza ulnar y la base del proceso estiloides ulnar. El tendón del extensor ulnar del carpo se ubica en el compartimento 6, en el surco entre la cabeza de la ulna y la base del proceso estiloides. Debido a la superficie ósea estrecha a un lado de la muñeca, no es posible mantener el contacto con la piel todo el recorrido a través de la cara del transductor.

**COMPARTIMENTO 2
TENDÓN DEL
EXTENSOR RADIAL
LARGO DEL CARPO
TENDÓN DEL
EXTENSOR RADIAL
CORTO DEL CARPO**
FIG. 4-33

Se desliza el transductor de vuelta en sentido lateral a través del dorso de la muñeca y de nuevo se identifica el tubérculo radial dorsal. Se continúa en sentido lateral justo más adelante del tubérculo hasta la superficie posterolateral del radio (donde de nuevo es imposible mantener el contacto con la piel a través de toda la cara del transductor). En el compartimento 2, se identifican los tendones del extensor radial corto del carpo y el extensor radial largo del carpo.

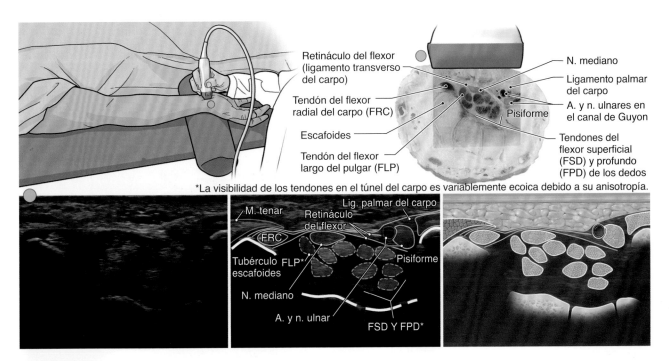

Proyección transversal del nervio mediano en el túnel del carpo junto con los tendones del flexor superficial de los dedos (FSD), flexor profundo de los dedos (FPD) y flexor largo del pulgar (FLP). El tendón del flexor radial del carpo (FRC) está justo afuera del túnel del carpo.

El tendón del extensor radial corto del carpo se ubica a un lado de la superficie lateral del tubérculo radial dorsal. Se desliza el transductor en sentido distal y se observa el tendón del extensor largo del pulgar a medida que se mueve en sentido lateral a través de los tendones del extensor radial del carpo.

COMPARTIMENTO 1
TENDÓN DEL
    EXTENSOR CORTO
    DEL PULGAR
TENDÓN DEL
    ABDUCTOR LARGO
    DEL PULGAR
FIG. 4-34

Se regresa el transductor hasta donde se observen los tendones del extensor radial del carpo en el compartimento 2, y se desliza el transductor más adelante en sentido lateral/anterior hacia la superficie lateral angosta del radio, en la base del proceso estiloides del radio. Se identifican los tendones del extensor corto del pulgar y abductor largo del pulgar en el compartimento 1. Estos tendones a menudo están separados por una densa banda fibrosa que abarca el compartimento. Se buscan la vena cefálica y las ramas del nervio radial superficial cerca del compartimento 1 en esta posición (que es justo proximal a la tabaquera anatómica).

Mano: eminencia tenar

MÚSCULOS TENARES
TENDÓN DEL FLEXOR
    LARGO DEL PULGAR
ABDUCTOR DEL
    PULGAR
PRIMER MÚSCULO
    INTERÓSEO DORSAL
    Transversal
FIG. 4-35

El paciente debe estar en posición supina con el antebrazo completamente supino, con el dorso de la mano descansando en la mesa de exploración. Se coloca el transductor sobre la mitad de la eminencia tenar, transversal al eje largo del primer hueso metacarpiano. Se ajusta la posición del transductor hasta que puedan identificarse el primero y el segundo huesos metacarpianos. La profundidad de rastreo debe ajustarse hasta que pueda verse la interfaz brillante de piel/aire en el dorso de la mano. El tendón hiperecoico del flexor largo del pulgar se observa sin problema al pasar sobre la superficie palmar del aductor del pulgar, entre el aductor del pulgar y los músculos tenares. Se identifican el músculo aductor del pulgar, el primer músculo dorsal interóseo que se encuentra junto a este y los músculos tenares. Los músculos tenares pueden ser difíciles de identificar de forma definitiva, pero

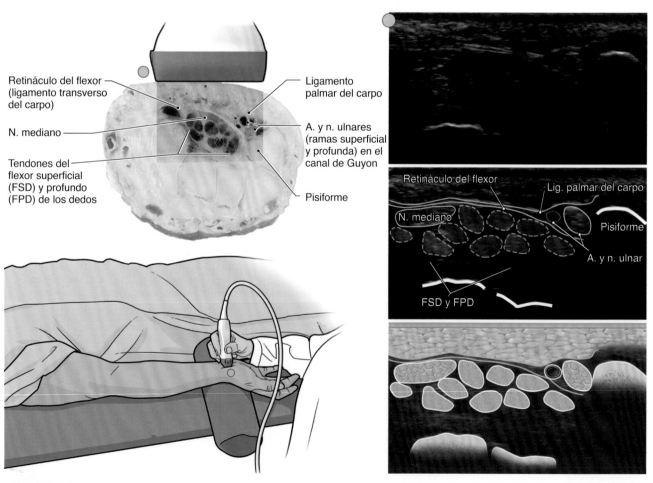

Figura 4-30 Proyección transversal de la arteria y el nervio ulnares en el canal de Guyon. FPD, flexor profundo de los dedos; FSD, flexor superficial de los dedos.

el abductor corto del pulgar tiende a ser el más superficial de los tres sobre la mayor parte de la eminencia tenar. Al deslizar el transductor en sentido proximal y distal, pueden observarse las fibras de inserción del oponente del pulgar a medida que se curvan sobre el primer metacarpiano a lo largo de su margen lateral. Al deslizar el transductor en sentido distal y ligeramente medial, el perfil oval hipoecoico del primer músculo lumbrical puede identificarse a medida que se origina en el tendón flexor profundo de los dedos del dedo índice.

Mano: tendón flexor de los dedos

ARTICULACIÓN METACARPOFALÁNGICA TENDONES FLEXORES DE LOS DEDOS
Longitudinal
FIG. 4-36

El paciente debe estar en posición supina con el antebrazo en supinación, los dedos en aducción y extensión y el dorso de la mano descansando en la mesa de exploración. Se coloca el transductor a lo largo del eje longitudinal de un dedo sobre la ubicación de la articulación metacarpofalángica. Se ajusta la posición del transductor hasta que la cabeza del metacarpiano, la articulación metacarpofalángica y la base de la falange proximal estén cerca del centro de la imagen. Se identifican los tendones flexores que cubren los huesos y la articulación, y con cuidado se ajusta la orientación del transductor hasta

que pueda apreciarse el aspecto fibrilar hiperecoico de los tendones a lo largo de la imagen. Se busca el área proximal a la cabeza metacarpiana en que convergen los tendones del flexor superficial de los dedos y el flexor profundo de los dedos cerca de su entrada a la vaina digital fibrosa. En la cabeza del metacarpiano y durante parte de la distancia en sentido proximal, los tendones están separados de la superficie del hueso metacarpiano por la placa palmar hiperecoica (ligamento metacarpiano palmar) que refuerza la cápsula de la articulación. El ligamento palmar (placa palmar) de la articulación metacarpofalángica está unido a lo largo de la base de la falange proximal y se hace más angosta en sentido proximal, uniéndose a la cápsula de la articulación metacarpofalángica. Inmediatamente superficial a los tendones, en la cabeza metacarpiana, se trata de identificar la primera polea anular (A1), al deslizar/inclinar/balancear con cuidado el transductor mientras está centrado sobre la cabeza metacarpiana. En su eje largo se observan las poleas normales como bandas anecoicas/hipoecoicas relativamente delgadas, con márgenes hiperecoicos delgados en ambos lados.

ARTICULACIÓN METACARPOFALÁNGICA TENDONES FLEXORES DE LOS DEDOS
Transversal
FIG. 4-37

Centrado sobre la cabeza metacarpiana, se gira el transductor 90 grados hacia el eje transversal. Se identifican el perfil hiperecoico de la cabeza metacarpiana, la placa palmar y los tendones flexores dentro de su vaina fibrosa. Se observa

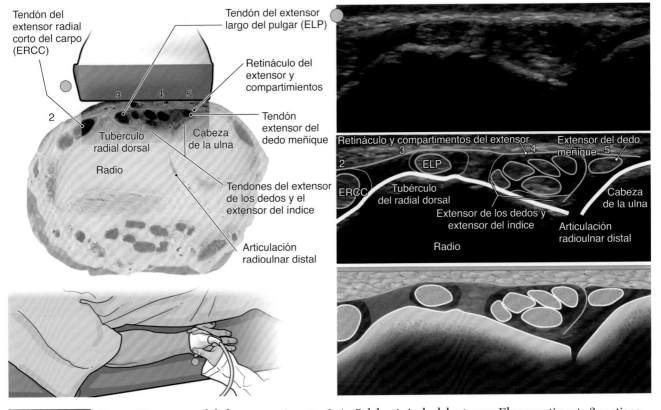

Figura 4-31 Proyección transversal de los compartimentos 3, 4 y 5 del retináculo del extensor. El compartimento 3 contiene el tendón del extensor largo del pulgar (ELP). El compartimento 4 contiene los tendones del extensor de los dedos y el extensor del índice. El compartimento 5 contiene el tendón del extensor del dedo meñique.

la primera polea anular (A1) como una delgada banda anecoica en forma de herradura que se arquea sobre los tendones flexores y se une a lo largo de los lados de la placa palmar. Se buscan las pulsaciones de las arterias palmares de los dedos y los nervios de los dedos hiperecoicos a cada lado de la vaina del tendón fibroso.

gruesa en sentido distal que en su borde proximal. Nótese que el aspecto fibrilar y la dirección de las fibras del tendón cambian en sentido distal a medida que el tendón superficial se separa en bandas que se insertan en la falange media y permiten que el tendón profundo continúe hacia la falange distal.

FALANGE PROXIMAL TENDONES FLEXORES DE LOS DEDOS
Longitudinal
FIG. 4-38

Se gira el transductor de vuelta al eje longitudinal sobre la articulación metacarpofalángica y manteniendo los tendones y la falange proximal a la vista, se desliza el transductor una distancia corta en sentido distal hasta que la parte central de la superficie palmar de la falange proximal esté cerca del centro de la imagen. Inmediatamente superficial a los tendones flexores, se busca el aspecto de "brillante-oscuro-brillante" de la segunda polea anular (A2), que es típicamente más fácil de identificar en su eje longitudinal que la primera polea anular. La segunda polea anular tiende a ser ligeramente más

FALANGE PROXIMAL TENDONES FLEXORES DE LOS DEDOS
Transversal
FIG. 4-39

Centrado sobre la segunda polea anular (A2), se gira el transductor 90 grados hacia el eje transverso del dedo. Se identifican la diáfisis de la falange proximal, los tendones flexores en su vaina fibrosa y la segunda polea anular.

La polea se aprecia como una delgada banda anecoica en forma de herradura (con ecos internos ocasionales) que se arquea sobre los tendones flexores y se une a lo largo de los márgenes de la superficie anterior de la falange proximal. Se buscan los haces neurovasculares palmares propios de los dedos en ambos lados del túnel del tendón fibroóseo.

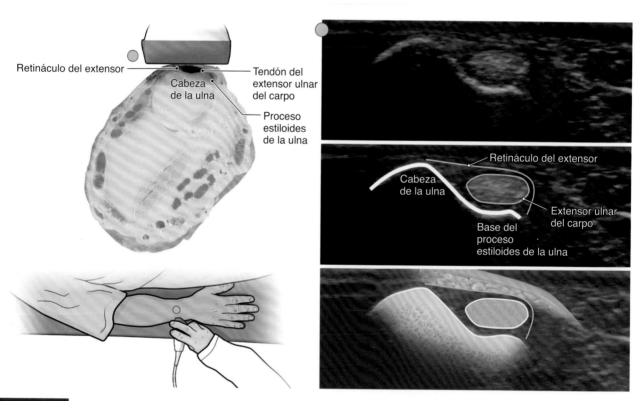

Figura 4-32 Proyección lateral del tendón del extensor ulnar del carpo en el compartimento 6 del retináculo del extensor.

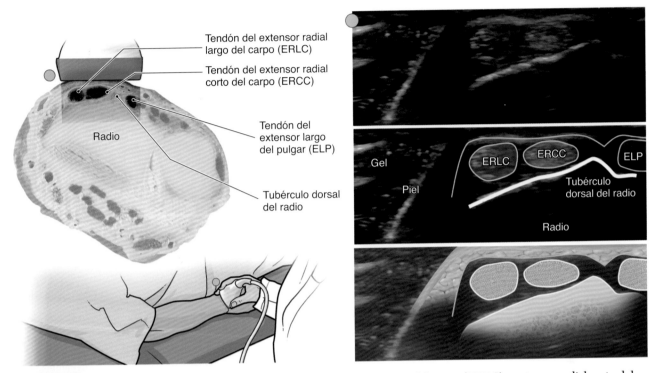

Figura 4-33 Proyección transversal de los tendones del extensor radial largo del carpo (ERLC) y extensor radial corto del carpo (ERCC) en el compartimento 2 del retináculo del extensor. ELP, extensor largo del pulgar.

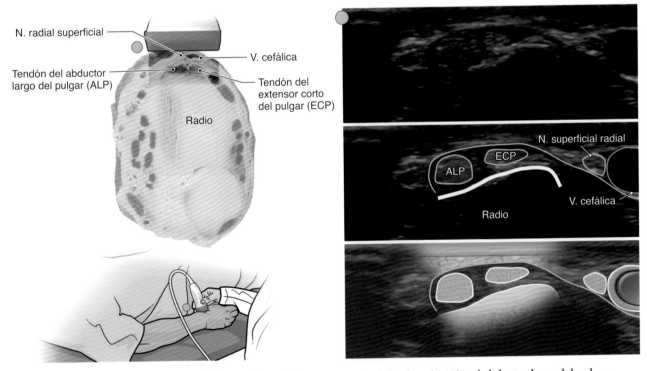

Figura 4-34 Proyección transversal de los tendones del extensor corto del pulgar (ECP) y el abductor largo del pulgar (ALP) en el compartimento 1 del retináculo del extensor.

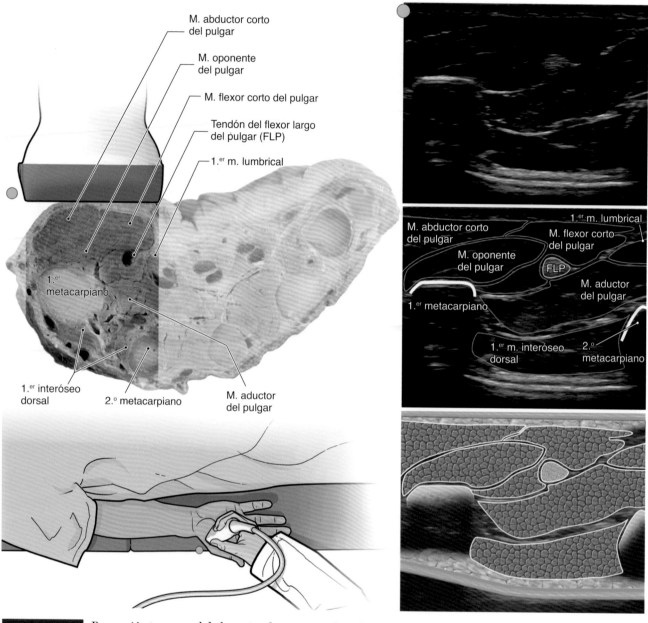

M. abductor corto
del pulgar

M. oponente
del pulgar

M. flexor corto del pulgar

Tendón del flexor largo
del pulgar (FLP)

1.er m. lumbrical

1.er
metacarpiano

1.er interóseo
dorsal

2.º metacarpiano

M. aductor
del pulgar

M. abductor corto
del pulgar

M. oponente
del pulgar

1.er m. lumbrical

M. flexor corto
del pulgar

FLP

M. aductor
del pulgar

1.er metacarpiano

1.er m. interóseo
dorsal

2.º
metacarpiano

Figura 4-35 Proyección transversal de los músculos tenares, el tendón del flexor largo del pulgar, el aductor del pulgar y el primer músculo dorsal interóseo.

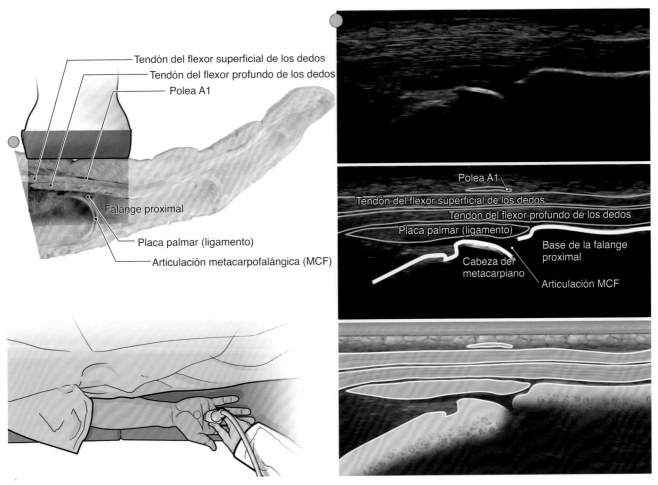

Tendón del flexor superficial de los dedos
Tendón del flexor profundo de los dedos
Polea A1
Falange proximal
Placa palmar (ligamento)
Articulación metacarpofalángica (MCF)

Polea A1
Tendón del flexor superficial de los dedos
Tendón del flexor profundo de los dedos
Placa palmar (ligamento)
Cabeza del metacarpiano
Base de la falange proximal
Articulación MCF

Figura 4-36 Proyección longitudinal de los tendones del flexor superficial de los dedos y el flexor profundo de los dedos en la articulación metacarpofalángica (MCF), junto con el ligamento palmar de la articulación y la primera polea anular (A1) de la vaina del tendón fibroso.

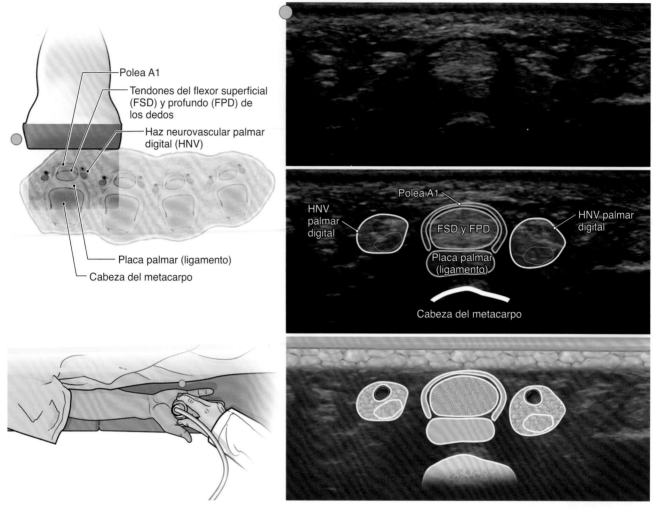

Polea A1

Tendones del flexor superficial (FSD) y profundo (FPD) de los dedos

Haz neurovascular palmar digital (HNV)

Placa palmar (ligamento)

Cabeza del metacarpo

HNV palmar digital

Polea A1

FSD y FPD

Placa palmar (ligamento)

HNV palmar digital

Cabeza del metacarpo

Figura 4-37 Proyección transversal de los tendones del flexor superficial de los dedos (FSD) y el flexor profundo de los dedos (FPD) sobre la cabeza del hueso metacarpiano, junto con el ligamento palmar de la articulación metacarpofalángica y la primera polea anular (A1) de la vaina del tendón fibroso. HNV, haz neurovascular.

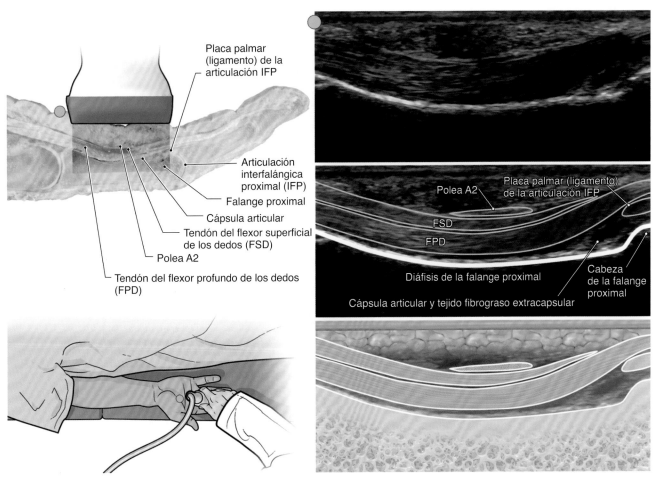

Placa palmar (ligamento) de la articulación IFP

Articulación interfalángica proximal (IFP)

Falange proximal

Cápsula articular

Tendón del flexor superficial de los dedos (FSD)

Polea A2

Tendón del flexor profundo de los dedos (FPD)

Polea A2

Placa palmar (ligamento) de la articulación IFP

FSD

FPD

Diáfisis de la falange proximal

Cápsula articular y tejido fibrograso extracapsular

Cabeza de la falange proximal

Figura 4-38 Proyección longitudinal de los tendones del flexor superficial de los dedos (FSD) y el flexor profundo de los dedos (FPD) sobre la diáfisis de la falange proximal, junto con la segunda polea anular (A2) de la vaina del tendón fibroso. IFP, interfalángica proximal.

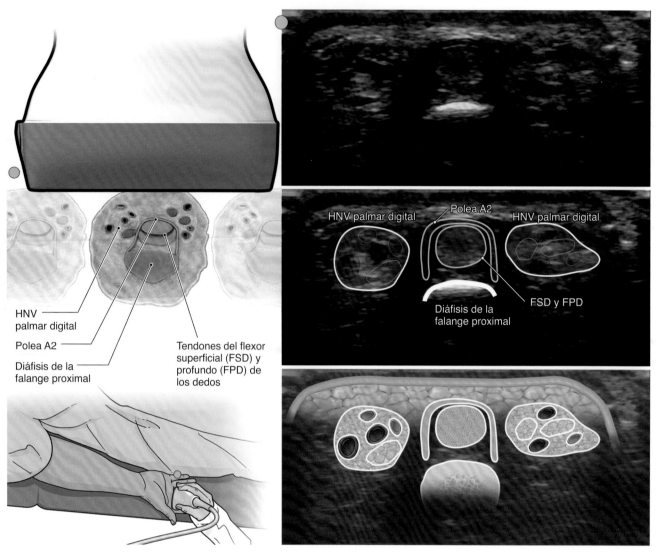

Figura 4-39 Proyección transversal de los tendones del flexor superficial de los dedos (**FSD**) y flexor profundo de los dedos (**FPD**) sobre la diáfisis de la falange proximal, junto con la segunda polea anular (**A2**) de la vaina fibrosa del tendón. HNV, haz neurovascular.

APLICACIONES CLÍNICAS

Estas técnicas pueden usarse para dirigir agujas a su posición para inyectar anestésicos locales a lo largo de los nervios mediano y ulnar, en la parte distal del antebrazo o la muñeca, a fin de aplicar anestesia regional para procedimientos quirúrgicos de la mano. La exploración ecográfica también se usa para evaluar posibles lesiones por compresión nerviosa, como la del nervio mediano en el túnel del carpo o la del nervio ulnar en el canal de Guyon.

La exploración ecográfica se utiliza cada vez más para la evaluación y el tratamiento de diversas distensiones/desgarros musculares, tendinosos y ligamentosos u otras disfunciones. Por ejemplo, el primer compartimiento extensor está involucrado en la tenosinovitis de De Quervain, que causa dolor y disfunción del abductor largo del pulgar y el extensor corto del pulgar. La nodularidad o engrosamiento de la primera polea anular a menudo se relaciona con el "dedo en gatillo" y las otras poleas anulares (en especial la segunda y la cuarta) pueden desgarrarse o romperse en lesiones de escalada en roca.

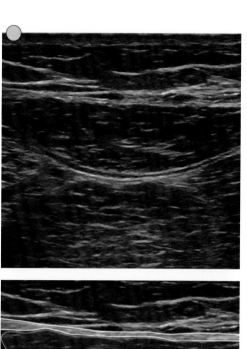

5

Extremidad inferior

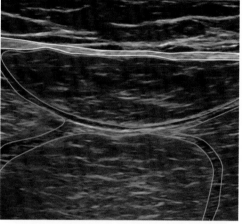

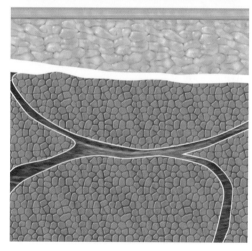

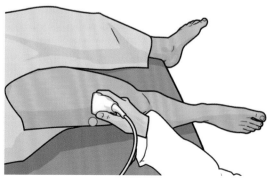

Parte proximal del muslo y región inguinal

Revisión de la anatomía

Huesos

Los huesos de la parte proximal del muslo y la ingle son aquellos de la pelvis y el fémur.

Huesos pélvicos

Los huesos pélvicos (hueso coxal) están formados por la fusión del ilion, isquion y pubis. La parte superior expandida del ilion, el ala, tiene una superficie anterior que forma parte de la pared abdominal posterior y una superficie posterior que es parte de la región glútea. La cresta iliaca es superior al ala y se extiende de la espina iliaca superior anterior (EISA) en sentido anterior a la espina iliaca superior posterior en sentido posterior. La espina iliaca inferior anterior se proyecta del borde anterior del ilion unos cuantos centímetros inferior y medial a la EISA, justo por arriba de la cara lateral de la cavidad ósea de la articulación de la cadera, el acetábulo. El acetábulo se ubica en sentido lateral sobre el hueso pélvico, donde los tres huesos se unen, justo inferior al punto medio aproximado del ligamento inguinal.

Fémur

La cabeza del fémur se articula con el acetábulo del hueso pélvico para formar la articulación de la cadera. La cabeza del fémur está unida al cuerpo del fémur por el cuello del mismo, que se proyecta en sentido inferolateral (y ligeramente anterior) de la cabeza del fémur a la parte proximal del cuerpo del mismo, a un ángulo de entre 120 y 135 grados en el plano frontal. Los trocánteres mayor y menor y las áreas intertrocantéreas son adyacentes a la unión entre el cuello y el cuerpo del fémur. El gran trocánter mayor se proyecta en sentido superior del lado de esta unión y tiene una depresión, la fosa trocantérea, a lo largo de su superficie posteromedial. El trocánter menor se proyecta en sentido posteromedial del cuerpo del fémur justo por debajo de la unión entre el cuello y el cuerpo. Los trocánteres mayor y menor están conectados en sentido posterior por un borde óseo prominente, la cresta intertrocantérea. En sentido anterior, los trocánteres están conectados por un pequeño borde óseo, la línea intertrocantérea.

Cápsula de la articulación de la cadera

La cápsula fibrosa de la articulación de la cadera se une a lo largo del margen acetabular en sentido proximal y la línea intertrocantérea y el cuello femoral adyacente a la fosa intertrocantérea. Una membrana sinovial se une a lo largo de los márgenes de las superficies articulares del acetábulo y la cabeza femoral y desciende a lo largo del cuello del fémur antes de reflejarse para recubrir el interior de la membrana fibrosa. La membrana fibrosa está reforzada por tres engrosamientos: los ligamentos iliofemoral, pubofemoral e isquiofemoral. El ligamento iliofemoral está unido al margen del acetábulo en sentido proximal y la línea intertrocantérea en sentido distal, reforzando la cápsula de la articulación en sentido anterior. Aunque la articulación de la cadera es inherentemente más estable que la articulación glenohumeral, el borde óseo del acetábulo está adicionalmente elevado por un rodete acetabular fibrocartilaginoso.

Músculos

Los músculos del muslo se dividen en tres compartimentos por la fascia lata y sus tabiques intermusculares. Además, el iliaco y el psoas mayor entran al muslo desde la pared abdominal posterior y se insertan a través de un tendón común (iliopsoas) en el trocánter menor del fémur. Los músculos del compartimento anterior incluyen el sartorio y el cuádriceps femoral. Los músculos del compartimento medial son el pectíneo, el aductor corto, el aductor largo, el aductor mayor, el grácil y el obturador externo. Los músculos del compartimento posterior son los isquiotibiales: el bíceps femoral, el semitendinoso y el semimembranoso.

Con respecto a la anatomía muscular, esta sección se enfoca en una pequeña subserie de músculos en la parte más proximal del muslo relacionada con la EISA, el triángulo femoral y la articulación de la cadera, más una revisión general breve de los músculos del compartimento medial en la parte proximal del muslo. Los compartimentos anterior y posterior se analizan con mayor detalle en las siguientes secciones.

Iliaco y psoas mayor

El iliaco se origina en la superficie abdominal anterior (fosa iliaca) del hueso pélvico. El músculo psoas mayor se origina a partir de los procesos transversos y los cuerpos adyacentes de las vértebras lumbares. Los dos músculos entran al muslo en un sitio inferior al ligamento inguinal y forman la mitad lateral del piso del triángulo femoral, pasando sobre la articulación de la cadera y la cara medial del cuello del fémur, para insertarse a través de un tendón común (tendón del iliopsoas) hacia el trocánter menor del fémur.

Sartorio

El sartorio se origina a partir de la cara medial de la EISA, cruza el muslo de lateral a medial y se inserta junto con el grácil y el semitendinoso en la cara medial de la parte proximal de la tibia.

Tensor de la fascia lata

El músculo tensor de la fascia lata se origina a lo largo de la línea que comienza en la cara lateral de la EISA, se extiende unos cuantos centímetros en sentido posterior a lo largo de la cresta iliaca hasta el tubérculo de la cresta y se inserta a través del tracto iliotibial, una banda engrosada de la fascia lata, hacia la parte proximal de la tibia.

Glúteo medio y menor

Los músculos glúteos medio y menor se originan en la superficie glútea del área iliaca, casi tan lejos en sentido anterior como la EISA y por lo tanto pueden observarse de forma parcial en las imágenes ecográficas de los músculos proximales del muslo cercanos a la EISA.

Recto femoral

El músculo recto femoral se origina sobre todo en la espina iliaca inferior anterior (unos cuantos centímetros inferomedial a la EISA) y se inserta junto con los músculos vastos mediante el tendón femoral del cuádriceps. Cerca de su origen, el músculo femoral recto se ubica justo en la profundidad hacia el sartorio y el tensor de la fascia lata, ya que estos músculos divergen en sentido medial y lateral (respectivamente) de la EISA.

Músculos del compartimento medial

El músculo pectíneo se origina en la línea pectínea de la rama superior del pubis, justo por arriba del ligamento inguinal, entra al muslo en la profundidad hacia el ligamento inguinal, formando la mitad medial del piso del triángulo femoral, y se inserta en el cuerpo del fémur, inmediatamente por debajo del trocánter menor. Los músculos aductor largo, aductor corto y aductor mayor se originan

en el hueso pélvico medial al pectíneo (parte del origen del aductor mayor está posterior al pectíneo). El aductor largo es el más superficial de estos tres músculos del compartimento medial. El aductor corto se encuentra justo en la profundidad hacia el aductor largo y el aductor mayor, y a su vez está en la profundidad hacia el aductor corto (y sus fibras más laterales están en la profundidad hacia el pectíneo). El aductor largo se origina a partir de la parte superior del cuerpo del hueso púbico y se inserta en el tercio medio del cuerpo del fémur (línea áspera) en sentido posterior. El aductor corto se origina en la parte inferior del cuerpo púbico y la rama isquiopúbica adyacente y se inserta en el tercio proximal de la diáfisis femoral (línea áspera) en sentido posterior. El aductor mayor se origina en la rama isquiopúbica y la tuberosidad isquiática adyacente y se inserta en dos partes: una parte isquiotibial y una parte aductora. La parte isquiotibial se inserta en el tubérculo aductor del cóndilo femoral medial y la parte del aductor lo hace en el cuerpo del fémur, inmediatamente lateral a las líneas de inserción de los aductores corto y largo.

Nervios y vasos

Los nervios periféricos que inervan la extremidad inferior se originan en los plexos lumbar (L1-L4) y lumbosacro (L4-S4). La principal irrigación sanguínea de la extremidad inferior la proporciona la arteria femoral, la continuación de la arteria iliaca externa distal, más allá del plano del ligamento inguinal. Los nervios y vasos pasan entre la pelvis o la pared abdominal posterior y la extremidad inferior a través de varias aberturas, sobre todo el espacio sublingual en sentido anterior y el agujero ciático mayor en sentido posterior.

Nervio femoral

El nervio femoral, una rama del plexo lumbar, deja la pared abdominal posterior en un surco entre el iliaco y el psoas mayor, por debajo del ligamento inguinal, para entrar al triángulo femoral. El nervio femoral inerva el iliaco, el pectíneo (por lo general), el sartorio y el cuádriceps femoral y la inervación cutánea a regiones de la parte anterior del muslo, parte medial de la pierna y cara medial del pie.

Vasos femorales

La arteria femoral, la continuación de la arteria iliaca externa en su paso por debajo del ligamento inguinal, se ubica justo medial al nervio femoral en el triángulo femoral. La vena femoral se localiza justo medial a la arteria. Por lo general, en la parte proximal del triángulo femoral, la arteria femoral da origen a la arteria femoral profunda y después continúa al vértice del triángulo, donde entra al canal del aductor (subsartorio) acompañada por la vena femoral y dos ramas del nervio femoral, el nervio al vasto medial y el nervio safeno.

Nervio cutáneo femoral lateral

El nervio cutáneo femoral lateral, una rama del plexo lumbar, pasa de la pared abdominal posterior a la extremidad inferior, por debajo del ligamento inguinal y medial a la EISA, a lo largo del área superficial del músculo sartorio en su origen. El nervio inicialmente ocupa un espacio dentro de la fascia lata entre los músculos sartorio y tensor de la fascia lata y después perfora la fascia lata unos cuantos centímetros por debajo de la EISA para inervar un área cutánea a lo largo de la cara lateral del muslo.

Triángulo femoral

El espacio subinguinal es el área entre el ligamento inguinal (que se extiende entre la EISA y el tubérculo púbico) y el hueso pélvico, que se abre de la pared abdominal posterior hacia una depresión triangular en la parte proximal del muslo, el triángulo femoral. El ligamento inguinal forma la base del triángulo y el margen medial del músculo sartorio y el margen lateral del músculo aductor largo forman sus bordes lateral y medial, respectivamente. El piso del triángulo está constituido por los músculos iliaco y psoas (que se unen para formar el iliopsoas) en sentido lateral y por el músculo pectíneo en sentido medial. Los principales contenidos del triángulo son, de lateral a medial, el nervio femoral, la arteria femoral y sus ramas, la vena femoral y sus tributarias, y los ganglios linfáticos inguinales profundos y canales linfáticos (dentro del canal femoral).

Técnica

Espina iliaca superior anterior

**ESPINA ILIACA
SUPERIOR
ANTERIOR**
Transversal
FIG. 5-1

El paciente debe estar en posición supina y cubierto de forma apropiada para permitir la palpación de los puntos de referencia y para manipular el transductor al tiempo que se mantienen la privacidad y la comodidad de la persona.

Se ubica la EISA y la cresta iliaca adyacente mediante palpación. Se coloca la cara del transductor en sentido transversal sobre la EISA de modo que el transductor esté centrado sobre la EISA con la parte medial de la cara del transductor en la piel de la pared abdominal anterior y la parte lateral del transductor en la piel, sobre la extensión más anterior de la región glútea. Se identifica el arco hiperecoico liso de la EISA y su sombra acústica densa. En el lado medial de la EISA se ubican las tres capas musculares de la pared abdominal anterior: oblicuo abdominal externo, oblicuo abdominal interno y transverso abdominal. Se ubica el peritoneo en la superficie profunda del transverso abdominal. Se observan los movimientos respiratorios y la peristalsis de los contenidos abdominales en la profundidad hacia el peritoneo. En el lado lateral de la EISA se identifican los músculos glúteos (medio y menor) que se proyectan en sentido anterior de la superficie posterior o glútea del ala iliaca. Los orígenes del sartorio y el tensor de la fascia lata son difíciles de identificar en la EISA, pero ambos músculos pueden ser fácilmente localizados escaneándolos a corta distancia (1-2 cm), inferior a la EISA. La búsqueda hacia abajo y arriba a lo largo del sartorio (medial e inferiormente de la EISA) por varios centímetros. El perfil del músculo aparece justo por debajo de la EISA y

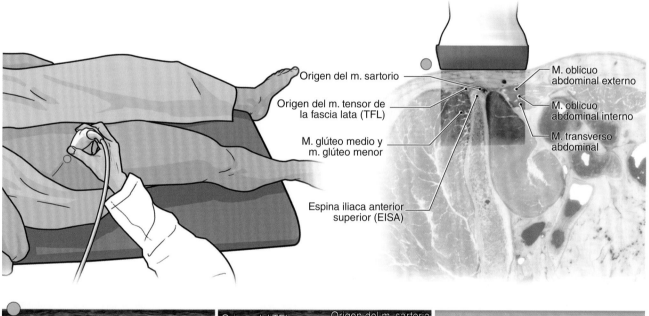

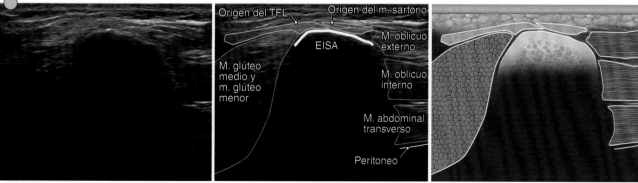

Figura 5-1   Proyección transversal de la espina iliaca anterior superior (EISA) y músculos relacionados, incluyendo glúteo medio y menor, y músculos de la pared abdominal y los orígenes del sartorio y el tensor de la fascia lata (TFL).

el músculo se agranda con rapidez a su forma familiar de "correa" (perfil oval aplanado). Se coloca el transductor sobre la EISA y se rastrea hacia arriba y abajo sobre el tensor de la fascia lata (en sentido lateral/posterior e inferior de la EISA) por varios centímetros. Al igual que el sartorio, el tensor de la fascia lata aumenta de tamaño con rapidez y su perfil de tejido muscular oval se vuelve obvio a una breve distancia por debajo de la EISA.

Sartorio, tensor de la fascia lata y recto femoral

SARTORIO
TENSOR DE LA FASCIA LATA
RECTO FEMORAL
Transversal
FIG. 5-2

Iniciando con la misma posición del paciente y este cubierto, se coloca el transductor sobre la EISA y se desliza lentamente en sentido inferior, hasta que tanto el tensor de la fascia lata como el sartorio puedan identificarse dentro de la imagen. Manteniendo tanto el tensor de la fascia lata como el sartorio en la imagen, se sigue rastreando con lentitud en sentido inferior, hasta que el músculo recto femoral comience a aparecer inmediatamente en la profundidad hacia estos dos músculos. Después de identificar el recto femoral, se desliza la cara del transductor de regreso hacia arriba hasta el punto en que el músculo recto femoral desaparece y se intenta identificar el perfil hiperecoico y la sombra acústica de la espina iliaca anterior inferior. Se regresa el transductor en sentido distal al punto en que el tensor de la fascia lata, el sartorio y el recto femoral pueden identificarse con claridad dentro de la misma imagen. En la cara medial de la imagen, en la profundidad hacia el sartorio y en la profundidad hacia la cara medial del recto femoral, se identifica el músculo iliopsoas. En esta posición, justo en la profundidad hacia el iliopsoas, pueden observarse la reflexión hiperecoica de la cabeza femoral y la parte proximal del cuello femoral (vistas en sentido oblicuo), cubiertas por la cápsula fibrosa de la articulación de la cadera y el ligamento iliofemoral. La extensión más anterior del glúteo medio puede identificarse en la profundidad hacia el tensor de la fascia lata.

Nervio cutáneo femoral lateral

NERVIO CUTÁNEO FEMORAL LATERAL
Transversal
FIG. 5-3

Comenzando con el transductor en la última posición de la sección anterior, se rastrea lentamente una corta distancia en sentido inferior hasta que, a medida que el tensor de la fascia lata se mueve en sentido posterior/lateral y el sartorio se mueve en sentido medial, el recto femoral llega a ocupar una posición más superficial entre estos dos músculos. Se observa que el nervio cutáneo femoral lateral ha perforado la superficie profunda de la fascia lata para ocultar un pequeño compartimento graso dentro de la fascia lata entre el tensor de la fascia lata y el sartorio y justo superficial al recto femoral. Se trata de seguir el nervio hasta que se introduce en la parte superficial de la fascia lata, en una posición cutánea.

Articulación de la cadera, iliopsoas y ligamento iliofemoral

ARTICULACIÓN DE LA CADERA
Longitudinal
FIG. 5-4

El paciente debe estar en posición supina y apropiadamente cubierto, con la extremidad que se examina en rotación externa. Usando un transductor abdominal de matriz curva, se coloca la cara del transductor justo debajo del centro del pliegue inguinal, orientado en sentido oblicuo (apenas perpendicular al pliegue inguinal) de superomedial a inferolateral. Se ajusta la posición del transductor y se inclina hasta que puede identificarse el perfil hiperecoico de la cabeza y el cuello femorales. Se ajusta la posición del transductor y se inclina hasta que puede observarse el perfil hiperecoico del borde acetabular junto con la cabeza y el cuello femorales. Se identifica el rodete acetabular proyectándose una corta distancia sobre la cabeza femoral desde el borde del acetábulo. Justo superficial al borde del acetábulo, el rodete, la cabeza femoral y el cuello femoral, se identifica la cápsula de la articulación y el ligamento iliofemoral, que suele aparecer hipoecoico con bandas hiperecoicas lineales múltiples. La cápsula y el ligamento comienzan en el margen acetabular en sentido superior y pasan sobre el rodete, la cabeza femoral y el cuello femoral. La cápsula debe tener un grosor uniforme (4 a 6 mm) y estar paralela al perfil de la cabeza y el cuello del fémur. Superficial a la cápsula articular se identifica el músculo iliopsoas con su parte tendinosa profunda hiperecoica característica en contacto con la cápsula (hay una bursa iliopsoas intermedia, que no puede verse a menos que esté inflamada) a medida que pasa sobre la articulación de la cadera y el cuello femoral, para insertarse en el trocánter menor (justo fuera de vista en sentido posteromedial, en la fig. 5-4). El músculo sartorio es el músculo más superficial en esta proyección y en la parte distal de la imagen a menudo puede identificarse una porción del recto femoral, entre el sartorio y el iliopsoas.

Triángulo femoral

TRIÁNGULO FEMORAL
VASOS Y NERVIO FEMORAL
Transversal
FIG. 5-5

El paciente debe estar en posición supina y apropiadamente cubierto, con la extremidad que se va a examinar en rotación externa. Se coloca el transductor (lineal de alta frecuencia) por debajo del pliegue inguinal justo medial al centro del ligamento inguinal, orientado en sentido oblicuo, cerca de medio tramo entre un plano paralelo al pliegue inguinal y un plano horizontal verdadero. Se ajusta la posición del transductor hasta que la arteria femoral pulsante sea visible cerca del centro de la imagen. Se identifica el iliopsoas en el piso del triángulo en sentido lateral y el pectíneo en el piso del triángulo en sentido medial. Medial a la arteria femoral, se identifica la vena femoral y se observan los efectos de variar la presión de la cara del transductor en la vena. En la cara lateral de la arteria se identifica el nervio femoral, ajustando la posición del transductor, su presión e inclinación para optimizar la ecotextura de "panal

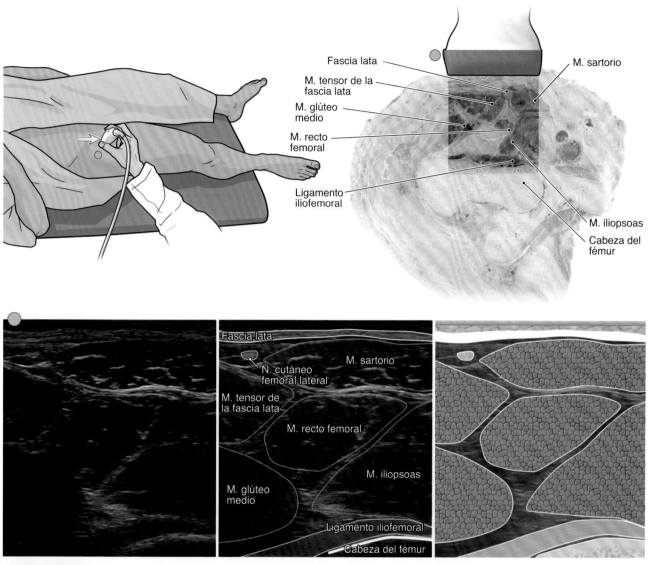

Proyección transversal del sartorio, tensor de la fascia lata, recto femoral e iliopsoas, una corta distancia por debajo de la espina iliaca inferior anterior, cruzando anteriores a la cabeza femoral.

de abejas" del nervio, que suele tener un perfil triangular en esta proyección. Se rastrea en sentido inferior una corta distancia a lo largo de la arteria femoral para observar su rama femoral profunda. Usando tan poca presión como sea posible sobre el transductor, se desliza el transductor en sentido superior a lo largo de la vena femoral y se intenta identificar el punto en que la vena safena mayor entra en la vena femoral a través de un defecto en la fascia lata, la abertura safena. Se observa el movimiento de las válvulas venosas en la vena femoral y sus tributarias.

Músculos pectíneo y aductor en la parte proximal del muslo

MÚSCULOS PECTÍNEO Y ADUCTOR
Transversal
FIG. 5-6

Iniciando en la posición del transductor mencionada con anterioridad y la orientación para observar los contenidos del triángulo femoral, se desliza el transductor en sentido medial manteniendo a la vista el músculo pectíneo. Se sigue rastreando en sentido medial hasta que el borde medial del pectíneo esté apenas a la vista en la parte lateral de la imagen y puedan verse los tres músculos aductores mediales al pectíneo. El más superficial de los tres es el aductor largo. Inmediatamente en la profundidad hacia el aductor largo se ubica el aductor corto. En la profundi-dad hacia el aductor corto está el aductor mayor. Nótese que la parte más lateral del aductor mayor también está en la profundidad hacia el pectíneo. Se rastrea en sentido inferior y superior a lo largo del músculo aductor corto y se intentan identificar las ramas del nervio obturador en las superficies profunda y superficial del músculo.

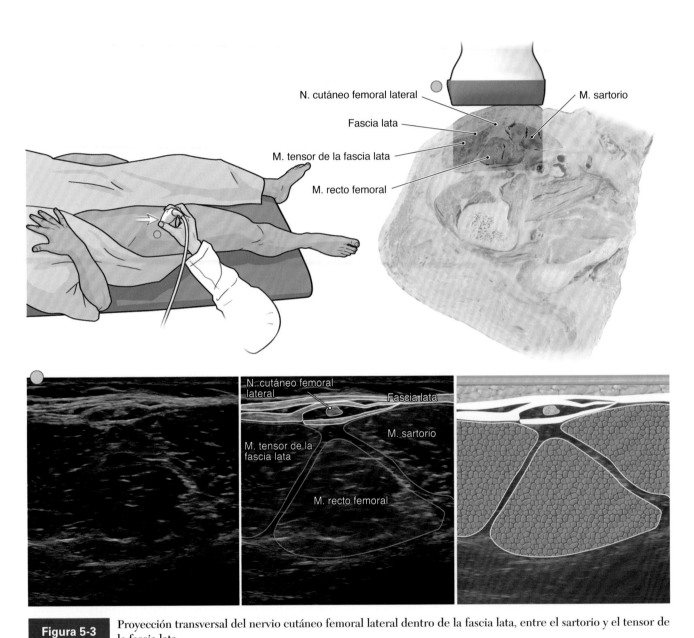

Figura 5-3 Proyección transversal del nervio cutáneo femoral lateral dentro de la fascia lata, entre el sartorio y el tensor de la fascia lata.

APLICACIONES CLÍNICAS

La exploración ecográfica suele usarse para la evaluación de la cadera dolorosa como consecuencia de lesiones musculoesqueléticas o trastornos degenerativos, como tendinosis/tendinitis del iliopsoas, desgarros parciales o totales del tendón, bursitis del iliopsoas, desgarros o quistes del rodete acetabular, y derrames que resultan de alteraciones inflamatorias que afectan la articulación de la cadera. La ecografía también se aplica para guiar agujas que aspiran la articulación de la cadera o para la inyección de fármacos antiinflamatorios y anestésicos locales.

Estas técnicas pueden usarse para dirigir agujas para el acceso y colocación de un catéter en la vena o arteria femoral. La exploración ecográfica, incluyendo la ecografía Doppler, suele usarse para la detección de trombos venosos profundos en las venas de la extremidad inferior, incluyendo la vena femoral y sus tributarias. La exploración ecográfica también se usa para medir perfiles de velocidad de flujo en la arteria femoral ante la sospecha de arteriopatía periférica.

Los bloqueos nerviosos femorales guiados con ecografía se usan en cirugías que afectan la parte anterior del muslo y para el control del dolor posoperatorio en la parte anterior del muslo y en cirugía de la rodilla. El bloqueo nervioso femoral combinado con bloqueo del nervio ciático puede usarse en diversas cirugías de la extremidad inferior. Los bloqueos del nervio cutáneo femoral lateral se usan en la evaluación y el manejo de síndromes de dolor en la parte lateral del muslo que resultan de la compresión o atrapamiento del nervio (meralgia parestésica).

Las patologías incidentales, como las hernias femorales o inguinales, también pueden detectarse durante las exploraciones ecográficas de la parte proximal del muslo.

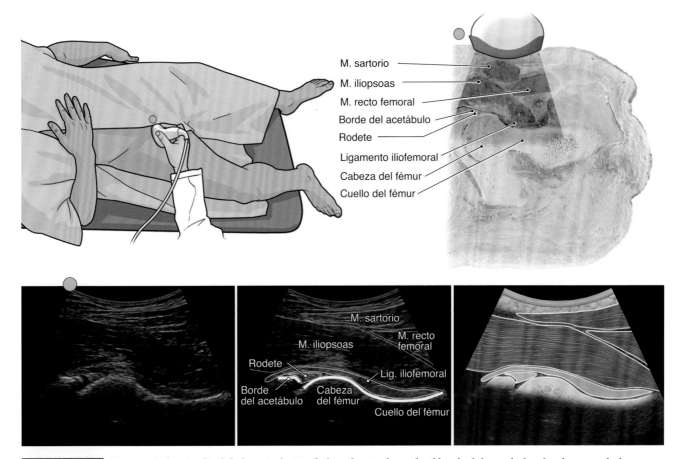

Figura 5-4   Proyección longitudinal de la articulación de la cadera incluyendo el borde del acetábulo, el rodete acetabular, la cabeza y el cuello femorales, el ligamento iliofemoral y el músculo/tendón del iliopsoas.

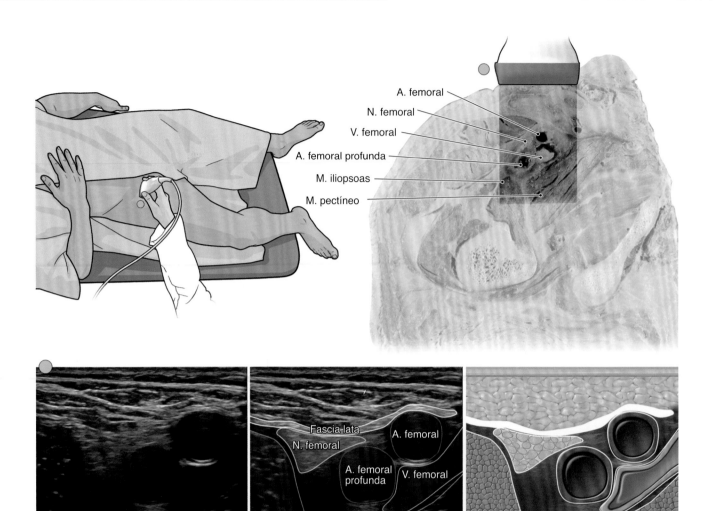

A. femoral
N. femoral
V. femoral
A. femoral profunda
M. iliopsoas
M. pectíneo

Fascia lata
N. femoral
A. femoral
A. femoral profunda
V. femoral
M. iliopsoas
M. pectíneo

Figura 5-5 Proyección transversal del nervio femoral, arteria femoral y vena femoral en el triángulo femoral.

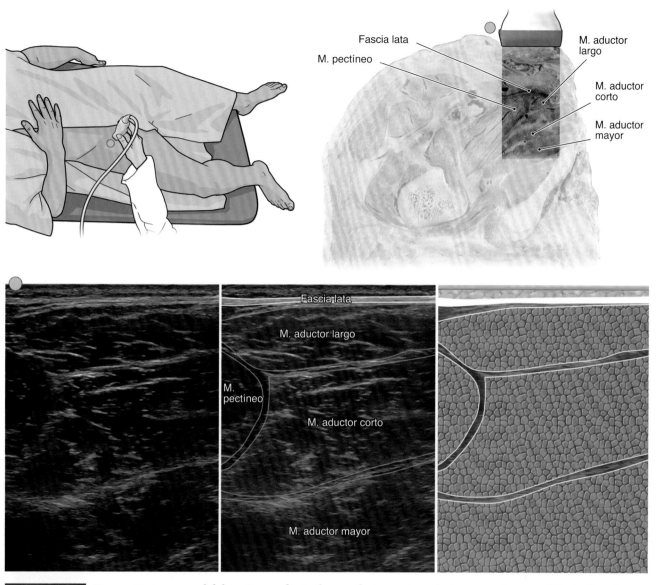

Figura 5-6 Proyección transversal del pectíneo, aductor largo, aductor corto y aductor mayor justo medial al triángulo femoral.

Región del glúteo

Revisión de la anatomía

Huesos

Los huesos de la región glútea son los huesos pélvicos, el sacro, el cóccix y el trocánter mayor, la cresta intertrocantérea y la tuberosidad glútea de la parte proximal del fémur.

Agujeros ciáticos mayor y menor

Dos ligamentos, el sacroespinoso y el sacrotuberoso, estabilizan el sacro en relación con el hueso pélvico y forman parte de los bordes de las dos aberturas, el agujero ciático mayor y el menor. El agujero ciático mayor es superior al ligamento sacroespinoso y la espina isquiática, y el agujero ciático menor es inferior al ligamento sacroespinoso y la espina isquiática. Los márgenes óseos de los dos agujeros están formados por las escotaduras ciática mayor y ciática menor del margen posterior del hueso pélvico. La región glútea se comunica con la pelvis a través del agujero ciático mayor y con el perineo a través del agujero ciático menor.

Músculos y fascia

Fascia lata y tracto iliotibial

La fascia lata es la fascia profunda de la región glútea y el muslo. Cubre solo la parte superficial del glúteo medio pero se divide en dos capas para cubrir tanto las superficies profundas como las superficiales del glúteo mayor y el tensor de la fascia lata. Tiene una banda lateral engrosada, el tracto iliotibial, que comienza en sentido proximal como extensiones fibrosas de las áreas superficial y profunda del glúteo mayor y de las áreas superficial y profunda del tensor de la fascia lata, que se unen en la parte anterior de la región glútea. El tracto iliotibial continúa en sentido distal a lo largo de la cara lateral del muslo y después cruza la articulación de la rodilla para unirse a la superficie anterolateral de la tibia.

Glúteos mayor, medio y menor

La superficie posterior (glútea) del ala del ilion sirve como sitio de origen para los glúteos mayor, medio y menor.

El glúteo mayor es un gran músculo con forma romboide que se origina en la superficie posterior del ilion posterior a la línea glútea posterior, la superficie posterior del sacro y la superficie posterior del ligamento sacrotuberoso, y se inserta en el borde posterior del tracto iliotibial y la tuberosidad glútea de la parte proximal del fémur. El glúteo mayor es el músculo más grande y superficial de la región glútea. El glúteo medio se origina en la superficie glútea del ilion, entre las líneas glúteas posterior y anterior, y se inserta en la superficie lateral del trocánter mayor del fémur. En la profundidad hacia el glúteo medio, el glúteo menor se origina en la superficie del ilion entre las líneas glúteas anterior e inferior y se inserta en la superficie anterior del trocánter mayor.

Tensor de la fascia lata

El tensor de la fascia lata se origina a partir de la cresta iliaca, a lo largo de una línea entre la EISA y el tubérculo de la cresta, y usa el tracto iliotibial para adherirse a la tibia. En esta posición, el tensor de la fascia lata es superficial al glúteo medio y al menor.

Grupo profundo de músculos

Varios rotadores laterales del fémur, que abarcan el grupo profundo de los músculos de la región glútea, se originan en el hueso pélvico y pasan a través de la región glútea para insertarse en la parte proximal del fémur. Los piriformes se originan en la superficie pélvica del sacro, entran a la región glútea a través del agujero ciático mayor y se insertan en la superficie medial del vértice del trocánter mayor del fémur. El obturador interno se origina a partir de la superficie profunda del margen del agujero obturador y la membrana obturadora, gira aproximadamente 90 grados sobre la escotadura ciática menor y su tendón pasa en sentido lateral a través del piso de la región glútea, entre el gemelo superior y los músculos inferiores, para insertarse en la fosa trocantérea del trocánter mayor. El gemelo superior y el gemelo inferior se originan en las superficies posteriores de la espina y la tuberosidad isquiáticas, respectivamente, y se insertan en el tendón intermedio del obturador interno y la fosa trocantérea. El cuadrado femoral, el más inferior de los rotadores laterales de la cadera, se origina en la superficie lateral del isquion, adyacente a la tuberosidad isquiática, y se inserta en la cresta intertrocantérea del fémur.

Origen del isquiotibial

Los músculos isquiotibiales del compartimento posterior del muslo se originan a partir de un gran tendón común unido a lo largo de la superficie posterior/posterolateral de la tuberosidad isquiática.

Nervios y arterias

Nervio ciático

El nervio ciático, una importante fuente de inervación de la extremidad inferior, es la rama más grande del plexo lumbosacro, con fibras nerviosas de L4 a S3. El nervio deja la pelvis a través del agujero ciático mayor, inferior al piriforme, y desciende a través de la región glútea inmediatamente en la profundidad hacia el glúteo máximo y corre a lo largo del gemelo superior, el tendón del obturador interno, el gemelo inferior y, finalmente, el cuadrado femoral. A la extensión inferior de la región glútea, el nervio se ubica entre el glúteo mayor y el cuadrado femoral, donde se halla en un surco superficial entre la cresta intertrocantérea en sentido lateral y la tuberosidad isquiática en sentido medial, adyacente al tendón isquiotibial común de origen. En el borde inferior del cuadrado femoral, el nervio ciático entra en el muslo, donde sigue descendiendo en la profundidad hacia los músculos isquiotibiales del compartimento posterior del muslo. En la parte distal del muslo, el nervio ciático se divide en sus ramas terminales, los nervios tibial y fibular común.

Otras ramas del plexo lumbosacro

Otras ramas del plexo lumbosacro que entran en la región glútea a través del agujero ciático mayor incluyen el nervio glúteo superior (glúteo medio, glúteo menor y tensor de la fascia lata), nervio glúteo inferior (glúteo mayor), nervio pudendo (perineo), nervio cutáneo femoral posterior (inervación cutánea en la parte posterior del muslo), el nervio obturador interno (obturador interno y gemelo superior) y el nervio cuadrado femoral (gemelo inferior y cuadrado femoral).

Arterias glúteas superior e inferior

Las arterias glúteas superior e inferior, ramas de la arteria iliaca interna en la pelvis, entran a la región glútea a través del agujero ciático mayor, respectivamente, por arriba y por abajo del músculo piriforme. Estas arterias irrigan los músculos y otras estructuras de la región glútea y articulación de la cadera, y proporcionan ramas anastomóticas para la circulación colateral con la arteria femoral.

La arteria glútea superior, acompañada por el nervio glúteo superior, avanza en sentido anterior entre el glúteo medio y el glúteo menor.

Técnica

Región glútea anterior

TENSOR DE LA FASCIA LATA
GLÚTEOS MEDIO Y MENOR
Longitudinal
FIG. 5-7

Para la exploración de la región glútea anterior en el lado derecho, el paciente debe estar en posición de decúbito lateral izquierdo y cubierto adecuadamente para permitir la palpación de puntos de referencia y el posicionamiento del transductor. Se orienta el transductor en el eje largo del muslo a la mitad entre la EISA y el tubérculo de la cresta iliaca, unos cuantos centímetros inferiores a la cresta. La cara del transductor debe dirigirse ligeramente en sentido posterior (a diferencia de una verdadera orientación coronal). Se identifican los músculos tensores de la fascia lata y las capas de fascia lata en sus regiones superficial y profunda. En la profundidad hacia el tensor de la fascia lata se identifica el músculo glúteo medio. En la profundidad hacia el glúteo medio y con una orientación de la fibra y densidad del tejido conectivo ligeramente diferentes, se identifica el músculo glúteo menor.

GLÚTEO MEDIO
GLÚTEO MENOR
SUPERFICIE GLÚTEA DEL ILION
Longitudinal
FIG. 5-8

A partir de la posición mencionada con anterioridad, se desliza el transductor en sentido posterior, manteniendo la misma orientación, más allá del borde lateral/posterior del tensor de la fascia lata. Se ajusta la posición del transductor ligeramente en sentido superior hasta que, de superficial a profundo, pueden verse e identificarse con claridad la fascia lata, el músculo glúteo medio, el músculo glúteo menor y la superficie posterior (glútea del ala iliaca).

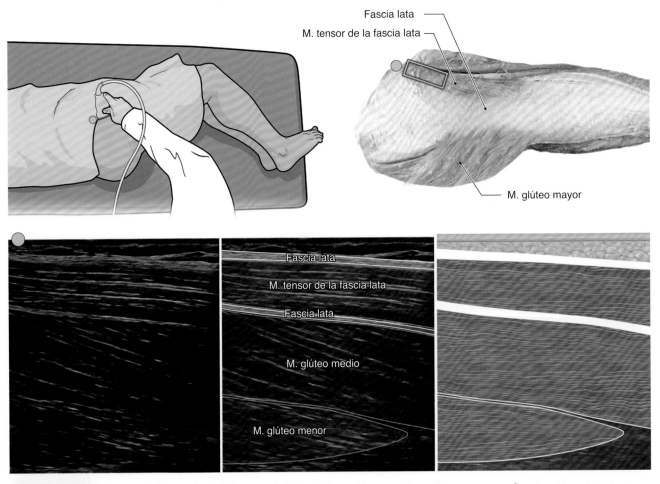

Fascia lata
M. tensor de la fascia lata
M. glúteo mayor

Fascia lata
M. tensor de la fascia lata
Fascia lata
M. glúteo medio
M. glúteo menor

Figura 5-7 Proyección longitudinal del tensor de la fascia lata, glúteo medio y glúteo menor en la extensión más anterior de la región glútea.

Trocánter mayor: tendones de los glúteos medio y menor

**TRACTO ILIOTIBIAL
TENDONES DE LOS
GLÚTEOS MEDIO
Y MENOR**
Transversal
FIG. 5-9

El paciente debe estar en posición de decúbito lateral y cubierto adecuadamente para permitir la palpación de los puntos de referencia y el posicionamiento del transductor. Se ubica el trocánter mayor mediante palpación y se coloca el transductor en sentido transversal cerca de su cara superior. Se identifican la reflexión hiperecoica y la sombra acústica del trocánter mayor y se ajusta la posición del transductor según se requiera para obtener una imagen que incluya las siguientes características óseas: una superficie lateral relativamente plana paralela a la piel (superficie lateral), que termina en sentido anterior con una caída marcada hacia una superficie dirigida en sentido anterior/anterolateral (superficie anterior) y que se curva en sentido posterior en una superficie dirigida en sentido posterolateral. Esta área del trocánter mayor a menudo se conoce en clínica como el vértice trocantéreo. El glúteo medio se inserta en la superficie lateral y puede verse su tendón en la proyección transversal junto con la superficie lateral del trocánter. El glúteo menor se inserta en la superficie anterior y su tendón puede verse en esta posición, aunque suele ser hipoecoico debido a **anisotropía.** El glúteo mayor cruza a lo largo de la superficie posterior del trocánter mayor (no una verdadera superficie de unión tendinosa), separada de la superficie ósea por la bursa trocantérea (solo visible

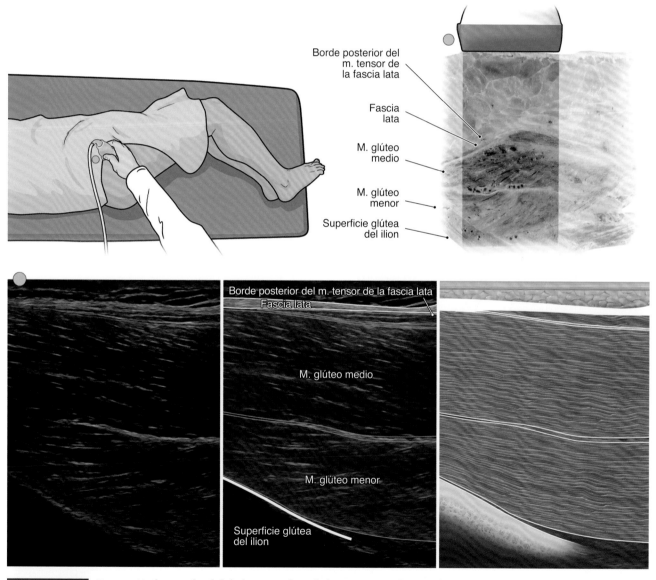

Figura 5-8 Proyección longitudinal del glúteo medio, el glúteo menor y la superficie posterior (glútea) del ala del ilion, justo posterior al borde lateral/posterior del tensor de la fascia lata.

cuando se inflama) y se inserta en el borde posterior del tracto iliotibial de la fascia lata.

TENDÓN DEL GLÚTEO MEDIO
Longitudinal
FIG. 5-10

Iniciando a partir de la proyección transversal del trocánter mayor antes usada, se centra la cara lateral en la imagen y se gira con cuidado el transductor 90 grados (el marcador del transductor se dirige hacia arriba), en una orientación longitudinal sobre la superficie lateral. Se ajusta la posición del transductor según sea necesario (por lo general una corta distancia en sentido superior) hasta que pueda identificarse la inserción del tendón del glúteo medio. Balancear al transductor y apoyar su cara de forma alternada de un lado a otro son medidas útiles para visualizar la arquitectura fibrilar del tendón, que puede estar oscurecida debido a su anisotropía. Se identifica el tracto iliotibial en los estratos superiores del tendón. Las fibras del músculo

glúteo mayor también pueden verse insertadas en el tracto iliotibial desde la parte superior de la imagen.

Nervio ciático en la región glútea

NERVIO CIÁTICO GLÚTEO MAYOR CUADRADO FEMORAL
Transversal
FIG. 5-11

El paciente debe estar en pronación y cubierto de forma adecuada para permitir la palpación de los puntos de referencia y la manipulación del transductor. Mediante palpación se identifica el borde posterior del trocánter mayor/cresta intertrocantérea en sentido lateral y la tuberosidad isquiática en sentido medial. Se coloca un transductor abdominal de matriz curva, orientado en sentido transversal, entre estos dos puntos de referencia (con el marcador del transductor dirigido en sentido lateral) y se ajusta la posición del transductor hasta

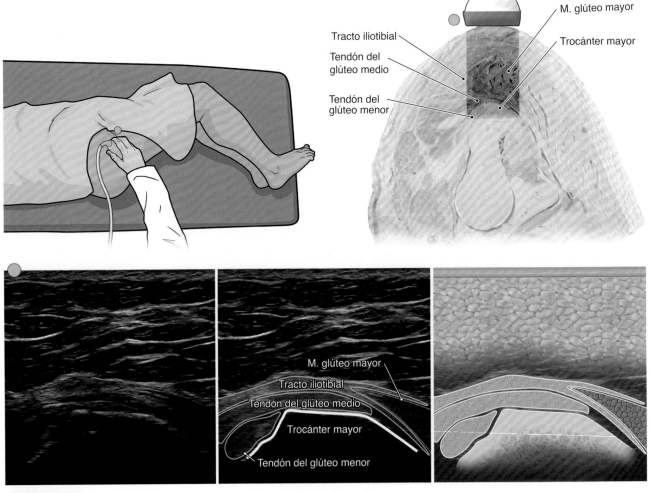

M. glúteo mayor
Trocánter mayor
Tracto iliotibial
Tendón del glúteo medio
Tendón del glúteo menor

M. glúteo mayor
Tracto iliotibial
Tendón del glúteo medio
Trocánter mayor
Tendón del glúteo menor

Figura 5-9 Proyección transversal de los tendones del glúteo menor y medio en las superficies anterior y lateral del trocánter mayor. Las fibras musculares del glúteo mayor se observan unidas al borde posterior del tracto iliotibial.

que pueda identificarse el perfil hiperecoico de la cresta intertrocantérea a lo largo del borde lateral de la imagen y se pueda observar en la parte medial de la imagen la tuberosidad isquiática hiperecoica con el tendón isquiotibial común hipoecoico/anecóico (debido a su anisotropía) en los estratos superiores. Se identifica el músculo cuadrado femoral que se extiende entre la superficie lateral del isquion adyacente a la tuberosidad y la cresta intertrocantérea. Adyacente a la tuberosidad isquiática, el tendón isquiotibial común, entre el cuadrado femoral y el músculo glúteo mayor, se identifica el perfil ovoide o triangular del nervio ciático, con su típico aspecto hiperecoico de panal de abejas (balanceando e inclinando la cara del transductor, según se requiera, para minimizar su anisotropía).

APLICACIONES CLÍNICAS

La exploración ecográfica se usa cada vez más para la evaluación del dolor en la parte lateral de la cadera que resulta de lesiones musculoesqueléticas o trastornos por uso excesivo, como la tendinosis/tendinitis del glúteo medio o el glúteo menor, desgarros de tendón parciales/completos, o bursopatía/bursitis trocantérea relacionada. La ecografía también se utiliza para guiar agujas para inyecciones peritendinosas o intrabursales de anestésicos locales o esteroides antiinflamatorios. El síndrome de cadera con "chasquido" lateral resulta del tracto iliotibial o el borde anterior del glúteo máximo, deslizándose de adelante hacia atrás a través del trocánter mayor, y este movimiento repentino puede detectarse en imágenes en tiempo real a medida que el examinador flexiona y coloca la cadera en rotación externa.

Los bloqueos del nervio ciático guiados con ecografía se aplican en cirugías que afectan la rodilla, parte posterior de la pierna, tendón de Aquiles (calcáneo), tobillo y pie, y para el control posoperatorio del dolor en la parte posterior de la rodilla. El bloqueo del nervio ciático, combinado con el bloqueo del nervio femoral, se utiliza en diversas cirugías de las extremidades inferiores.

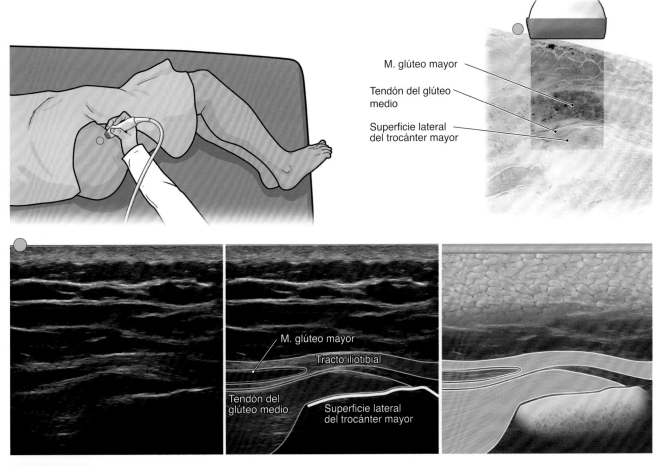

M. glúteo mayor

Tendón del glúteo medio

Superficie lateral del trocánter mayor

M. glúteo mayor

Tracto iliotibial

Tendón del glúteo medio

Superficie lateral del trocánter mayor

Figura 5-10 Proyección longitudinal del tendón del glúteo medio que se inserta en la superficie lateral del trocánter mayor del fémur.

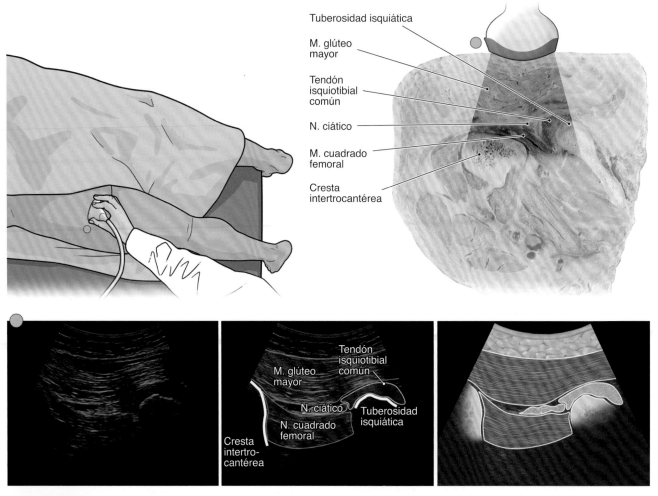

Tuberosidad isquiática

M. glúteo mayor

Tendón isquiotibial común

N. ciático

M. cuadrado femoral

Cresta intertrocantérea

Tendón isquiotibial común

M. glúteo mayor

N. ciático

Tuberosidad isquiática

N. cuadrado femoral

Cresta intertro- cantérea

Figura 5-11 Proyección transversal del nervio ciático en la región glútea, entre el glúteo mayor y el cuadrado femoral y adyacente al tendón isquiotibial común de origen en la tuberosidad isquiática.

Muslo

Huesos

El fémur es el hueso del muslo. A partir de la unión del cuello femoral con la región trocantérea, el cuerpo del fémur desciende en sentido oblicuo de los extremos lateral a medial y termina en los cóndilos medial y lateral, que se articulan con las superficies articulares correspondientes en los cóndilos medial y lateral de la meseta tibial. La mitad proximal del cuerpo del fémur tiene un perfil triangular, con bordes lisos entre la superficie anterior y sus superficies posteromedial y posterolateral, y un borde áspero, la línea áspera, en su borde posterior. La mitad distal del cuerpo se ensancha a medida que se aproxima a los cóndilos y la línea áspera se divide en las líneas supracondilares medial y lateral, formando una superficie posterior adicional a medida que el fémur se aproxima a la fosa poplítea.

Músculos y fascia

Compartimentos

Los músculos del muslo están divididos en tres compartimentos por la fascia lata y sus tabiques intermusculares. Los músculos del compartimento anterior incluyen el cuádriceps femoral y el sartorio. Los músculos del compartimento posterior son los isquiotibiales: bíceps femoral, semitendinoso y semimembranoso. Los músculos del compartimento medial se revisaron brevemente en una sección anterior.

Compartimento anterior

El músculo cuádriceps femoral consiste en el recto femoral, vasto lateral, vasto intermedio y vasto medial.

- El músculo *recto femoral* es el más superficial del grupo de los cuádriceps y el único músculo cuádriceps femoral que cruza tanto la articulación de la cadera como la de la rodilla. Se origina a partir de un tendón recto de la espina iliaca anterior inferior y un segundo tendón reflejado del ilion justo superior al acetábulo, y se inserta junto con los músculos vastos a través del tendón del cuádriceps femoral hacia la patela.
- El *vasto lateral* se origina en la superficie inferior distal del trocánter mayor del fémur, la parte superolateral de la línea intertrocantérea, y en una línea a lo largo del borde lateral de la línea áspera.

- El *vasto intermedio* se origina en un área amplia a lo largo de la superficie posterolateral, superficie anterior y borde medial del cuerpo del fémur, separando el vasto lateral de la mayor parte de la superficie del fémur.
- El *vasto medial* se origina a lo largo de una línea que inicia en la cara inferomedial de la línea intertrocantérea, continúa por el borde medial de la línea áspera y la superficie posteromedial adyacente del cuerpo del fémur y termina en la parte distal del fémur, una corta distancia por la línea supracondilar media. Los músculos vastos, junto con el recto femoral, se insertan en la patela a través del tendón del cuádriceps femoral.

El sartorio se origina a partir de la cara medial de la EISA y cruza el muslo de lateral a medial. En la primera parte de su trayecto, el sartorio forma el borde lateral del triángulo femoral. Más allá del vértice del triángulo, el sartorio forma el techo de la pared anterior del canal aductor a lo largo del tercio medio del muslo. El sartorio se inserta en la superficie medial de la parte proximal de la tibia junto con el grácil y el semitendinoso. Los músculos del compartimento anterior están inervados por el nervio femoral.

La fascia lata es la fascia profunda de la región glútea y el muslo. La fascia lata tiene una banda engrosada en sentido lateral, el tracto iliotibial, que comienza en sentido proximal en la parte anterior de la región glútea y continúa en sentido distal a lo largo del músculo vasto lateral, cruza la articulación de la rodilla y se une a la superficie anterolateral del cóndilo tibial lateral.

Compartimento posterior

Los tres músculos isquiotibiales del compartimento posterior son el bíceps femoral, el semitendinoso y el semimembranoso.

- La cabeza larga del *bíceps femoral* se origina a partir de un tendón común con el semitendinoso unido a la mitad medial de la tuberosidad isquiática y se inserta a través del tendón común con la cabeza corta en la cabeza de la fíbula. La cabeza corta se origina a lo largo de una línea que comienza alrededor de la mitad del fémur, en el borde lateral de la línea áspera, y termina en la parte proximal de la línea supracondilar. El bíceps femoral es el más lateral de los músculos del compartimento posterior y tiene un trayecto oblicuo medial a lateral a través del muslo.

- El *semitendinoso* se origina a partir de un tendón unido al bíceps femoral, incorporado a su vez a la mitad medial de la tuberosidad isquiática. El vientre del músculo, que se encuentra justo medial al bíceps femoral en la mitad superior del muslo, se hace más angosto cerca de la mitad del muslo hasta un tendón delgado que se inserta en la superficie anteromedial de la parte proximal de la tibia, junto con el sartorio y el grácil.

- El *semimembranoso* se origina en la mitad lateral de la tuberosidad isquiática a través del tendón que se expande en una aponeurosis amplia aplanada con un margen libre lateral ovoide prominente que se encuentra en la profundidad hacia el vientre del músculo semitendinoso. Surgen fibras musculares de la superficie de la aponeurosis y aumentan de tamaño para formar el vientre del semimembranoso, que se encuentra medial y profundo en relación con el músculo semitendinoso y el tendón a través del compartimento posterior del muslo. Justo arriba de la articulación de la rodilla, el músculo se hace más delgado hasta un tendón grueso, que pasa por arriba de la cápsula articular de la rodilla en el cóndilo femoral medial y se inserta en un surco horizontal en la cara posteromedial del cóndilo medio de la tibia.

Los músculos del compartimento posterior están inervados por el nervio ciático.

Nervios y vasos

Arteria femoral y canal aductor

La arteria femoral es la principal irrigación de la extremidad inferior y su trayecto y relaciones a través del triángulo femoral y el canal aductor en el muslo son anatómicamente importantes. La arteria femoral es la continuación de la arteria iliaca externa en su recorrido bajo el ligamento inguinal, donde se encuentra justo medial al nervio femoral en el triángulo femoral. La vena femoral se encuentra justo medial a la arteria. Por lo general, en la parte proximal del triángulo, la arteria femoral da origen a la arteria femoral profunda y después continúa al vértice del triángulo, donde entra al canal aductor.

El canal aductor comienza en el vértice del triángulo femoral y termina en la parte distal del muslo, en el hiato aductor, la brecha entre la parte del isquiotibial del aductor mayor y la parte aductora del músculo, que se abre hacia la fosa poplítea. El canal tiene un perfil apenas triangular con una pared lateral formada por el vasto medial, una pared posteromedial formada por el aductor largo y una pared anterior formada por el sartorio.

La arteria femoral desciende en el canal acompañada por la vena femoral y dos ramas del nervio femoral, el nervio al vasto medial y el nervio safeno. Los vasos femorales dejan el canal a través del hiato del aductor, convirtiéndose en los vasos poplíteos. El nervio safeno continúa a través del muslo a lo largo de la superficie profunda del sartorio, emerge entre el sartorio y el tendón del grácil, justo por arriba de la articulación de la rodilla, y después perfora la fascia profunda para proporcionar inervación cutánea a la superficie medial de la pierna de la articulación de la rodilla a la cara medial del pie.

La rama profunda de la arteria femoral desciende en el muslo a través del pectíneo, después pasa posterior (profundo) al aductor largo donde se encuentra primero entre el aductor largo y el aductor corto y después, más allá del borde distal del aductor corto, se encuentra entre el aductor largo y el aductor mayor. En el triángulo femoral, la arteria femoral profunda tiene ramas circunflejas femorales medial y lateral y más allá del triángulo presenta tres ramas perforantes, que proporcionan irrigación lateral a las estructuras del compartimento posterior.

Nervio ciático

El nervio ciático continúa hacia el muslo desde la región glútea a medida que pasa más allá del margen inferior del cuadrado femoral y termina ubicándose inmediatamente anterior (profundo) hacia el bíceps femoral. El nervio se encuentra a lo largo de la superficie anteromedial de la cabeza larga del bíceps femoral, a través de la mayor parte del muslo, y suele dividirse justo proximal a la fosa poplítea hacia sus ramas terminales, el nervio tibial y el nervio fibular común. En el compartimento posterior, el nervio ciático inerva la cabeza grande del bíceps, el semitendinoso y el semimembranoso a través de su división tibial, en tanto que la cabeza corta del bíceps femoral recibe su inervación motora de la división fibular común del nervio. El nervio tibial continúa a través de la parte central de la fosa poplítea y hacia el compartimento posterior de la pierna. El nervio fibular común diverge en sentido lateral a lo largo del borde medial del músculo y el tendón del bíceps femoral, después cruza en forma subcutánea a lo largo del cuello fibular hacia el compartimento lateral de la pierna.

Técnica

Canal aductor

VENA Y ARTERIA
FEMORALES
NERVIO SAFENO
Transversal
FIG. 5-12

El paciente debe estar en posición supina con el muslo en rotación lateral, cubierto de manera adecuada para la exploración ecográfica, desde justo por debajo de la EISA a lo largo del tercio proximal del muslo en sentido anteromedial. Se coloca el transductor en sentido distal a lo largo del trayecto oblicuo (lateral a medial) del sartorio por una distancia corta y se observa cómo el músculo cruza de forma superficial sobre los vasos femorales más allá del vértice del triángulo femoral. Se continúa deslizando el transductor en sentido distal por otros 2 a 4 cm hasta que pueden verse los vasos femorales ocupando la hendidura del triángulo

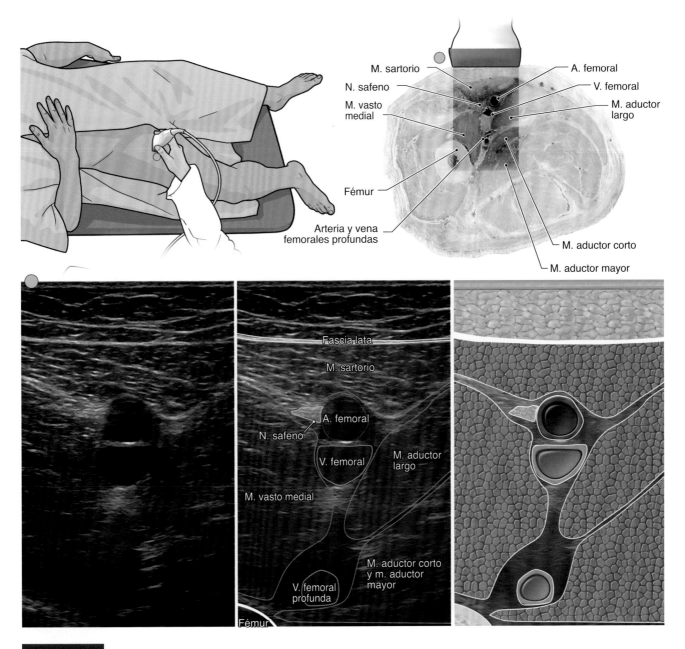

Figura 5-12 Proyección transversal de la arteria femoral, vena femoral y nervio safeno en el canal aductor.

entre el sartorio en sentido anterior, vasto medial en sentido lateral y aductor largo en sentido posteromedial. Pueden observarse las pulsaciones de la arteria femoral más superficial y los efectos de cambiar la presión del transductor sobre la vena femoral, que se encuentra justo en la profundidad hacia la arteria. Se inclina y balancea la cara del transductor (para minimizar la anisotropía) para identificar el nervio safeno, que suele encontrarse inmediatamente lateral a la arteria junto con la superficie profunda del sartorio en la parte superior del canal. Los vasos femorales profundos pueden ser visibles en la parte más profunda de la imagen, donde se separan del canal por el músculo aductor largo.

Cuádriceps femoral

**RECTO FEMORAL
MÚSCULOS VASTOS**
Transversal
FIG. 5-13

El paciente debe estar en posición supina con rotación lateral mínima del muslo. Una ligera flexión en la rodilla, apoyada por un pequeño soporte detrás de la misma, puede ser útil para relajar los músculos cuádriceps para la exploración ecográfica. Se coloca el transductor en una orientación transversal sobre la superficie anterior de la parte media del muslo y se ajusta la posición del transductor según sea necesario para centrar en la imagen el músculo recto femoral, el más superficial del grupo de los cuádriceps. Inmediatamente en la profundidad hacia la parte central del recto femoral se identifica el vasto intermedio y se nota su relación con las superficies anterior y posterolateral del fémur. Medial al vasto intermedio, se identifica el vasto medial y se aprecia su posición de la profundidad hacia la cara medial del recto femoral hasta el borde medial y la superficie posteromedial del fémur. Entre la cara lateral del recto femoral y la superficie anterior del vasto intermedio se identifica el vasto lateral. La mayor parte del vasto lateral está más allá del campo de visión, separado del fémur por la amplia unión del vasto intermedio a la superficie anterior, borde lateral y superficie posterolateral del fémur. Se desliza el transductor en sentido distal a lo largo del músculo recto femoral y se nota que el recto femoral se vuelve tendinoso en un sitio más proximal que los músculos vastos.

Tracto iliotibial

**TRACTO ILIOTIBIAL
TENSOR DE LA FASCIA
LATA
VASTO LATERAL**
Longitudinal
FIG. 5-14

El paciente debe estar en posición supina y cubierto de forma apropiada, con el muslo en rotación externa mínima y la rodilla ligeramente flexionada (resulta de ayuda un pequeño soporte detrás de la rodilla). Se inicia colocando el transductor en una orientación transversal por debajo de la cara lateral de la EISA. Se identifica el vientre muscular del tensor de la fascia lata y se centra el músculo en la imagen. Se desliza el transductor en sentido distal una corta distancia, al tiempo que se mantiene el músculo centrado en la imagen y se observa que el trayecto del tensor de la fascia lata es ligeramente de anterior a posterior. Se gira con cuidado el transductor

hasta una orientación longitudinal paralela al vientre muscular. Se sigue deslizando el transductor en sentido distal a lo largo del trayecto del músculo hasta que el extremo ahusado distal del músculo pueda verse con claridad en el punto en que se inserta en el tracto iliotibial. En este punto se observa que el tracto iliotibial recibe fibras de las capas de la fascia lata tanto en el área superficial como en la profunda del músculo tensor de la fascia lata. En la profundidad hacia la fascia lata, cubriendo la superficie profunda del tensor de la fascia lata y después más distal, en la profundidad hacia el tracto iliotibial, se identifica el vasto lateral. En la profundidad hacia el vasto lateral se identifica el vasto intermedio, que está en contacto con la superficie del cuerpo del fémur.

**TRACTO ILIOTIBIAL
VASTO LATERAL
INTERMEDIO**
Transversal
FIG. 5-15

El paciente debe estar en posición de decúbito lateral con la rodilla un poco flexionada. Debe colocarse un pequeño apoyo entre las rodillas del paciente. Se coloca el transductor en una orientación transversal sobre la superficie lateral del compartimento anterior, aproximadamente en la unión de los tercios medio y distal del muslo. Puede observarse el aspecto multilaminar (hiperecoico, hipoecoico, hiperecoico) del tracto iliotibial que cubre la superficie lateral del vasto lateral. El vasto intermedio puede identificarse con claridad cubriendo la superficie posterolateral del fémur. Se desliza la sonda una corta distancia en sentido posterior y se intenta identificar el aspecto levemente redondeado (en forma de lágrima) del borde posterior del tracto iliotibial, en el punto en que se une con la fascia lata en sentido posterior.

Compartimento posterior: músculos isquiotibiales y nervio ciático

**MÚSCULOS
ISQUIOTIBIALES
NERVIO CIÁTICO**
Transversal
Campo de visión
extendido (CVE)
FIGS. 5-16 a 5-19

El paciente debe estar en pronación y cubierto de forma adecuada para permitir la palpación de los puntos de referencia y el posicionamiento del transductor. Puede ser útil un pequeño soporte colocado bajo la parte distal de la pierna/tobillo para relajar los músculos del compartimento posterior. Se ubica la tuberosidad isquiática con palpación. Se coloca el transductor en sentido transversal sobre la tuberosidad y se identifica el tendón isquiotibial hipoecoico de origen sobre el perfil hiperecoico del hueso (como se muestra en la región glútea). Se desliza el transductor en sentido distal una corta distancia, hasta que las fibras musculares de la cabeza larga del bíceps femoral y el semitendinoso comienzan a aparecer, unidas por una banda tendinosa curveada. En este punto, la cabeza larga del bíceps femoral debe estar justo debajo de la cobertura del borde inferior del músculo glúteo mayor. Se identifica el nervio ciático en la superficie profunda (anterior) del músculo bíceps. Se desliza el transductor en sentido medial y se identifica el músculo semitendinoso cubierto por la fascia lata en la parte posterior. En la superficie profunda del

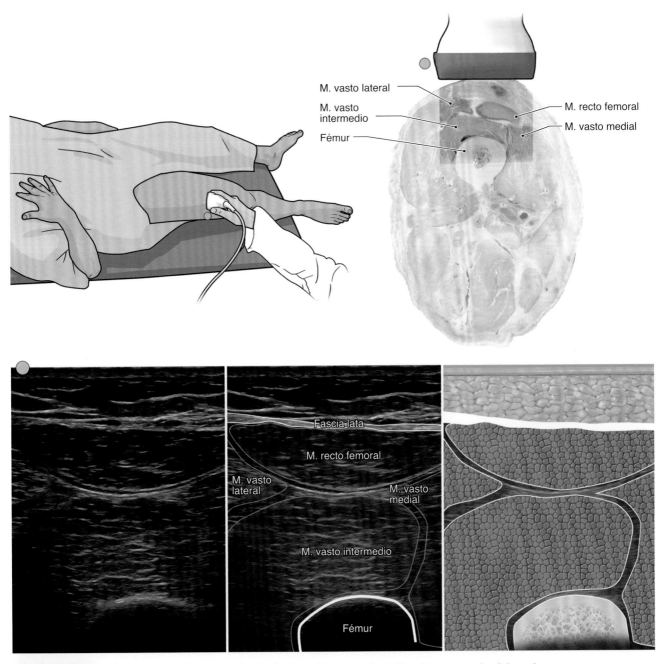

M. vasto lateral

M. vasto intermedio

Fémur

M. recto femoral

M. vasto medial

Fascia lata

M. recto femoral

M. vasto lateral

M. vasto medial

M. vasto intermedio

Fémur

Figura 5-13   Recto femoral, vasto intermedio, vasto medial y vasto lateral en la parte media del muslo.

semitendinoso se identifica el tendón aponeurótico hiperecoico del semimembranoso. Puede observarse la prominente expansión en forma de lágrima en su borde lateral, ahusándose a un tendón amplio y plano, que continúa medial a la superficie profunda del semitendinoso, donde las fibras musculares del semimembranoso comienzan a formarse en la superficie posterior del tendón. El músculo aductor mayor puede apreciarse en la profundidad hacia el nervio ciático y los músculos isquiotibiales en esta posición. Para esta secuencia se muestra una imagen ecográfica con un campo de visión extendido (CVE) para demostrar todas estas relaciones en una sola imagen, seguida por tres imágenes ecográficas estándar

distintas (sin CVE), moviéndose de lateral a medial, para demostrar las mismas estructuras y sus relaciones.

BÍCEPS FEMORAL NERVIO CIÁTICO
Transversal
FIG. 5-20

Se desliza el transductor en sentido lateral para centrar la cabeza larga del bíceps femoral en la imagen. A continuación, se desliza el transductor en sentido distal a lo largo del trayecto oblicuo (medial a lateral) del músculo. Cerca de la mitad del muslo, las fibras musculares de la cabeza corta del bíceps comienzan a aparecer en la superficie profunda (anterolateral) de la cabeza larga. Se continúa siguiendo el bíceps femoral en sentido distal y se observa cómo el vientre muscular de la cabeza corta aumenta de tamaño y el vientre de la cabeza larga comienza a ahusarse a medida que se aproxima al tendón de inserción común del bíceps, una corta distancia por arriba de la fosa poplítea. Puede observarse el nervio ciático hiperecoico a lo largo de la superficie profunda (anteromedial) de la cabeza larga del bíceps.

MÚSCULO SEMIMEMBRANOSO
TENDÓN DEL SEMITENDINOSO
Transversal
FIG. 5-21

Se regresa el transductor a la proyección transversal de los músculos isquiotibiales cerca de su origen. Se desliza el transductor en sentido medial al centro de los músculos semitendinoso y

semimembranoso en la imagen. A continuación, se desliza el transductor en sentido distal a lo largo de los dos músculos. Se observa que a medida que las fibras musculares emergen de la superficie posterior del tendón aponeurótico del semimembranoso, el músculo aumenta con rapidez de tamaño y llega a ocupar una posición en la profundidad hacia el semitendinoso. Continuando en sentido distal, el músculo semitendinoso comienza a ahusarse a un tendón relativamente delgado cerca de la mitad del muslo. Se sigue rastreando en sentido distal a lo largo del tendón semitendinoso y el vientre del músculo semimembranoso hasta cerca de la unión de los tercios medio y distal del muslo, una corta distancia por arriba de la fosa poplítea. Se identifica la fascia lata, el tendón semitendinoso y el vientre del músculo semimembranoso.

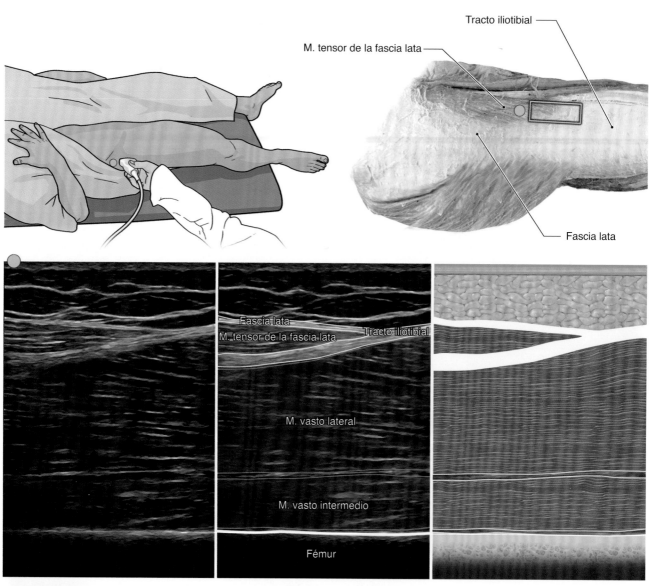

Tracto iliotibial

M. tensor de la fascia lata

Fascia lata

Fascia lata
M. tensor de la fascia lata
Tracto iliotibial

M. vasto lateral

M. vasto intermedio

Fémur

Figura 5-14 Proyección longitudinal del extremo distal del tensor de la fascia lata y el tracto iliotibial a lo largo de la cara lateral del músculo vasto lateral en el tercio proximal del muslo. El vasto intermedio se observa entre la superficie profunda del vasto lateral y el cuerpo del fémur.

APLICACIONES CLÍNICAS

La exploración ecográfica se usa para lesiones musculoesqueléticas o trastornos como tendinosis/tendinitis de origen en el isquiotibial, desgarros/avulsiones parciales y completas del tendón o desgarros musculares.

La exploración ecográfica, incluyendo ecografía Doppler, suele usarse para la detección de trombos venosos profundos en las venas de las extremidades inferiores, incluyendo la vena femoral y sus tributarias. La ecografía Doppler también se usa para la medición de los perfiles de velocidad de flujo en la arteria femoral ante la sospecha de arteriopatía periférica.

La guía ecográfica se usa para bloqueos del nervio safeno en el canal aductor. Los bloqueos del nervio safeno se usan para cirugías que involucran la parte medial de la pierna, el tobillo y el pie o, más a menudo, en combinación con bloqueo del nervio ciático para cirugías por debajo de la rodilla (el nervio safeno es el único nervio con distribución sensorial por debajo de la rodilla que no se deriva del nervio ciático).

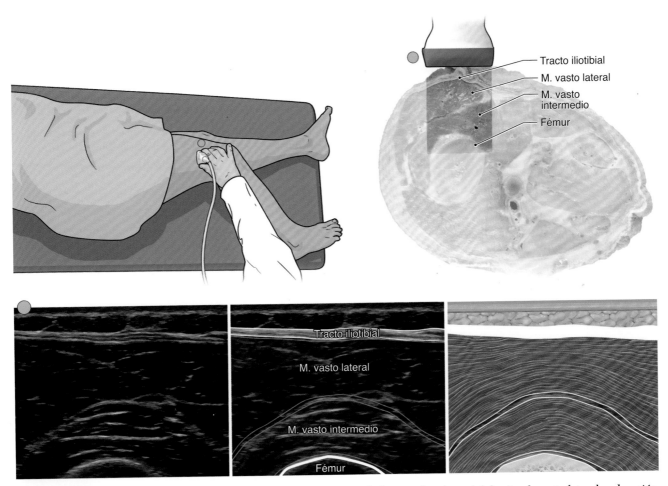

Figura 5-15 Proyección transversal del tracto iliotibial a lo largo de la superficie lateral del músculo vasto lateral en la unión de los tercios medio y distal del muslo. El vasto intermedio se observa entre la superficie profunda del vasto lateral y el cuerpo del fémur.

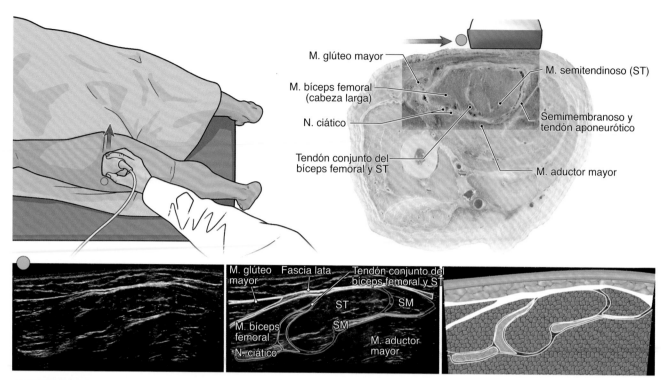

M. glúteo mayor

M. bíceps femoral
(cabeza larga)

N. ciático

Tendón conjunto del
bíceps femoral y ST

M. semitendinoso (ST)

Semimembranoso y
tendón aponeurótico

M. aductor mayor

M. glúteo mayor Fascia lata Tendón conjunto del
bíceps femoral y ST

ST   SM

M. bíceps femoral   SM

N. ciático   M. aductor mayor

Figura 5-16   Campo de visión extendido (CVE) transversal de los músculos isquiotibiales (cabeza larga del bíceps femoral, semitendinoso y semimebranoso) en la parte más proximal de la parte posterior del muslo. El nervio ciático puede verse en contacto con la superficie profunda del bíceps femoral (cabeza larga).

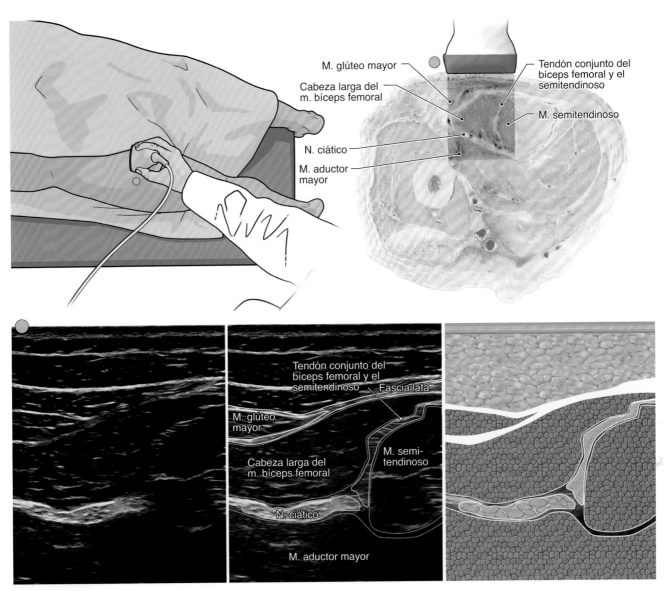

Figura 5-17   Proyección transversal de la cabeza larga de los músculos bíceps femoral y semitendinoso, unidos por una banda tendinosa curveada, en la parte más proximal del muslo. El nervio ciático se observa en la profundidad hacia la cabeza larga del bíceps femoral, que está parcialmente superpuesto con las fibras inferiores del glúteo mayor. Compárese con la figura 5-16.

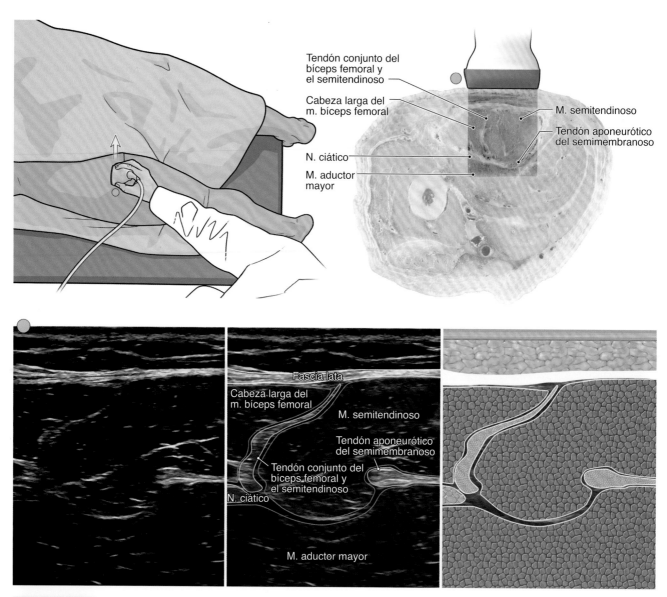

Figura 5-18 Proyección transversal de la cabeza larga de los músculos bíceps femoral y semitendinoso, junto con el borde ovoide lateral del tendón aponeurótico del semimembranoso en la parte proximal del muslo. Compárese con la figura 5-16.

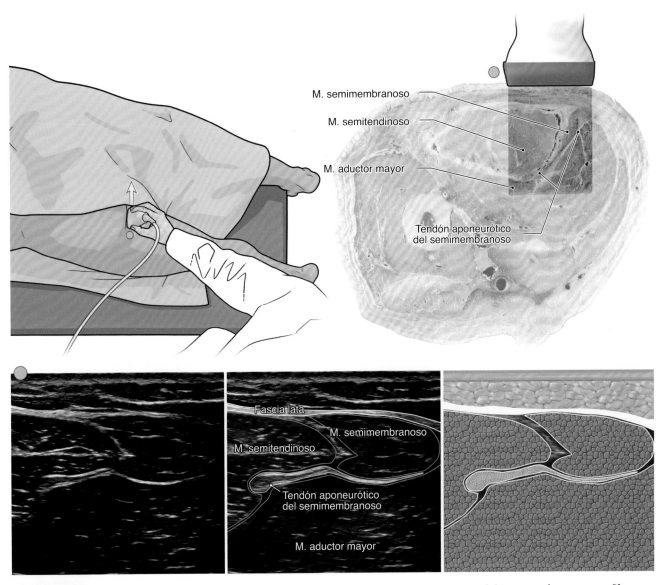

M. semimembranoso

M. semitendinoso

M. aductor mayor

Tendón aponeurótico
del semimembranoso

Fascia lata

M. semitendinoso

M. semimembranoso

Tendón aponeurótico
del semimembranoso

M. aductor mayor

Figura 5-19 Proyección transversal del músculo semitendinoso y el tendón aponeurótico del semimembranoso con fibras musculares formándose a lo largo de su superficie posterior, en la parte proximal del muslo. Compárese con la figura 5-16.

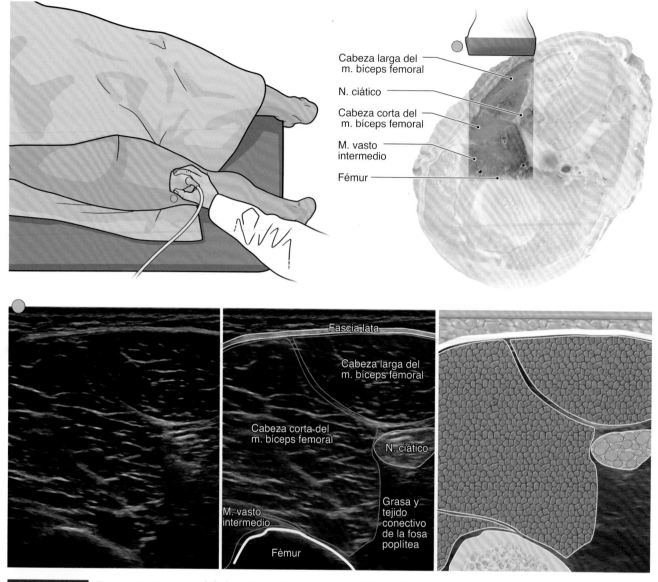

Cabeza larga del
m. bíceps femoral

N. ciático

Cabeza corta del
m. bíceps femoral

M. vasto
intermedio

Fémur

Fascia lata

Cabeza larga del
m. bíceps femoral

Cabeza corta del
m. bíceps femoral

N. ciático

M. vasto
intermedio

Grasa y
tejido
conectivo
de la fosa
poplítea

Fémur

Figura 5-20 Proyección transversal de las cabezas larga y corta del bíceps femoral, junto con el nervio ciático, en el tercio distal del muslo.

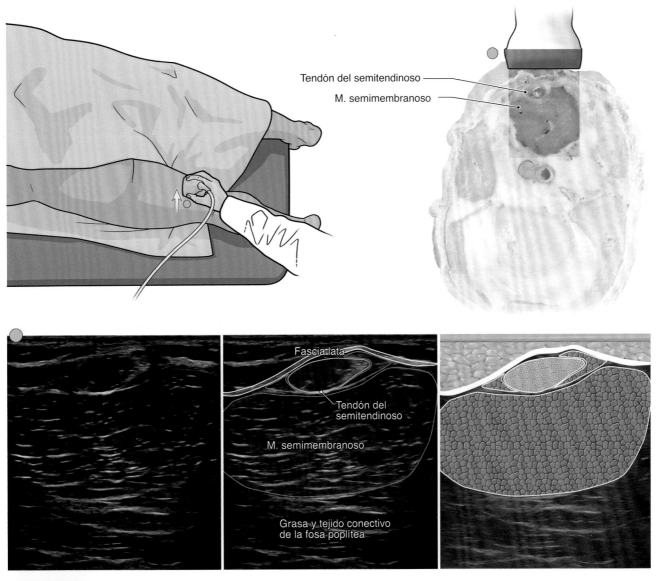

Tendón del semitendinoso

M. semimembranoso

Fascia lata

Tendón del
semitendinoso

M. semimembranoso

Grasa y tejido conectivo
de la fosa poplítea

Figura 5-21 Proyección transversal del tendón del semitendinoso en la superficie del músculo semimembranoso en el tercio distal del muslo.

Rodilla

Revisión de la anatomía

Articulación de la rodilla

La articulación de la rodilla es una gran articulación sinovial compleja con articulaciones entre los cóndilos femorales y superficies correspondientes de los cóndilos tibiales y entre la superficie posterior de la patela y la tróclea femoral.

Huesos, superficies articulares y meniscos

En sentido distal, el cuerpo del fémur se ensancha a medida que se aproxima a los cóndilos medial y lateral, y se forma una superficie femoral adicional bajo el piso de la fosa poplítea. Los cóndilos femorales, separados en sentido posterior e inferior por la fosa intercondilar, están unidos en sentido anterior para formar la tróclea femoral, la superficie articular femoral para la **patela.** La tróclea, al igual que los cóndilos, está cubierta por cartílago articular. La tróclea tiene superficies lateral y medial inclinadas, que forman un surco a lo largo de su región central y que son congruentes con las facetas articulares medial y lateral (y un borde intermedio) de la superficie posterior de la patela. Los cóndilos están redondeados en sentido posterior y ligeramente aplanados en sentido inferior donde se unen a facetas articulares de los cóndilos medial y lateral de la meseta tibial.

Entre los cóndilos tibiales está la región intercondilar de la meseta tibial, que tiene facetas para la unión de las astas anterior y posterior de los **meniscos** medial y lateral y para los ligamentos cruzados anterior y posterior. Los meniscos fibrocartilaginosos tienen forma semilunar y su perfil es similar a una cuña, con bordes externos más gruesos y márgenes internos delgados. Se describen como con astas anterior y posterior conectadas por una porción distal, el cuerpo. Los meniscos cubren grandes áreas de superficies articulares de los cóndilos tibiales intermedios entre los cóndilos femoral y tibial. La superficie inferior del cóndilo lateral de la tibia tiene una faceta articular para la cabeza de la fíbula.

Por debajo de los cóndilos, la tibia se adelgaza hasta su cuerpo triangular, con superficies anteromedial, anterolateral y posterior. En el cuerpo proximal en sentido anterior hay una prominencia anterior ovoide que se ahúsa en sentido distal, la tuberosidad tibial, que sirve como el sitio de unión del ligamento patelar.

Cápsula articular

La membrana sinovial de la articulación de la rodilla se une en la parte superior a los márgenes de las superficies articulares de los cóndilos femorales, por debajo de los márgenes de las superficies articulares de los cóndilos tibiales (y los bordes externos de los meniscos), y en sentido anterior a lo largo de los márgenes de las facetas articulares de la patela. Tiene un gran cavidad superior, la bursa suprapatelar, que se extiende en sentido superior de entre las superficies articulares patelar y troclear entre la almohadilla de grasa suprapatelar triangular y la superficie posterior del tendón del cuádriceps femoral en sentido anterior y la almohadilla de grasa prefemoral que cubre la superficie anterior del fémur en sentido posterior.

La cápsula fibrosa de la rodilla tiene uniones similares a la membrana sinovial, con excepción de su unión femoral anterior. En sentido anterior, la cápsula fibrosa se une al cuerpo femoral varios centímetros por arriba del margen articular de la tróclea, acomodando la bursa suprapatelar de la membrana sinovial. La membrana fibrosa no está del todo recubierta por membrana sinovial, está separada de la membrana sinovial en varios sitios por almohadillas de grasa, incluyendo la almohadilla de grasa suprapatelar en el polo superior de la patela y la almohadilla de grasa infrapatelar (de Hoffa), que se ubica entre las dos membranas en sentido anterior, detrás del ligamento patelar. La cápsula fibrosa está reforzada por extensiones fibrosas del vasto medial y lateral, el tendón del cuádriceps femoral, el tendón semimembranoso, el ligamento colateral tibial y el tracto iliotibial.

Ligamentos

Ligamento colateral tibial

El ligamento colateral tibial de la rodilla es una larga (8 a 10 cm) banda aplanada unida en sentido superior al epicóndilo medial del fémur. El ligamento pasa a través de la superficie medial de la articulación de la rodilla y se une en sentido distal a la superficie anteromedial del cuerpo de la tibia, 4 a 5 cm por debajo de la línea de la articulación tibiofemoral. El ligamento se presenta con una capa superficial y otra profunda. La capa superficial (ligamento tibiofemoral), a menudo llamada componente vertical del ligamento colateral tibial, es el principal componente estructural del ligamento. Está fusionada con la fascia profunda en el estrato superior. La capa profunda está fusionada con la cápsula fibrosa subyacente de la articulación de la rodilla, que también se une a lo largo del margen externo del cuerpo del menisco medial, resultando en la unión del ligamento colateral tibial con el cuerpo del menisco medial. Hay extensiones cortas en sentido superior e inferior de la capa profunda, los ligamentos meniscofemoral y meniscotibial. Justo por debajo del cóndilo tibial, el ligamento cruza sobre los vasos geniculares inferiores mediales. Cerca de su extremo inferior, el ligamento está parcialmente superpuesto por las uniones de los tendones del sartorio, grácil y semitendinoso (pata de ganso). El ligamento colateral tibial resiste el estrés valgo en la articulación de la rodilla.

Ligamento colateral fibular

El ligamento colateral fibular de la rodilla es un fascículo estrecho y redondeado que se une en sentido superior al epicóndilo lateral del fémur, justo por arriba del surco para el tendón poplíteo, cruza la cara lateral de la articulación de la rodilla dirigido ligeramente en sentido posterior y se une por debajo de la superficie lateral de la cabeza de la fíbula, junto con el tendón del bíceps femoral. El ligamento colateral fibular está separado de la cápsula fibrosa de la articulación de la rodilla por una bursa (es decir, no está unido a la cápsula o el menisco lateral). El ligamento colateral fibular resiste estrés varo en la articulación de la rodilla.

Tendones

Múltiples músculos cruzan y actúan sobre la articulación de la rodilla, incluyendo el cuádriceps femoral en sentido anterior y los músculos isquiotibiales y gastrocnemio en sentido posterior. El tracto iliotibial también cruza la articulación de la rodilla en su cara lateral.

Cuádriceps femoral

El tendón del cuádriceps femoral es un tendón grueso y fuerte formado por contribuciones de los músculos recto femoral y vastos. El tendón suele describirse como trilaminar, con una capa superficial formada por el recto femoral, una capa intermedia formada por el vasto lateral y medial, y una capa profunda formada por el vasto intermedio. El tendón del cuádriceps femoral se une al área superior de la patela, que a su vez se une a la tuberosidad tibial a través del ligamento patelar.

Tracto iliotibial

El tracto iliotibial avanza en sentido distal a lo largo del músculo vasto lateral, cruza la articulación tibiofemoral en sentido lateral y se une al tubérculo de Gerdy en la superficie anterolateral del cóndilo tibial lateral. El borde posterior del tracto iliotibial cerca de su unión tibial se encuentra a una corta distancia anterior al ligamento colateral fibular.

Tendones isquiotibiales

Bíceps femoral

A partir del compartimento posterior del muslo, las cabezas larga y corta del bíceps femoral convergen en sentido distal para insertarse en la superficie lateral de la cabeza de la fíbula a través de un tendón común similar a un cordón. El tendón se palpa con facilidad en la cara posterolateral de la rodilla, varios centímetros en sentido proximal a la cabeza de la fíbula.

Semimembranoso

En sentido medial, justo por arriba de la articulación de la rodilla, el músculo semimembranoso se adelgaza hasta formar un tendón grueso que pasa por arriba de la cápsula articular de la rodilla en el cóndilo femoral medial, junto con la cabeza medial del gastrocnemio, y se inserta sobre todo en un surco en la cara posteromedial del cóndilo tibial medial y parcialmente en la cápsula articular fibrosa de la rodilla a través de las expansiones fibrosas.

Semitendinoso

El músculo semitendinoso se ahúsa hasta formar un delgado tendón largo, más allá de la mitad del muslo. El tendón semitendinoso continúa en sentido distal a lo largo del área superficial del semimembranoso y cruza la articulación de la rodilla en sentido posteromedial, acompañando a los tendones del grácil y el sartorio para insertarse en la superficie anteromedial del cuerpo de la tibia, cerca del extremo inferior del ligamento colateral tibial.

Compartimento posterior de la pierna

El compartimento posterior de la pierna tiene grupos musculares superficial y profundo. Debido a su relación con la articulación de la rodilla, aquí se presenta una revisión general del grupo muscular superficial (más el músculo y el tendón poplíteos). Los músculos superficiales de la parte posterior de la pierna incluyen las cabezas lateral y medial del gastrocnemio, sóleo y plantar.

Gastrocnemio

Las dos cabezas del gastrocnemio, junto con el sóleo, forman el músculo tríceps sural, que se inserta en el calcáneo a través del grueso y fuerte tendón calcáneo (de Aquiles). La cabeza medial del gastrocnemio se origina a partir de la superficie posterior del fémur, justo por arriba del cóndilo medial. El grueso borde medial tendinoso del músculo se encuentra junto al tendón del semimembranoso, en la parte externa de la cápsula articular sobre el cóndilo medial. La cabeza lateral del gastrocnemio se origina a partir de la superficie posterior del fémur, por arriba del cóndilo lateral. El pequeño músculo plantar se origina de la línea supracondilar lateral, por arriba del origen de la cabeza lateral del gastrocnemio. Las dos cabezas del gastrocnemio convergen en la extensión inferior de la fosa poplítea formando el vientre (gastro) del contorno de la pantorrilla y después se ahúsa hasta una amplia banda tendinosa aplanada alrededor de la mitad de la pierna.

Sóleo

El músculo sóleo, en la profundidad del gastrocnemio, se origina a partir de las superficies posteriores de la fíbula y la tibia y un arco tendinoso intermedio. En la parte distal de la pierna, el tendón del sóleo se fusiona con el tendón del gastrocnemio en un estrato superior para formar el tendón del calcáneo. Parte del pequeño vientre del músculo del plantar y su delgado tendón largo pasan entre el gastrocnemio y el sóleo para insertarse junto con la cara medial del tendón del calcáneo.

Poplíteo

En el grupo profundo de músculos, que incluyen el poplíteo, tibial posterior, flexor largo de los dedos y flexor largo del dedo gordo, el poplíteo es particularmente relevante en cualquier estudio de la rodilla. El tendón del poplíteo se une a la parte anterior del surco para el poplíteo en la superficie lateral del epicóndilo femoral lateral, por debajo de la unión proximal del ligamento colateral fibular. Dentro del surco, el tendón está dentro de la capa fibrosa de la rodilla y está rodeado por un pequeño receso del espacio sinovial (receso poplíteo). El tendón cruza la articulación de la rodilla a través de la cara posterolateral del menisco lateral y surge de la cápsula fibrosa en su unión inferior. El tendón a continuación se expande en un vientre en forma de abanico del poplíteo, que se une a la superficie posterior del cuerpo de la tibia por arriba de la línea del sóleo.

Fosa poplítea y contenidos

Fosa poplítea

La fosa poplítea es un espacio en forma de diamante posterior a la articulación de la rodilla y está formada por los músculos de los compartimentos posteriores del muslo y la pierna, a través de la cual cruzan importantes estructuras neurovasculares entre el muslo y la pierna. Los bordes superiores de la fosa están formados por el bíceps femoral en sentido lateral y el semimembranoso y el semitendinoso en sentido medial. Los bordes inferiores están formados por las cabezas medial y lateral del músculo gastrocnemio. El piso de la fosa está formado por la cápsula de la articulación de la rodilla y la superficie posterior del fémur y el techo está formado por la piel, fascia superficial y músculo poplíteo.

Vasos poplíteos

La arteria femoral se convierte en la arteria poplítea a medida que deja el canal subsartorial y entra a la fosa poplítea a través del hiato aductor del aductor mayor. La vena poplítea se ubica superficial a la arteria en la fosa y se convierte en la vena femoral a medida que deja la fosa a través del hiato del aductor para entrar al canal subsartorial.

Nervio ciático

El nervio ciático se aproxima a la fosa poplítea a lo largo de la superficie profunda del bíceps femoral. Por lo general, el nervio ciático se divide en sus ramas terminales, los nervios tibial y fibular común, justo proximales a la fosa poplítea. El nervio tibial viaja a través de la parte central de la fosa, inmediatamente superficial a la vena poplítea, en tanto que el nervio fibular común diverge en sentido lateral a lo largo del margen medial del bíceps femoral y su tendón.

Nervio tibial

El nervio tibial y los vasos poplíteos pasan entre las cabezas medial y lateral del gastrocnemio y por debajo del arco tendinoso del sóleo para entrar al compartimento posterior de la pierna en la extensión inferior de la fosa poplítea, pasando superficial al músculo poplíteo y en la profundidad hacia el tríceps sural. La arteria poplítea tiene ramas geniculares en su trayecto a través de la fosa y se divide en sus ramas terminales, las arterias tibial anterior y posterior, poco después de entrar en el compartimento posterior de la pierna.

Nervio fibular común

El nervio fibular común sigue al tendón del bíceps a la cara posterolateral de la cabeza de la fíbula. El nervio después cruza el cuello de la fíbula de forma subcutánea y se divide en sus divisiones terminales, los nervios fibulares profundo y superficial, que entran en los compartimentos anterior y lateral de la pierna, respectivamente.

Técnica

Rodilla suprapatelar

**CUÁDRICEPS FEMORAL
TENDÓN SUPERIOR
POLO DE LA PATELA**
Longitudinal
FIG. 5-22

El paciente debe estar en posición supina con rotación mínima del muslo y la rodilla debe flexionarse sobre un pequeño soporte colocado detrás de ella. Se coloca el transductor en orientación longitudinal sobre el extremo distal del tendón del cuádriceps femoral en la línea media del muslo, por arriba de la patela. Se identifica el aspecto fibrilar hiperecoico del tendón del cuádriceps femoral y se desliza el transductor en sentido distal hasta que puede observarse la unión del tendón al polo superior de la patela. La patela puede identificarse con facilidad por su superficie ósea hiperecoica y sombra acústica densa. En el polo superior de la patela, inmediatamente en la profundidad hacia el tendón del cuádriceps femoral, se identifica el perfil triangular, generalmente hiperecoico, de la almohadilla de grasa suprapatelar. A lo largo de la superficie anterior del fémur, se identifica la almohadilla de grasa prefemoral hiperecoica. Concentrándose en el espacio entre las dos almohadillas de grasa, se desliza la cara del transductor en sentido medial y lateral hasta que puede identificarse con claridad el líquido sinovial anecoico/hipoecoico dentro de la bursa suprapatelar.

**TRÓCLEA FEMORAL
TENDÓN DEL
    CUÁDRICEPS
    FEMORAL**
Transversal
FIG. 5-23

Se pide al paciente que flexione la rodilla tanto como le resulte posible con comodidad, poniendo la planta del pie sobre la mesa de exploración. Se coloca el transductor en sentido transversal sobre la superficie anterior de la rodilla, justo proximal a la patela. Se identifican las superficies óseas inclinadas medial y lateral de la tróclea femoral cubiertas por una capa anecoica de cartílago hialino. La superficie lateral de la tróclea tiende a ser más larga e inclinada que la superficie medial. De forma superficial al cartílago articular se identifica el gran tendón hiperecoico del cuádriceps femoral. Inclinar/balancear la cara

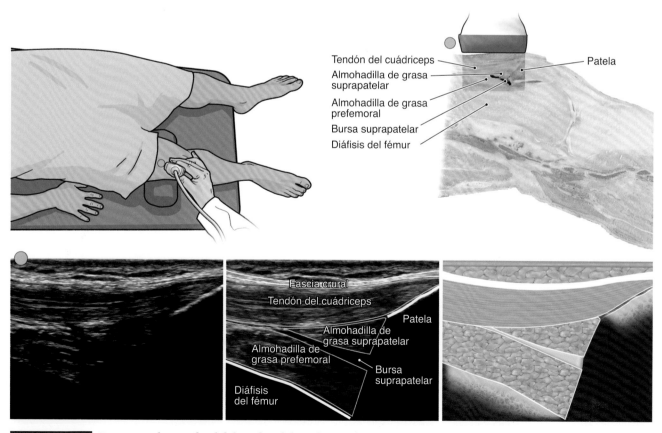

Tendón del cuádriceps — Patela
Almohadilla de grasa suprapatelar
Almohadilla de grasa prefemoral
Bursa suprapatelar
Diáfisis del fémur

Fascia crural
Tendón del cuádriceps
Patela
Almohadilla de grasa suprapatelar
Almohadilla de grasa prefemoral
Bursa suprapatelar
Diáfisis del fémur

Figura 5-22 Proyección longitudinal del tendón del cuádriceps femoral, polo superior de la patela, almohadilla de grasa suprapatelar, bursa suprapatelar y almohadilla de grasa prefemoral.

del transductor alterará la ecogenicidad del tendón de anecoico a hiperecoico (debido a su anisotropía). En el lado medial del tendón, se busca el tejido muscular distal del vasto medial que se une al tendón.

Rodilla infrapatelar

POLO INFERIOR DE LA PATELA
LIGAMENTO PATELAR
Longitudinal
FIG. 5-24

El paciente debe estar en posición supina con la rodilla flexionada sobre un pequeño soporte debajo de esta y con una rotación mínima del muslo. Se coloca el transductor longitudinal sobre el ligamento patelar en el polo inferior de la patela. Se ajusta la posición del transductor hasta que el polo inferior de la patela y las fibras de unión del ligamento patelar se observen con claridad en la parte superior de la imagen. Se identifica el aspecto fibrilar hiperecoico del ligamento que se extiende a lo largo de la imagen (la tibia y la unión distal del tendón se ubican justo más allá del extremo inferior de la imagen). En la profundidad hacia el tendón patelar y la cápsula articular fibrosa se encuentra la gran almohadilla de grasa infrapatelar (de Hoffa), con su grasa hipoecoica mezclada con hebras hiperecoicas de fibras de tejido conectivo. Distal a la sombra acústica de la patela, en la parte profunda central de la imagen, puede observarse el perfil óseo hiperecoico de la tróclea femoral cubierto por cartílago hialino anecoico.

LIGAMENTO PATELAR
TUBEROSIDAD TIBIAL
Longitudinal
FIG. 5-25

A continuación se desliza el transductor en sentido distal a lo largo del ligamento patelar hasta que pueda observarse e identificarse con claridad la superficie anterior hiperecoica de la tibia que lleva a la parte inferior hasta la prominencia redondeada de la tuberosidad tibial con las fibras de unión de los ligamentos. La bursa infapatelar profunda se ubica entre la superficie posterior del tendón y la tibia, justo proximal a la tuberosidad. La bursa a menudo es difícil de identificar cuando no está inflamada. En la profundidad hacia el ligamento patelar y la cápsula articular fibrosa, se identifica con facilidad la extensión inferior de la almohadilla de grasa infrapatelar.

Ligamentos colaterales y tracto iliotibial

LIGAMENTO COLATERAL TIBIAL
Longitudinal
FIG. 5-26

El paciente debe estar en posición supina con el muslo en rotación externa y la rodilla flexionada sobre un pequeño soporte. Se coloca la sonda en sentido longitudinal sobre la parte medial de la rodilla, centrada a lo largo de la línea de la articulación tibiofemoral. Se ajusta la posición del transductor y se inclina hasta que el perfil hiperecoico del cóndilo proximal medial en sentido proximal y el cóndilo tibial medial en sentido

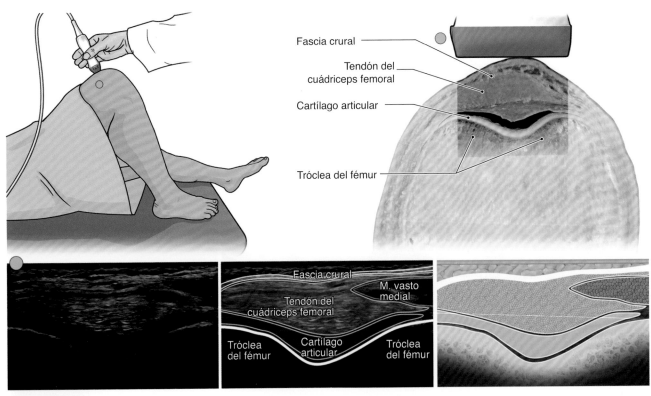

Fascia crural
Tendón del cuádriceps femoral
Cartílago articular
Tróclea del fémur

Fascia crural
Tendón del cuádriceps femoral
M. vasto medial
Tróclea del fémur
Cartílago articular
Tróclea del fémur

Figura 5-23 Proyección transversal de la superficie articular de la tróclea femoral, el tendón del cuádriceps femoral y las fibras musculares distales del vasto medial.

distal puedan observarse e identificarse. En el espacio articular entre el fémur y la tibia, se identifica el perfil ligeramente hiperecoico y en forma de cuña del cuerpo del menisco medial (inclinando y balanceando la cara del transductor según se requiera para minimizar su anisotropía). En contacto con el área superficial del menisco se ubica la capa hiperecoica del ligamento colateral tibial y sus extensiones superior e inferior, los ligamentos meniscofemoral y meniscotibial. Superficial a la capa profunda, se identifica el patrón fibrilar, ligeramente menos ecógeno de la capa superficial de los ligamentos que se extienden por la totalidad de la imagen. Las uniones de la capa superficial se encuentran más allá de los bordes superior e inferior de la imagen. En ocasiones puede observarse una pequeña bursa entre las capas superficial y profunda del ligamento. La capa superficial está cubierta por, y fusionada con, la fascia profunda hiperecoica. Se desliza el transductor en sentido distal concentrándose en la capa superficial del ligamento colateral tibial, haciendo el intento de seguir el ligamento hasta su unión en la superficie anteromedial de la tibia varios centímetros por debajo de la línea articular.

Las articulaciones de la cadera y la rodilla deben estar ligeramente flexionadas. Mediante palpación, se ubica el tendón del bíceps femoral en sentido posterior justo proximal a la cabeza de la fíbula. Se deslizan los dedos en sentido anterior del tendón a través de una ligera depresión que conduce a un borde firme, el borde posterior del tracto iliotibial. Se coloca el transductor en sentido longitudinal anterior y paralelo al borde del tracto iliotibial. Se identifica el aspecto laminar característico (área superficial hiperecoica, parte central hipoecoica, superficie profunda hiperecoica) del tracto iliotibial distal. Se continúa deslizándose en sentido distal hacia la superficie anterolateral del cóndilo tibial lateral hasta que pueda verse la prominencia redondeada del tubérculo de Gerdy. Se observa que la parte hipoecoica central del tracto iliotibial se expande sobre la superficie del tubérculo, donde se une. En la parte proximal de la imagen, en la profundidad hacia el tracto iliotibial, pueden observarse la articulación tibiofemoral, el cuerpo/asta anterior del menisco lateral y vasos geniculares laterales inferiores.

UNIÓN DEL TRACTO ILIOTIBIAL
Longitudinal
FIG. 5-27

El paciente debe estar en posición de decúbito lateral con una almohada o pequeño soporte entre las rodillas.

LIGAMENTO COLATERAL FIBULAR TENDÓN DEL POPLÍTEO
Longitudinal
FIG. 5-28

Mediante palpación, se ubica la cabeza de la fíbula, el tendón del bíceps femoral y el borde posterior del tracto iliotibial. Se coloca el transductor en

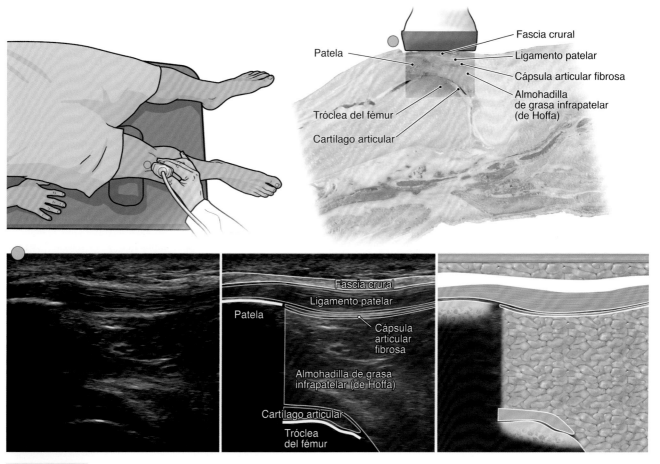

Figura 5-24 Proyección longitudinal del polo inferior de la patela, ligamento patelar, almohadilla de grasa infrapatelar (de Hoffa) y tróclea femoral.

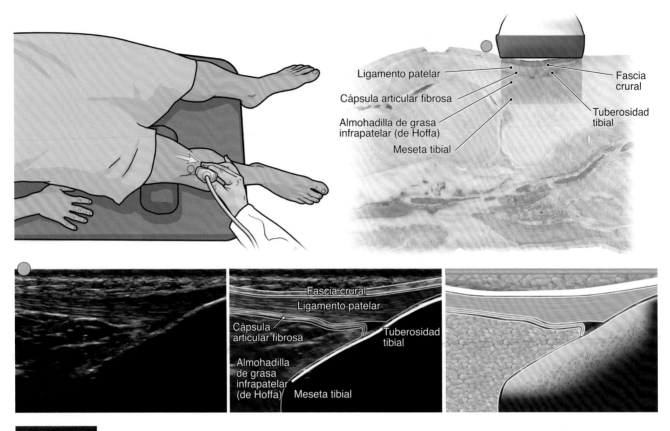

Figura 5-25 Proyección longitudinal del ligamento patelar y su inserción en la tuberosidad tibial.

sentido longitudinal sobre la superficie lateral del cóndilo femoral lateral, justo posterior al borde del tracto iliotibial, con el marcador del transductor dirigido hacia arriba y al lado contrario de la cara del transductor dirigido hacia la cabeza de la fíbula. Manteniendo la misma orientación, se ajusta la posición del transductor hasta que pueda identificarse con claridad el surco para el poplíteo a lo largo de la superficie lateral del cóndilo femoral lateral. Este punto de referencia óseo es fundamental para ubicar la unión proximal del pequeño ligamento colateral fibular, similar a una cuerda. Se inclina y balancea el transductor en esta posición hasta localizar el tendón poplíteo hiperecoico dentro del surco. Inmediatamente superior al surco, pueden observarse las fibras hiperecoicas del ligamento colateral fibular uniéndose a la superficie del epicóndilo lateral y después estrechándose hasta la parte central, similar a una cuerda del ligamento sobre el surco para el poplíteo. El ligamento está separado del tendón poplíteo por la cápsula articular fibrosa. Se hace el intento de seguir el ligamento en sentido distal a la cabeza de la fíbula. Debe tenerse cuidado de no identificar erróneamente el tracto iliotibial (justo anterior al ligamento) o el tendón del bíceps femoral (justo posterior al ligamento) como ligamento colateral fibular. En la superficie lateral de la cabeza de la fíbula, el ligamento colateral fibular se fusiona con las fibras del tendón del bíceps femoral.

Fosa poplítea

**NERVIO TIBIAL
NERVIO FIBULAR
COMÚN
VASOS POPLÍTEOS**
Transversal
FIG. 5-29

El paciente debe estar en pronación con un pequeño soporte debajo de la parte distal de la pierna para flexionar ligeramente la rodilla, relajando los músculos posteriores alrededor de su articulación. Se coloca el transductor en sentido transversal sobre el músculo bíceps femoral, superior a la fosa poplítea. Se identifica el aspecto hiperecoico en panal de abejas del nervio ciático en la profundidad hacia el músculo, a lo largo de su superficie anteromedial. Se ajusta la posición del transductor para centrar el nervio en la imagen. Concentrándose en el nervio, se desliza el transductor en sentido distal hacia la fosa poplítea hasta que pueda verse el nervio dividirse en la rama lateral más pequeña, el nervio fibular común, y la rama medial más grande, el nervio tibial. Por lo general, esta división ocurre justo proximal a la fosa poplítea. Se continúa deslizándose una corta distancia en sentido distal, para observar cómo el nervio tibial desciende más o menos vertical hacia la fosa, donde el nervio fibular común se mueve en sentido lateral a una posición a lo largo del borde medial del músculo bíceps femoral. Manteniendo el nervio tibial cerca del centro de la imagen, se aplica la menor presión posible a la cara del transductor para evitar la compresión/borramiento de la vena poplítea,

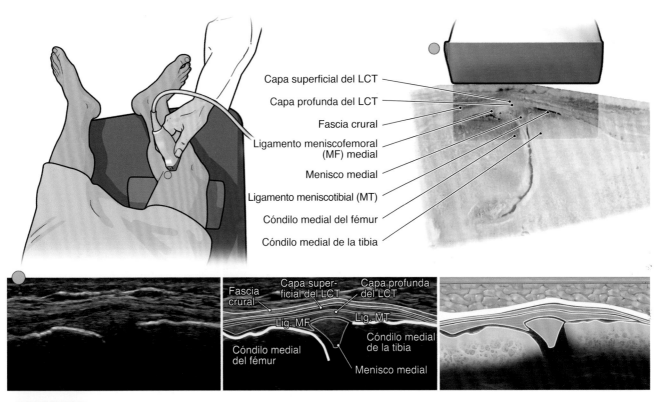

Capa superficial del LCT
Capa profunda del LCT
Fascia crural
Ligamento meniscofemoral (MF) medial
Menisco medial
Ligamento meniscotibial (MT)
Cóndilo medial del fémur
Cóndilo medial de la tibia

Fascia crural
Capa superficial del LCT
Capa profunda del LCT
Lig. MF
Lig. MT
Cóndilo medial del fémur
Cóndilo medial de la tibia
Menisco medial

Figura 5-26 Proyección longitudinal del ligamento colateral tibial (LCT) de la rodilla y el cuerpo del menisco medial.

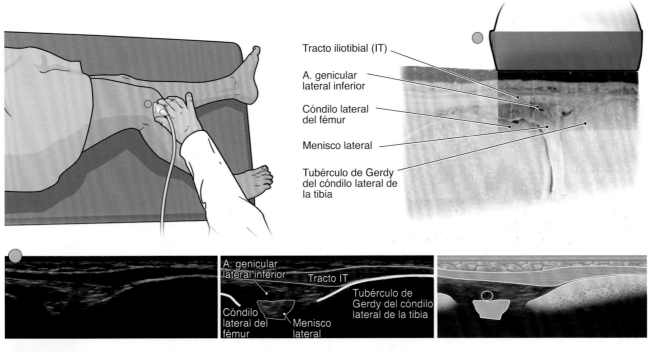

Tracto iliotibial (IT)
A. genicular lateral inferior
Cóndilo lateral del fémur
Menisco lateral
Tubérculo de Gerdy del cóndilo lateral de la tibia

A. genicular lateral inferior
Tracto IT
Tubérculo de Gerdy del cóndilo lateral de la tibia
Cóndilo lateral del fémur
Menisco lateral

Figura 5-27 Proyección longitudinal del tracto iliotibial que cruza la articulación de la rodilla hasta su unión en la superficie anterolateral del cóndilo tibial lateral (tubérculo de Gerdy).

115

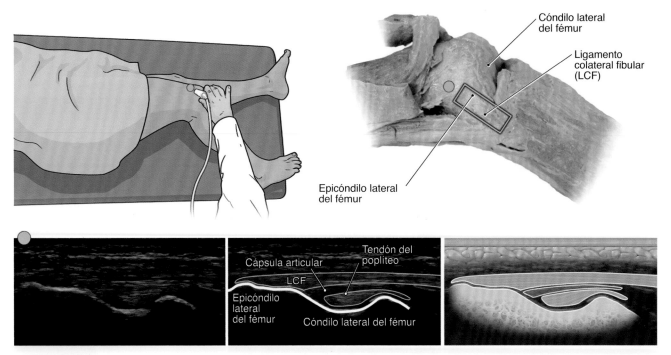

Cóndilo lateral del fémur

Ligamento colateral fibular (LCF)

Epicóndilo lateral del fémur

Tendón del poplíteo

Cápsula articular

LCF

Epicóndilo lateral del fémur

Cóndilo lateral del fémur

Figura 5-28   Proyección longitudinal de la unión femoral del ligamento colateral fibular (LCF) y el tendón del poplíteo.

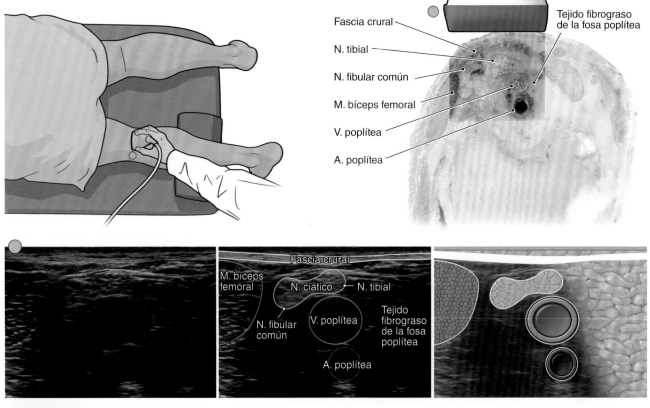

Fascia crural

N. tibial

N. fibular común

M. bíceps femoral

V. poplítea

A. poplítea

Tejido fibrograso de la fosa poplítea

Fascia crural

M. bíceps femoral

N. ciático

N. tibial

N. fibular común

V. poplítea

A. poplítea

Tejido fibrograso de la fosa poplítea

Figura 5-29   Proyección transversal del nervio ciático dividiéndose en los nervios fibular común y tibial, vena poplítea y arteria poplítea en la parte superior de la fosa poplítea.

que se encuentra justo inmediatamente en la profundidad hacia el nervio tibial. Flexionar en forma pasiva la rodilla a 90 grados también puede ayudar a llenar la vena al incrementar el retorno venoso del pie y la pierna. Apretar ligeramente los músculos de la pantorrilla también ayuda a llenar la vena de forma momentánea. En la profundidad hacia la vena, se buscan pulsaciones de la arteria poplítea.

óseo hiperecoico de la meseta tibial inclinándose en sentido descendente a la superficie posterior del cuerpo proximal de la tibia, que está cubierto por el vientre del músculo poplíteo. La arteria poplítea puede verse atravesando sobre el músculo poplíteo y en la profundidad hacia la cabeza lateral del gastrocnemio y después el sóleo conforme entra al compartimento posterior de la pierna.

ARTERIA POPLÍTEA
MÚSCULO POPLÍTEO
Longitudinal
FIG. 5-30

Se centra la arteria poplítea en la imagen y se gira con cuidado el transductor hacia una orientación longitudinal sobre la arteria. Se desliza el transductor en sentido distal a lo largo de la arteria a través y justo más allá de la fosa poplítea. Se ubica el perfil

TENDÓN
SEMIMEMBRANOSO
CÓNDILO FEMORAL
MEDIAL
Transversal
FIG. 5-31

Se coloca el transductor en sentido transversal sobre la cara medial del muslo por arriba de la fosa poplítea. Se identifica el perfil oval del músculo semimembranoso con el tendón del semitendinoso en su superficie

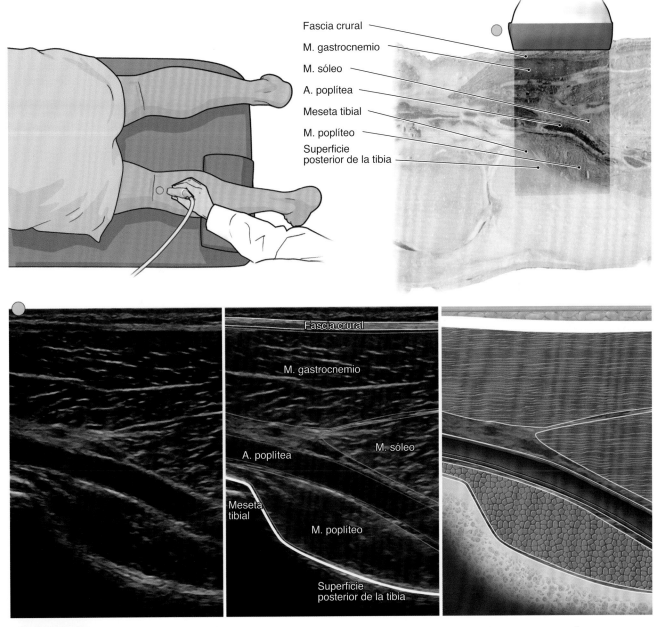

Fascia crural
M. gastrocnemio
M. sóleo
A. poplítea
Meseta tibial
M. poplíteo
Superficie posterior de la tibia

Fascia crural
M. gastrocnemio
A. poplítea
M. sóleo
Meseta tibial
M. poplíteo
Superficie posterior de la tibia

Figura 5-30 Proyección longitudinal de la arteria poplítea a medida que sale de la fosa poplítea para entrar al compartimento posterior de la pierna.

posterior y se centran en la imagen. Se desliza el transductor en sentido distal a lo largo del músculo y el tendón hasta que puede verse el semimembranoso que se ahúsa hasta un grueso tendón ancho. Se continúa en sentido distal una corta distancia y se observa que el tendón semimembranoso cruza detrás del cóndilo medial en contacto con la cápsula articular fibrosa. Inmediatamente lateral al tendón en esta posición, se identifica el borde tendinoso medial hipoecoico y el tejido muscular del gastrocnemio medial. El tendón semimembranoso se separa

del borde tendinoso del gastrocnemio medial por una (normalmente) delgada bursa que se comunica con la articulación de la rodilla. El tendón del semitendinoso puede observarse superficial al tendón semimembranoso. En la cara medial de la imagen (se ajusta la posición del transductor según se requiera) puede encontrarse el pequeño tendón del grácil en el borde posterolateral del sartorio. El sartorio sigue siendo muscular en este punto, pero se ahúsa con rapidez a un delgado tendón en sentido distal.

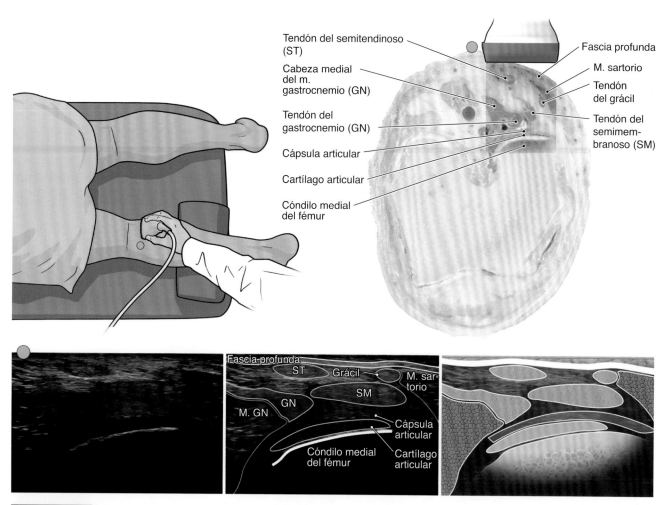

Figura 5-31 Proyección transversal del tendón del semimembranoso adyacente al borde tendinoso medial de la cabeza medial del gastrocnemio, posterior al cóndilo femoral medial.

APLICACIONES CLÍNICAS

La exploración ecográfica se usa para la evaluación de varias causas potenciales de rodilla dolorosa, sobre todo relacionadas con las estructuras externas de la articulación de la rodilla. Estas técnicas son útiles para evaluar trastornos que incluyen tendinitis/tendinosis y desgarros parciales o completos del músculo/tendón (cuádriceps femoral, ligamento patelar, semitendinoso, semimembranoso, grácil y bíceps femoral), bursitis/bursopatía (bursa prepatelar, bursa infrapatelar profunda, bursa semimembranosa-gastrocnemio y quiste de Baker) y lesiones ligamentosas (ligamento colateral tibial, ligamento colateral fibular y tracto iliotibial). La ecografía es útil para evaluar y detectar incluso derrames muy pequeños de la articulación de la rodilla y para guiar una aguja en la bursa suprapatelar (esta bursa es continua con la articulación de la rodilla en sí misma, por lo que no es una bursa verdadera) de la articulación de la rodilla para aspirar líquido o inyectar esteroides antiinflamatorios y anestésicos locales. La evaluación del cartílago hialino de la tróclea femoral puede usarse para detectar adelgazamiento del cartílago, erosiones marginales o aumento de la ecogenicidad como un marcador de la extensión de la pérdida/cambios de cartílago en la rodilla como resultado de una osteoartrosis u otras artropatías inflamatorias. Debido a la sombra acústica detrás de las superficies óseas, la ecografía tiene una utilidad más limitada para la evaluación de los ligamentos cruzados y los meniscos, aunque los desgarros que afectan los cuerpos de los meniscos y los quistes de los meniscos a menudo son visibles.

La exploración ecográfica, incluyendo la ecografía Doppler, suele usarse para la detección de trombos venosos profundos en las venas de las extremidades inferiores, incluyendo la vena poplítea y sus tributarias. La ecografía Doppler también se usa para medir los perfiles de velocidad de flujo de la arteria poplítea en casos de arteriopatía periférica sospechada y para la detección y medición de aneurismas de la arteria poplítea.

Los bloqueos del nervio ciático guiados con ecografía se usan en cirugías que incluyen la rodilla, la parte posterior de la pierna, el tendón de Aquiles (calcáneo), el tobillo y el pie, y para el control posoperatorio del dolor en la parte posterior de la rodilla.

Pierna

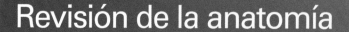

Revisión de la anatomía

Huesos

Los huesos de la pierna son la tibia y la fíbula.

Tibia

La tibia, que forma la parte distal de la articulación de la rodilla y la mayoría de la parte proximal de la articulación del tobillo, es el gran hueso de apoyo de peso de la pierna. El cuerpo de la tibia tiene un perfil triangular, con sus superficies posterior, anterolateral y anteromedial delineadas por los bordes anterior, medial e interóseo (lateral). La superficie anteromedial es subcutánea en toda su longitud. El extremo distal expandido de la tibia forma las superficies superior y medial (maléolo medial) del arco óseo de la articulación del tobillo, articulándose con el área superior (tróclea) del talus.

Fíbula

La fíbula es un hueso que no apoya peso y es mucho más pequeño. En el extremo proximal, la cabeza de la fíbula se articula con una faceta en la superficie inferior del cóndilo tibial lateral. El cuello de la fíbula es continuo con el cuerpo, que es triangular en su perfil con las superficies posterior, lateral y medial delineadas por los bordes anterior, lateral y medial. A lo largo de la superficie medial hay un borde adicional, la cresta interósea, que representa la línea de unión de la membrana interósea tibiofibular, que se extiende entre la fíbula y el borde interóseo de la tibia. La fíbula se expande en sentido distal al maléolo lateral, que forma la superficie lateral de la articulación del tobillo.

Músculos

La fascia profunda (crural) y su tabique intermuscular, junto con la membrana interósea tibiofibular, dividen la pierna en tres compartimentos musculares: anterior, posterior y lateral.

Compartimento anterior

Los músculos del compartimento anterior, inervados por el nervio fibular profundo, son tibial anterior, extensor largo de los dedos, tercer fibular y extensor largo del dedo corto.

Tibial anterior

El tibial anterior se origina en los dos tercios superiores de la superficie lateral del cuerpo de la fíbula, la membrana interósea adyacente y la fascia profunda que lo rodea. Se convierte en tendinoso en el tercio distal de la pierna, cruza la articulación del tobillo en el retináculo extensor y gira debajo del lado medial del pie para insertarse en la base del primer metatarsiano y la superficie plantar adyacente del cuneiforme medial. Este pequeño músculo asiste en la dorsiflexión e invierte el pie; algunas veces se encuentra ausente.

Extensor largo de los dedos

El extensor largo de los dedos se origina a partir del cóndilo tibial lateral, la superficie medial de la diáfisis fibular y la parte superior adyacente de la membrana interósea, el tabique intermuscular anterior y la fascia profunda que lo rodea. Su tendón se forma en la parte distal de la pierna y cruza la articulación de la rodilla en la profundidad hacia el retináculo del extensor. En el dorso del pie, el tendón se divide en cuatro tiras que se insertan en las expansiones extensoras de la parte lateral de los dedos del pie. El extensor largo de los dedos permite colocar el pie en dorsiflexión y se extiende a las articulaciones de los dedos laterales.

Tercer fibular

El tercer fibular se origina en la superficie medial de la fíbula, justo por debajo del extensor largo de los dedos, y los dos músculos suelen estar unidos. En el dorso del pie, el tendón del tercer fibular se separa del tendón extensor de los dedos y se inserta sobre la superficie dorsal de la base del quinto metatarsiano distal a la inserción del fibular corto. Este pequeño músculo ayuda en la dorsiflexión y la eversión del pie. Con frecuencia este músculo está ausente.

Extensor largo del dedo gordo

El extensor largo del dedo gordo se origina en el tercio medio de la superficie medial de la fíbula y la membrana interósea adyacente, entre los orígenes del tibial anterior en sentido medial y el extensor largo de los dedos en sentido lateral. En su origen, el extensor largo del dedo gordo está cubierto por estos dos músculos, surgiendo entre los dos en la parte distal de la pierna para cruzar la articulación del tobillo entre sus tendones.

Compartimento lateral

Los dos músculos del compartimento lateral, el fibular largo y el corto, están inervados por el nervio fibular superficial. Evierten el pie y ayudan en la flexión plantar en la articulación del tobillo. El fibular largo además ayuda, junto con el tibial anterior y posterior, en el apoyo dinámico de atravesar el arco del pie.

Fibular largo

El fibular largo, que es superficial al fibular corto, se origina en la superficie lateral de la cabeza de la fíbula, la mitad superior de la superficie lateral del cuerpo de la fíbula, los tabiques intermusculares anterior y posterior que unen el compartimento y la fascia profunda que lo rodea. El fibular largo se vuelve tendinoso alrededor de la mitad de la pierna y el tendón largo desciende a lo largo de la cara superficial del músculo fibular corto. En el tercio distal de la pierna, el tendón fibular largo desciende a lo largo de la superficie posterior de la fíbula y el maléolo lateral donde se encuentra inmediatamente posterolateral al tendón fibular corto en el punto en que ambos tendones cruzan la articulación del tobillo.

Fibular corto

El fibular corto se origina a partir de los dos tercios distales de la superficie lateral del cuerpo de la fíbula, los tabiques intermusculares anterior y posterior y la fascia profunda que lo rodea. El músculo se vuelve tendinoso a medida que desciende a lo largo de la superficie posterior de la parte distal de la fíbula y el maléolo lateral, en el punto en que cruza la articulación de la rodilla con el tendón del fibular largo.

Compartimento posterior

Los músculos del compartimento posterior, inervados por el nervio tibial, están dispuestos en capas superficiales y profundas.

Capa superficial

Los músculos del grupo superficial incluyen las cabezas medial y lateral del gastrocnemio, el sóleo y el plantar, todos los cuales se insertan a través del tendón del calcáneo en la superficie posterior del calcáneo, para permitir la flexión plantar del pie. Las dos cabezas del gastrocnemio más el pequeño músculo plantar cruzan la articulación de la rodilla desde sus orígenes y por lo tanto flexionan la pierna.

Gastrocnemio

La cabeza medial del gastrocnemio se origina a partir de la superficie posterior del fémur, justo por arriba del cóndilo medial, y la cabeza lateral se origina en la superficie posterior del fémur, por arriba del cóndilo lateral. El músculo plantar se origina en la línea supracondilar lateral, por arriba de la cabeza lateral del gastrocnemio. Las dos cabezas del gastrocnemio convergen en la extensión inferior de la fosa poplítea y después se ahúsan hasta una banda tendinosa aplanada ancha (aponeurosis del gastrocnemio) cerca de la mitad de la pierna.

Sóleo

El músculo sóleo, en la profundidad del gastrocnemio, se origina en la superficie posterior de la cabeza, cuello y tercio proximal de la fíbula, desde la línea del sóleo de la superficie posterior de la tibia y del arco tendinoso intermedio. El tendón del sóleo se fusiona con el tendón del gastrocnemio en estratos superiores para completar la formación del tendón del calcáneo en el tercio distal de la pierna.

Plantar

El largo y delgado tendón plantar se extiende entre el gastrocnemio y el sóleo para insertarse a lo largo de la cara posteromedial del tendón del calcáneo.

Capa profunda

Los músculos del grupo profundo incluyen el poplíteo, el tibial posterior, el flexor largo de los dedos y el flexor largo del dedo gordo. El músculo poplíteo es un músculo corto relacionado con la articulación de la rodilla (se analizó previamente con las estructuras de la rodilla). El tendón tibial posterior, el flexor largo de los dedos y el flexor largo del dedo gordo cruzan el lado medial de la articulación del tobillo a través del túnel del tarso para entrar a la cara plantar del pie. La anatomía detallada del túnel del tarso y sus contenidos se analizan junto con las estructuras del tobillo.

El tibial posterior se origina en la mitad superior de la membrana interósea y superficies adyacentes de la tibia y la fíbula, entre los orígenes del flexor largo del dedo gordo en sentido lateral y el flexor largo de los dedos en sentido medial. El flexor largo del dedo gordo se origina en el tercio medio de la superficie posterior del cuerpo de la fíbula y la membrana interósea adyacente. El flexor largo de los dedos se origina en el tercio medio de la superficie posterior y borde lateral de la tibia. Los tres tendones cruzan la articulación del tobillo hacia la cara plantar del pie a través del túnel del tarso en la cara medial del tobillo.

Almohadilla de grasa de Kager

La almohadilla de grasa de Kager se ubica en la parte distal de la pierna y posterior a la articulación del tobillo. La almohadilla de grasa tiene forma triangular, con la base formada por la superficie cortical superior del calcáneo, el borde anterior formado por el músculo y el tendón del flexor largo del dedo gordo y el borde posterior formado por la superficie anterior del tendón del calcáneo. El vértice del triángulo se extiende en sentido superior entre las fibras distales del sóleo y los músculos del grupo profundo.

Vasos y nervios

Las principales estructuras neurovasculares de la pierna entran a la misma desde el muslo al pasar a través de la fosa poplítea.

Vasos poplíteos

La arteria femoral se convierte en la arteria poplítea al dejar el canal aductor del muslo y entrar en la fosa poplítea a través del hiato aductor. La vena poplítea acompañante se convierte en la vena femoral cuando deja la fosa a través del hiato aductor para entrar al canal aductor. La arteria poplítea, junto con la vena y el nervio tibial, descienden a través de la fosa poplítea y entran al compartimento posterior de la pierna al pasar en la profundidad hacia el gastrocnemio y el arco tendinoso del sóleo. La arteria termina justo adelante del arco tendinoso del sóleo al dividirse en sus ramas terminales, las arterias tibiales anterior y posterior.

Arteria tibial anterior

La arteria tibial anterior deja el compartimento posterior para entrar al compartimento anterior al pasar sobre el borde superior de la membrana interósea tibiofibiar. La arteria tibial anterior continúa a través del compartimento anterior y termina al cambiar su nombre en la arteria dorsal del pie, después de cruzar la articulación del tobillo en el dorso del pie.

Arteria tibial posterior

Cerca de su origen, la arteria tibial posterior tiene una importante rama lateral, la arteria fibular, que desciende hacia la cara lateral del compartimento posterior, generando ramas perforantes para irrigar los tejidos del compartimento lateral, a través del cual no pasa ninguna arteria. La arteria tibial posterior continúa a través del compartimento posterior junto con el nervio tibial entre las capas musculares superficial y profunda y después deja la pierna a través del túnel del tarso para entrar al pie.

Nervio ciático

El nervio ciático se aproxima a la fosa poplítea desde la superficie profunda del bíceps femoral y se divide en sus ramas terminales, los nervios tibial y fibular común, justo proximal a la fosa poplítea.

Nervio tibial

El nervio tibial viaja a través de la parte central de la fosa entre las cabezas medial y lateral del músculo gastrocnemio y entra al compartimento posterior de la pierna al pasar debajo del arco tendinoso del músculo sóleo, acompañado por los vasos poplíteos. El nervio tibial desciende a través del compartimento posterior de la pierna entre las capas superficial y profunda de los músculos, proporcionando inervación motora a los músculos del compartimento posterior de la pierna. Junto con los vasos tibiales posteriores, el nervio tibial deja la pierna para entrar al pie a través del túnel del tarso.

Nervio sural

El nervio sural cutáneo se ramifica del nervio tibial en la fosa poplítea y, junto con una rama comunicante del nervio cutáneo sural lateral (del nervio fibular común), forma el nervio sural. El nervio sural se une a la pequeña vena safena en el surco superficial entre las cabezas medial y lateral del gastrocnemio y perfora la fascia crural cerca de la mitad de la pierna para proporcionar inervación cutánea a la mitad distal de la parte posterolateral de la pierna y a la cara lateral del pie.

Nervio fibular común

En la parte proximal de la fosa poplítea, la rama fibular común del ciático diverge en sentido lateral a lo largo del margen medial del bíceps femoral y su tendón, siguiendo el tendón a la cara posterolateral de la cabeza de la fíbula. El nervio cruza entonces el cuello fibular por vía subcutánea y entra al compartimento lateral entre las uniones del músculo fibular largo y se separa en sus divisiones terminales, los nervios fibulares profundo y superficial.

Nervio fibular superficial

El nervio fibular superficial desciende en el compartimento lateral (proporcionando inervación motora al compartimento) en la profundidad hacia el fibular largo y entonces emerge entre el fibular corto y extensor largo de los dedos en el tercio distal de la pierna, donde perfora la fascia profunda para proporcionar inervación cutánea a la superficie anterolateral de la pierna en sentido distal y a la mayor parte del dorso del pie.

Nervio fibular profundo

El nervio fibular profundo perfora el tabique intermuscular anterior para entrar al compartimento anterior, donde acompaña a los vasos tibiales anteriores. El nervio fibular profundo inerva los músculos del compartimento anterior, cruza la articulación del tobillo hacia el dorso del pie acompañando la arteria dorsal del pie, inerva las ramas motoras al extensor corto de los dedos y el extensor corto del dedo gordo y después perfora la fascia profunda entre el primero y segundo huesos metatarsianos para proporcionar inervación cutánea al espacio de red entre el dedo gordo y el segundo.

Técnica

Compartimento anterior

El paciente debe estar en posición supina con la rodilla flexionada a 90 grados y la planta del pie reposando en la mesa de exploración. Mediante palpación, se identifican la tuberosidad tibial y el borde anterior de la tibia. Se coloca el transductor en sentido transversal sobre la parte proximal del compartimento anterior, justo por debajo de la extensión inferior de la tuberosidad tibial. Se identifica la superficie anterolateral hiperecoica de la tibia y su sombra acústica densa. Se ajusta la posición del transductor hasta que se ubica la tibia en la extensión lateral de la imagen. En la parte profunda de la imagen se identifica la membrana interósea tibiofibular hiperecoica, que se extiende entre la superficie medial de la fíbula y la superficie anterolateral de la tibia. El tibial anterior es el músculo grande que se observa a lo largo de la tibia y la mitad medial de la membrana interósea. Se identifica el músculo extensor largo de los dedos entre el tibial anterior y el tabique intermuscular anterior hiperecoico, que se extiende entre la superficie medial de la fíbula y la superficie profunda de la fascia crural. El músculo fibular largo se observa parcialmente en su parte lateral al tabique intermuscular anterior, en el compartimento lateral. Se mueve la cara del transductor (se inclina y balancea) para ubicar la arteria tibial anterior y el nervio fibular profundo en contacto con la membrana interósea en la profundidad hacia el extensor largo de los dedos. Parte del músculo tibial posterior puede observarse a lo largo de la superficie posterior de la membrana interósea.

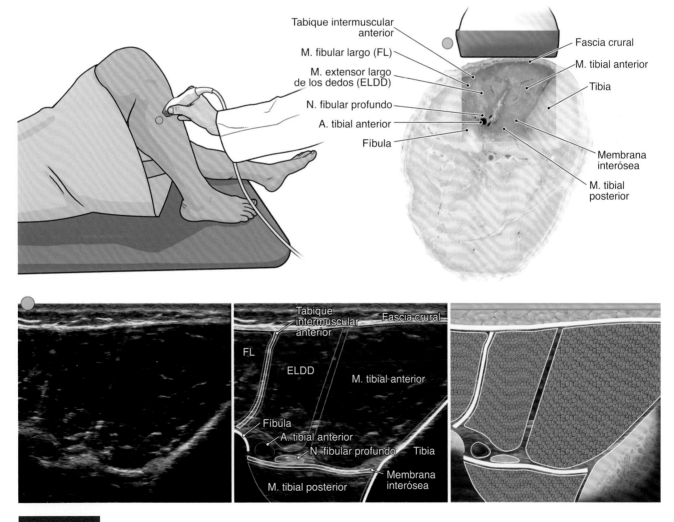

Tabique intermuscular anterior
M. fibular largo (FL)
M. extensor largo de los dedos (ELDD)
N. fibular profundo
A. tibial anterior
Fíbula

Fascia crural
M. tibial anterior
Tibia
Membrana interósea
M. tibial posterior

Tabique intermuscular anterior
Fascia crural
FL
ELDD
M. tibial anterior
Fíbula
A. tibial anterior
N. fibular profundo
Tibia
M. tibial posterior
Membrana interósea

Figura 5-32 Proyección transversal del tercio proximal del compartimento anterior de la pierna.

**COMPARTIMENTO
ANTERIOR
PARTE MEDIA DE LA
PIERNA**
Transversal
FIG. 5-33

Iniciando desde la posición previa del transductor, se desliza el transductor en sentido distal a lo largo del compartimento anterior a la parte media de la pierna (o un poco más allá de la parte media de la pierna), manteniendo a la vista el tibial anterior, el extensor largo de los dedos, la tibia, la fíbula y la membrana interósea tibiofibular. Al tiempo que se desliza el transductor en sentido distal, se flexiona de forma pasiva y se extiende el dedo gordo y se buscan destellos de movimiento correspondiente en la parte profunda del compartimento a lo largo de la superficie medial de la fíbula y la membrana interósea adyacente, para identificar el músculo extensor largo del dedo gordo y delinear sus bordes. Se registra el tendón central hiperecoico característico del músculo tibial anterior en la parte media de la pierna. El músculo fibular corto se ubica parcialmente en la vista lateral del flexor largo de los dedos y a lo largo de la superficie lateral de la fíbula. El tabique intermuscular anterior que separa el fibular corto del extensor largo de los dedos puede ser difícil de observar debido a

su anisotropía. Se mueve (se inclina y balancea) la cara del transductor para ubicar el nervio tibial anterior y fibular profundo en la parte profunda de la imagen, entre el extensor largo del dedo gordo, el tibial anterior y la membrana interósea tibiofibular.

Compartimento lateral

El paciente debe estar en posición de decúbito lateral con una pequeña almohada/soporte entre las rodillas y la rodilla flexionada a 90 grados. Se ubican la cabeza y el cuello de la fíbula mediante palpación y se coloca el transductor en sentido transversal (con el marcador directamente en sentido anterior) sobre la cara lateral de la pierna en la unión de la cabeza y el cuello de la fíbula. Se identifican la superficie hiperecoica de la fíbula y su sombra acústica. Se desliza el transductor en sentido superior e inferior a una corta distancia y se observa el cambio en el perfil de la larga cabeza ovoide al cuello estrecho. Se ajusta la posición del transductor y se mueve/

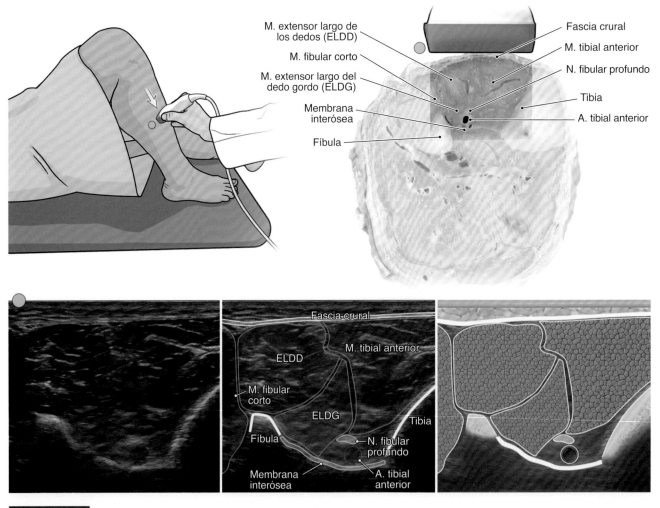

Figura 5-33 Proyección transversal del compartimento anterior a la mitad de la pierna.

inclina la cara del nervio fibular común hiperecoico a medida que transcurre de forma oblicua a través del cuello de la fíbula en la profundidad hacia el músculo fibular largo. Se identifica el músculo fibular largo con sus bordes anterior y posterior redondeados. El tabique intermuscular anterior hiperecoico se observa a lo largo de la superficie profunda de la parte anterior del fibular largo, extendiéndose de la fíbula a la fascia profunda (crural), separando los compartimentos lateral y anterior de la pierna. El tabique intermuscular posterior se observa a lo largo de la superficie profunda de la parte posterior del fibular largo, extendiéndose de la fíbula hasta la fascia crural, separando los compartimentos lateral y posterior.

COMPARTIMENTO LATERAL PARTE MEDIA DE LA PIERNA
Transversal
FIG. 5-35

Iniciando desde la posición previa del transductor, se le desliza en sentido distal a lo largo del compartimento lateral, aproximadamente a la parte media de la pierna, manteniendo el músculo fibular largo centrado en la imagen. El fibular largo comienza a estrecharse en su dimensión media lateral y su densidad de tejido conectivo aumenta a medida que el músculo fibular corto aparece y se agranda a lo largo de la superficie

lateral de la fíbula, entre la fíbula y el fibular largo. De nuevo, se identifica el tabique intermuscular anterior separando los compartimentos anterior y lateral, y el tabique intermuscular posterior que separa los compartimentos lateral y posterior.

COMPARTIMENTO LATERAL TERCIO DISTAL DE LA PIERNA
Transversal
FIG. 5-36

Comenzando en la posición previa del transductor, se desliza en sentido distal a lo largo del compartimento lateral a la unión entre los tercios proximal y distal de la pierna, manteniendo el fibular largo y corto centrados en la imagen. Acercándose hacia el tercio distal de la pierna, el fibular largo se hace más estrecho hasta formar una banda tendinosa a lo largo del área superficial del fibular corto. En sentido más distal, la banda tendinosa se convierte en un tendón oval posterior al tendón del fibular corto. La parte anterior del músculo fibular corto se estrecha para formar un tendón oval en la superficie posterior de la parte distal de la fíbula, en tanto que la parte muscular posterior persiste hasta la superficie posterior del maléolo lateral. Se identifica el tabique intermuscular anterior que separa los compartimentos lateral y anterior, y el tabique intermuscular posterior que separa los compartimentos lateral y posterior.

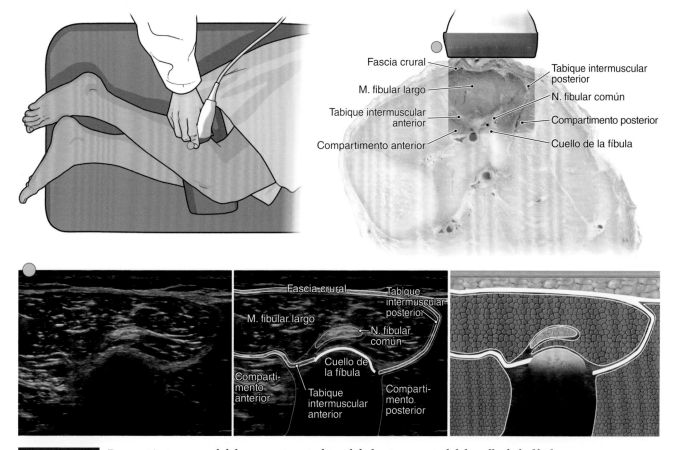

Figura 5-34   Proyección transversal del compartimento lateral de la pierna a nivel del cuello de la fíbula.

Compartimento posterior

COMPARTIMENTO POSTERIOR PARTE MEDIA DE LA PIERNA
Transversal
FIG. 5-37

El paciente debe estar en pronación con los tobillos y pies sobre el extremo de la mesa de exploración. Se coloca el transductor en sentido transverso sobre el centro de la cara posterior de la pierna en la extensión inferior del vientre de la pantorrilla o justo por debajo de la parte media de la pierna (el marcador del transductor se dirige en sentido lateral). Se ajusta la posición del transductor según se requiera para identificar la extensión inferior de las cabezas medial y lateral del gastrocnemio y su tendón aponeurótico intermedio en el estrato superior del músculo sóleo y su superficie tendinosa superficial. Aplicando una presión mínima a la cara del transductor, se le desliza en sentido superior e inferior al tiempo que se mueve/inclina para identificar la pequeña vena safena y el nervio sural acompañante dentro de un compartimento de la fascia crural superficial al tendón aponeurótico entre las cabezas del gastrocnemio. Se ajusta la posición del transductor y se inclina según sea necesario para identificar el contorno oblongo redondeado del músculo sóleo. En la profundidad hacia la cara medial del sóleo, entre el sóleo y los músculos profundos del compartimento posterior, se identifican el nervio tibial y los vasos tibiales posteriores.

COMPARTIMENTO POSTERIOR PARTE MEDIA DE LA PIERNA
Longitudinal
FIG. 5-38

Comenzando desde la posición previa del transductor, se le desliza en sentido medial, llevando la parte inferior de la cabeza medial del gastrocnemio al centro de la imagen. Se gira el transductor 90 grados (con el lado del marcador dirigido hacia arriba) hacia el eje longitudinal de la pierna y se ajusta su posición para llevar a la imagen el extremo distal ahusado de la cabeza medial del gastrocnemio. En la profundidad hacia el gastrocnemio, se identifica el músculo sóleo y se observa la capa tendinosa a lo largo de su área superficial. En el extremo distal del gastrocnemio, el tendón aponeurótico del gastrocnemio se une al tendón del sóleo formando el tendón del calcáneo. Deslizando el

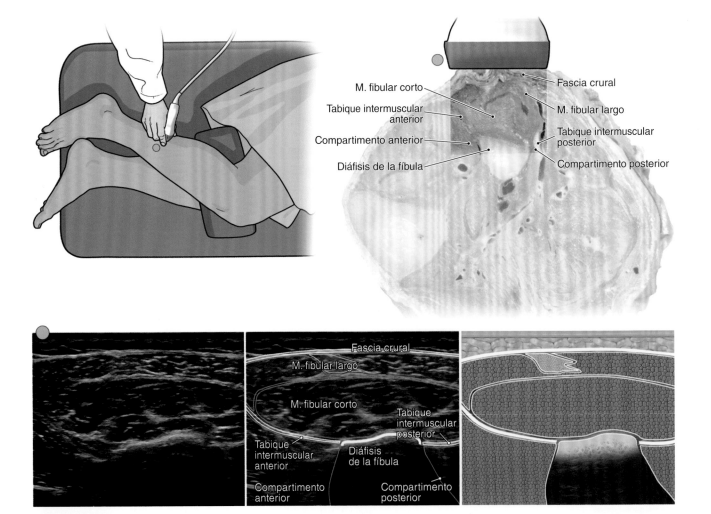

Figura 5-35 Proyección transversal de los músculos del compartimento lateral en la mitad de la pierna.

transductor en sentido distal en el mismo plano, el tendón del calcáneo se engrosa de forma progresiva a medida que las fibras del tendón del sóleo se van sumando. En la profundidad del sóleo se identifica la capa muscular profunda del compartimento posterior. De medial a lateral, los músculos profundos son el flexor largo de los dedos, el tibial posterior y el flexor largo del dedo gordo. Se inclina la cara del transductor según se requiera para identificar la superficie posterior hiperecoica de la tibia y su sombra acústica.

**COMPARTIMENTO
POSTERIOR
TENDÓN DEL
CALCÁNEO
PARTE DISTAL DE
LA PIERNA**
Longitudinal
FIG. 5-39

Mediante palpación, se ubica el tendón del calcáneo en la parte distal de la pierna. Se coloca el transductor sobre el tendón en su eje longitudinal 4 a 6 cm por arriba del talón (con el marcador dirigido hacia arriba). Se toma nota del aspecto fibrilar hiperecoico

del grueso tendón del calcáneo. Se ajusta la posición del transductor en sentido superior/inferior a lo largo del tendón hasta que puede verse con claridad el extremo inferior ahusado del sóleo. Se buscan las numerosas líneas hiperecoicas paralelas de tejido conectivo (perimisio) dentro del sóleo para ayudar a distinguir más allá el extremo distal del sóleo de la almohadilla de grasa de Kager (las líneas de tejido conectivo hiperecoico en la almohadilla de grasa están mucho menos organizadas). El perfil triangular de la almohadilla de grasa de Kager se observa en la profundidad hacia el tendón del calcáneo con su vértice proyectándose entre el extremo distal del sóleo y el grupo profundo de músculos. El flexor largo del dedo gordo es el principal músculo del grupo profundo que se observa en esta posición. Se busca la superficie posterior de la tibia, que se curva en sentido posterior hacia la joroba redondeada en su extremo distal, que en clínica se denomina maléolo posterior.

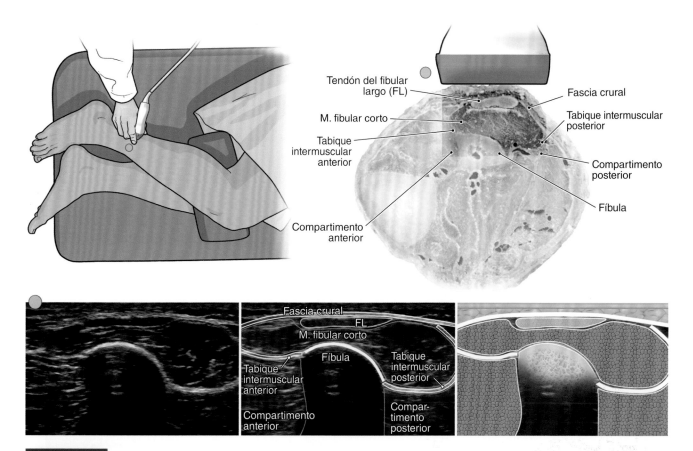

Figura 5-36 Proyección transversal del compartimento lateral del tercio distal de la pierna.

APLICACIONES CLÍNICAS

La exploración ecográfica es útil para la evaluación de lesiones del músculo y tendón, incluyendo tendinosis/tendinitis y desgarros parciales o completos del músculo gastrocnemio o sóleo y sus tendones aponeuróticos, el tendón del calcáneo y los tendones extensores (dorsiflexores) del tobillo (tibial anterior, extensor largo de los dedos y extensor largo del dedo gordo). La mayoría de las lesiones de los tendones fibulares ocurren en la articulación del tobillo.

La medición ecográfica del grosor del compartimento anterior antes y después de un periodo de esfuerzo se usa cada vez más para el diagnóstico del síndrome de compartimento por esfuerzo crónico.

La exploración y medición ecográfica puede usarse para la evaluación del atrapamiento/compresión del nervio fibular común en su trayecto a lo largo de la cabeza y el cuello de la fíbula, el nervio fibular superficial a medida que perfora la fascia profunda en la parte distal de la pierna, el nervio fibular profundo en su trayecto a través del compartimento anterior

(por osteofitos, lesiones que ocupan espacio o tejido cicatricial), el nervio sural en la parte que perfora la fascia profunda en la parte distal de la pierna y el nervio tibial donde pasa por debajo del arco tendinoso del origen del músculo sóleo en el compartimento posterior de la pierna.

Los bloqueos nerviosos guiados con ecografía se usan en diversas cirugías que involucran la parte distal de la pierna, el tobillo y el pie, incluyendo bloqueos del nervio tibial, nervio fibular común, nervio fibular superficial, nervio fibular profundo, nervio safeno y nervio sural. La exploración ecográfica se usa para evaluar las venas peronea y tibial posterior cuando se sospecha trombosis de la vena profunda. Las venas tibiales anteriores están involucradas con menor frecuencia en la trombosis venosa profunda y por lo tanto no se rastrean a menudo. En la evaluación de la arteriopatía periférica, las arterias que se incluyen en los estudios de ecografía Doppler de la pierna comprenden la poplítea, la tibial posterior, fibular y tibial anterior.

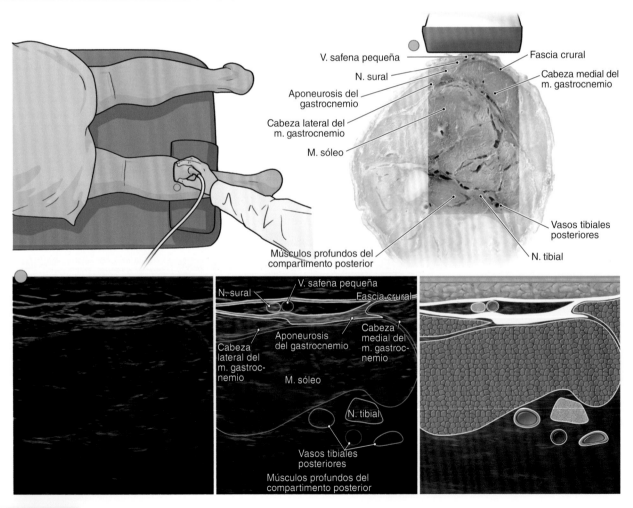

Figura 5-37 Proyección transversal del compartimento posterior a la mitad de la pierna, incluyendo la vena safena pequeña y el nervio sural.

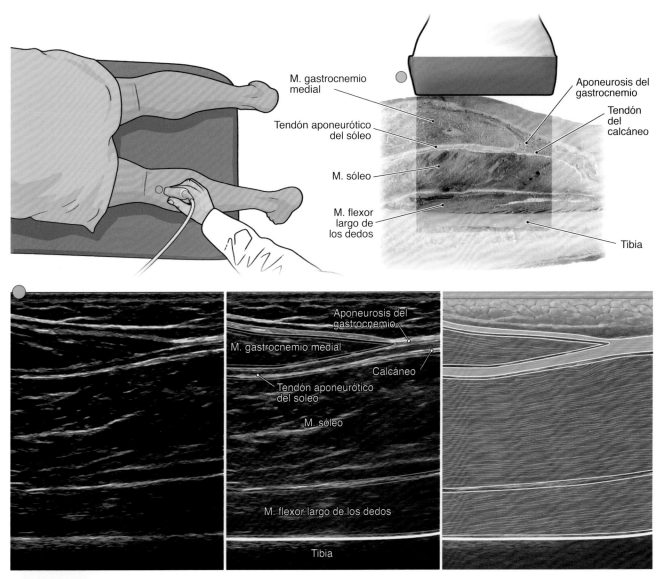

Figura 5-38 Proyección longitudinal (parasagital) de la cara medial del compartimento posterior en la mitad de la pierna.

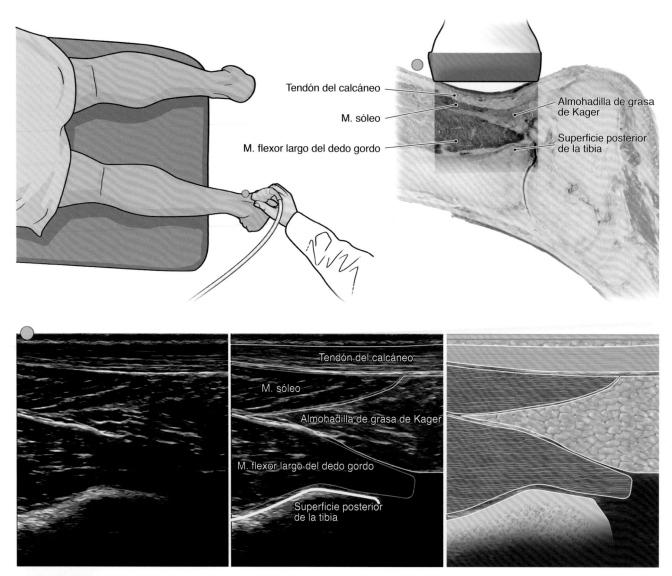

Figura 5-39 Proyección longitudinal del compartimento posterior de la parte distal de la pierna, incluyendo el tendón del calcáneo, el extremo distal del sóleo y la almohadilla de grasa de Kager.

Tobillo y pie

Revisión de la anatomía

Huesos

Los huesos del pie incluyen siete huesos tarsianos, cinco metatarsianos y tres falanges para cada dedo, excepto por el dedo gordo, que solo tiene dos falanges.

Huesos tarsianos

Talus

La parte principal del talus se conoce como el cuerpo. La tróclea del talus, que se articula con la tibia y la fíbula para formar la articulación del tobillo, se proyecta en sentido superior desde el cuerpo. Un pequeño proceso lateral se proyecta en sentido lateral desde el cuerpo sobre la superficie lateral del calcáneo. El proceso posterior del talus se proyecta en sentido posterior desde el cuerpo y tiene dos protuberancias redondeadas, los tubérculos medial y lateral, con un surco entre ellos para el tendón del flexor largo del dedo gordo. Un cuello corto se proyecta en sentido anterior desde el cuerpo a la cabeza redondeada de la superficie anterior del talus, que se articula con el hueso navicular. El talus se encuentra sobre el calcáneo y está apoyado por él.

Calcáneo

El calcáneo es el más grande de los huesos del tarso. La superficie superior del calcáneo tiene tres caras articulares para el talus, formando la articulación subtalar. Parte del calcáneo se extiende detrás de la articulación del tobillo para formar el talón. La superficie posterior es semicircular, con una cara para la inserción del tendón del calcáneo en sentido posterior, y se expande por debajo de la tuberosidad del calcáneo en la superficie plantar del talón. En su cara anterior, la tuberosidad del calcáneo tiene dos proyecciones separadas por un surco superficial, los procesos medial y lateral. La aponeurosis plantar se une al proceso medial de mayor tamaño y el surco intermedio.

Una gruesa repisa ósea, el sustentáculo del talus, se extiende en sentido medial de la parte anterior superior del calcáneo. Su área superior apoya el talus y se articula con él en la unión de la cabeza y el cuello, y existe un surco para el tendón del flexor largo del dedo gordo a lo largo de su superficie inferior.

Los tendones del fíbular largo y el corto se extienden a través de la superficie lateral del calcáneo y están separados por una pequeña protuberancia, la tróclea fíbular, en su paso a través de compartimentos separados del retináculo fíbular inferior.

La superficie anterior del calcáneo se articula con el hueso cuboides.

Otros huesos del tarso

El hueso navicular se articula en sentido posterior con la cabeza del talus y en sentido anterior con los huesos cuneiformes medial, intermedio y lateral, que se articulan en sentido anterior con las bases de los huesos metatarsianos I, II y III, respectivamente. El hueso cuboides se articula en sentido posterior con el calcáneo, en sentido medial con el hueso cuneiforme medio y en sentido anterior con las bases de los metatarsianos IV y V. Hay un surco a lo largo de la superficie plantar del hueso cuboides para el tendón del fíbular largo.

Metatarsianos

Los huesos metatarsianos, numerados del I al V de medial a lateral, tienen bases en su parte proximal y cabezas en su parte distal, unidas por sus cuerpos. Las bases metatarsianas se articulan en sentido proximal con los huesos cuneiformes medial, intermedio y lateral (I, II y III, respectivamente) y el hueso cuboides (IV y V), así como entre sí. Hay una proyección posterolateral prominente, el tubérculo, de la base del metatarsiano V, que sirve como sitio de unión del tendón del fíbular corto. Las cabezas de los metatarsianos se articulan con las falanges proximales de los dedos del pie.

Articulación del tobillo

La articulación del tobillo se forma entre los extremos distales de los huesos de la pierna, la tibia y la fíbula, y el talus. El extremo distal expandido de la tibia forma las áreas superior y medial (maléolo medial) del arco óseo de la articulación del tobillo, que en clínica suele denominarse la *mortaja* del tobillo. El maléolo lateral de la fíbula forma la superficie lateral del arco o mortaja de la articulación del tobillo. La tróclea cilíndrica del talus se proyecta en sentido superior del cuerpo del talus hacia el arco formado por la tibia y la fíbula. La membrana sinovial unida a lo largo de los márgenes de las superficies articulares de la tibia, la fíbula y la tróclea del talus recubre la articulación. La membrana sinovial está cubierta a su vez por una cápsula fibrosa con uniones óseas similares. La articulación del tobillo se estabiliza por los complejos de ligamentos colaterales medial y lateral, que también refuerzan la cápsula articular en sentido medial y lateral. La cápsula es laxa en sentido anterior y posterior (los recesos anterior y posterior), donde no está reforzada por ligamentos.

Diversos tendones cruzan la articulación del tobillo para alcanzar sus uniones en el pie. Los tendones del tibial posterior, flexor largo de los dedos y flexor largo del dedo gordo cruzan la articulación del tobillo en sentido posteromedial a través del túnel del tarso. El tendón del calcáneo cruza la articulación en sentido posterior. Los tendones del fibular largo y corto cruzan la articulación del tobillo en sentido posterolateral a lo largo de la superficie posterior del maléolo lateral. Los tendones del tibial anterior, extensor largo del dedo gordo y extensor largo de los dedos cruzan la articulación en sentido anterior.

Ligamentos

Ligamentos tibiofibulares

La tibia y la fíbula están unidas por la membrana interósea tibiofibular. Reforzando la membrana interósea justo arriba de la articulación del tobillo, la parte distal de la tibia y la fíbula están unidas por los ligamentos tibiofibulares anterior y posterior.

Complejo del ligamento colateral fibular

Los ligamentos talofibular anterior, talofibular posterior y calcaneofibular son los tres componentes del ligamento colateral fibular del tobillo. Los ligamentos laterales del tobillo no son tan fuertes como los ligamentos mediales (tibiales). El ligamento talofibular anterior, el más débil y el que más a menudo se lesiona de los ligamentos laterales, se extiende entre el borde anterior del maléolo lateral y la cara dorsal del cuello del talus. El ligamento talofibular posterior se extiende entre la parte no articular posterior de la superficie medial del maléolo lateral y el tubérculo lateral del proceso posterior del talus. El ligamento calcaneofibular se une entre la punta del maléolo lateral y un pequeño tubérculo en la superficie posterolateral del calcáneo, justo detrás de la articulación del tobillo. Los tendones del fibular corto y largo cruzan sobre el ligamento al tiempo que giran en sentido anterior desde la superficie posterior del maléolo lateral.

Complejo del ligamento colateral tibial (ligamento deltoideo)

Denominado de forma colectiva ligamento deltoideo, el complejo de ligamentos mediales del tobillo tiene cuatro partes con nombre: el ligamento tibiotalar anterior, el ligamento tibionavicular, el ligamento tibiocalcáneo y el ligamento tibiotalar posterior. Los componentes del ligamento deltoideo son más grandes y fuertes que los ligamentos laterales del tobillo.

El ligamento tibionavicular se une entre la superficie inferior anterior del maléolo medial con la superficie medial del hueso navicular y el margen superior/medial del ligamento calcaneonavicular plantar (resorte) justo detrás del navicular. El ligamento tibiotalar anterior, en la profundidad del ligamento tibionavicular, se une entre el borde inferior anterior del maléolo medial y la superficie medial del talus de la cabeza al cuerpo. El ligamento tibiocalcáneo, casi vertical, se extiende entre el borde inferior del maléolo medial y el sustentáculo talar del calcáneo. El ligamento tibiotalar posterior se une entre el borde inferior posterior del maléolo medial y la superficie medial del talus del tubérculo medial del proceso posterior hacia el cuerpo. La mayor parte del área superficial del ligamento deltoides está cruzada por los tendones del tibial posterior y el flexor largo de los dedos en su trayecto a través y justo más allá del túnel del tarso.

Tendones, nervios y arterias que cruzan el tobillo

Compartimento anterior de la pierna

Los músculos del compartimento anterior, inervados por el nervio fibular profundo, son el tibial anterior, el extensor largo del dedo gordo, el extensor largo de los dedos y el tercer fibular. Este tendón cruza la cara anterior de la articulación del tobillo en la profundidad hacia el retináculo extensor superior e inferior hacia el dorso del pie. El nervio fibular profundo y los vasos tibiales anteriores descienden a través del compartimento anterior para cruzar la articulación del tobillo en sentido anterior a lo largo de los tendones de los músculos del compartimento anterior.

Tendones del compartimento anterior

El tibial anterior se vuelve tendinoso en el tercio distal de la pierna, cruza la articulación del tobillo como el más medial de los tendones del compartimento anterior y gira debajo del lado medial del pie para insertarse en la base del primer metatarsiano y la superficie plantar adyacente del hueso cuneiforme medial.

El extensor largo del dedo gordo está cubierto en su origen por el tibial anterior en sentido medial y por el extensor largo de los dedos en sentido lateral. Su tendón surge entre ambos en el tercio distal de la pierna para cruzar la articulación del tobillo entre sus tendones, continuando a través del dorso del pie para insertarse en la superficie dorsal de la base de la falange distal del dedo gordo.

El tendón del extensor largo de los dedos se forma en la parte distal de la pierna y cruza la articulación del tobillo lateral al tendón del extensor largo del dedo gordo. En el dorso del pie, el tendón se divide en cuatro tiras que se insertan en las expansiones extensoras de los dedos laterales del pie.

Arteria dorsal del pie

La arteria dorsal del pie (por lo general la continuación de la arteria tibial anterior más allá de la articulación del tobillo) cruza el tobillo justo lateral al tendón del extensor largo del dedo gordo y continúa a lo largo del tendón hacia el dorso del pie, donde tiene ramas metatarsianas dorsales y una rama plantar profunda, que forma una anastomosis con el arco arterial plantar profundo.

Nervio fibular profundo

El nervio fibular profundo se ubica lateral a la arteria tibial anterior cuando cruza el tobillo hacia el dorso del pie. Justo después de cruzar el tobillo produce una rama motora al extensor corto de los dedos y continúa en sentido distal, convirtiéndose en cutáneo en el espacio interdigital del dedo gordo y el segundo dedo del pie.

Compartimento lateral de la pierna

Los dos músculos del compartimento lateral, el fibular largo y el corto, están inervados por el nervio fibular superficial. Sus tendones cruzan la articulación del tobillo a lo largo de la superficie posterior del maléolo lateral.

Tendones del compartimento lateral

El fibular largo se vuelve tendinoso alrededor de la parte media de la pierna y desciende a lo largo del área superficial del fibular corto y en sentido más distal a lo largo de la superficie posterior de la parte distal del fibular y el maléolo lateral, donde se encuentra inmediatamente lateral al tendón del fibular corto. El fibular corto se vuelve tendinoso en su descenso a lo largo de la superficie posterior de la parte distal de la fíbula y el maléolo lateral.

En el borde posterior de la punta del maléolo lateral, ambos tendones cruzan debajo del pequeño retináculo fibular superior y después sobre el ligamento calcaneofibular cuando comienzan a girar en sentido anterior a través de la superficie lateral del calcáneo. A una corta distancia en sentido anterior, cruzan a través de compartimentos separados del pequeño retináculo fibular inferior donde están separados por la tróclea fibular del calcáneo. El tendón del fibular corto se encuentra justo arriba de la tróclea y el tendón fibular largo se halla debajo de él.

Más allá de la tróclea fibular, el tendón del fibular corto continúa en sentido anterior a lo largo de la superficie lateral del calcáneo y la superficie lateral del hueso cuboides para insertarse en el tubérculo de la base del quinto metacarpiano.

El tendón del fibular largo continúa en sentido anterior a través de la superficie lateral del calcáneo, curvándose profundamente en la cara anterior del calcáneo para aproximarse al hueso cuboides, donde entra en un surco a lo largo de su superficie plantar. El tendón gira en sentido medial en el surco y avanza en sentido oblicuo a través de la parte plantar del pie para unirse en la base del primer metatarsiano y adyacente al hueso cuneiforme medial. Puede haber un hueso sesamoideo adyacente a la base del quinto metatarsiano donde el tendón gira en el surco en el hueso cuboides.

Nervio fibular superficial

El nervio fibular superficial desciende en el compartimento lateral, el cual inerva, profundo al fibular largo y después surge entre el fibular corto y el extensor largo de los dedos en el tercio distal de la pierna. Perfora la fascia profunda a una distancia variable por arriba del maléolo lateral y se divide en sus ramas terminales, los nervios cutáneos dorsal medial e intermedio. La rama cutánea dorsal medial inerva la cara medial del dorso del pie y la parte proximal del dedo gordo. El nervio cutáneo dorsal intermedio inerva la mayoría del resto del dorso del pie y partes proximales del segundo al quinto dedos.

Compartimento posterior de la pierna

Los músculos del compartimento posterior, inervados por el nervio tibial, están dispuestos en capas superficiales y profundas.

Capa superficial

Los músculos del grupo superficial incluyen las cabezas lateral y medial del gastrocnemio, el sóleo y el músculo plantar pequeño. Las dos cabezas del gastrocnemio convergen en la extensión inferior de la fosa poplítea y se ahúsan hasta una banda tendinosa aplanada ancha (aponeurosis del gastrocnemio) cerca de la mitad de la pierna. Las fibras tendinosas comienzan a aparecer a lo largo de la parte posterior central del músculo sóleo en la parte media de la pantorrilla. El tendón del sóleo se fusiona con el tendón en estratos superiores del gastrocnemio para completar la formación del tendón del calcáneo en el tercio distal de la pierna.

El tendón del calcáneo continúa en sentido distal, superficial a la almohadilla de grasa de Kager, para insertarse en la porción media de la superficie posterior del calcáneo.

Almohadilla de grasa de Kager y bursa retrocalcánea

La almohadilla de grasa se ubica en la parte distal de la pierna y posterior a la articulación de la rodilla. La almohadilla de grasa tiene forma triangular, con la base formada por la superficie cortical superior del calcáneo, el borde anterior formado por el músculo y el tendón flexor largo del dedo gordo, y el borde posterior formado por la superficie anterior (profunda) del tendón del calcáneo. El vértice del triángulo se extiende en sentido superior entre las fibras distales del sóleo y los músculos del grupo profundo. La bursa retrocalcánea, intermedia entre la superficie posterior superior del calcáneo y el tendón del calcáneo, se ubica en la esquina inferior posterior del triángulo. Puede ser que no se observe la bursa a menos que esté inflamada.

Capa profunda

Los músculos del grupo profundo incluyen poplíteo, tibial posterior, flexor largo de los dedos y flexor largo del dedo gordo. El poplíteo es un músculo corto relacionado con la articulación de la rodilla previamente analizado junto con las estructuras de la rodilla. Los tendones del tibial posterior, el flexor largo de los dedos y el flexor largo del dedo gordo cruzan el lado medial de la articulación del tobillo a través del túnel del tarso para entrar en la cara plantar del pie.

Túnel del tarso

El túnel del tarso es un túnel fibroóseo que consiste en una depresión superficial a lo largo de la superficie posterior del maléolo medial, la superficie medial del proceso posterior y el cuerpo del talus, y la superficie medial del calcáneo, extendidos por el retináculo flexor. El retináculo flexor es una banda de tejido conectivo fibroso unido en sentido anterior a lo largo del margen inferior del maléolo medial y posterior a la superficie medial del calcáneo. Los tabiques fibrosos de la superficie profunda del retináculo forman compartimentos separados dentro del túnel del tarso para los tendones de los músculos del compartimento posterior profundo y para el haz neurovascular consistente en los vasos tibiales posteriores y el nervio tibial.

En la parte distal de la pierna, el tendón del flexor largo de los dedos cruza el tendón del tibial posterior en sentido superficial de anterior a posterior, de modo que en el túnel del tarso, el tendón tibial posterior se encuentra a lo largo de la superficie posterior del maléolo medial inmediatamente anterior al tendón del flexor largo de los dedos. El tendón del flexor largo del dedo gordo del pie entra en el túnel del tarso en un surco entre los tubérculos medial y lateral del proceso posterior del talus y por tanto está separado de los tendones del tibial posterior y el flexor largo de los dedos. Más allá del surco en el proceso posterior del talus, el flexor largo del dedo gordo entra a un surco a lo largo de la superficie inferior del sustentáculo talar del calcáneo. El haz neurovascular se ubica en el espacio entre el tendón del flexor largo de los dedos en sentido anterior y el tendón del flexor largo del dedo gordo en sentido posterior. Los vasos, la arteria tibial posterior y dos o tres venas acompañantes están justo detrás del tendón del flexor largo de los dedos, con el nervio tibial justo posterior a los vasos. Dentro del túnel, el haz neurovascular está ligeramente anterior y superficial (medial) al tendón del flexor largo del dedo gordo.

Tendones e inserciones

Los tres tendones giran en sentido anterior en el túnel, saliendo de la profundidad de este hacia el músculo abductor del dedo gordo y curveándose debajo de la cara medial del pie para alcanzar sus uniones. El tendón del tibial posterior se extiende como abanico para unirse a las superficies plantares del hueso navicular y los huesos cuneiformes adyacentes a lo largo de la cara medial del pie. El tendón del flexor largo del dedo gordo continúa en sentido distal, insertándose en la superficie plantar de la base de la falange distal del dedo gordo. El tendón del flexor largo de los dedos cruza debajo (inferior o superficial a) de tendón del flexor largo del dedo gordo y se divide en cuatro tiras que se insertan en las superficies plantares de las bases de las falanges distales de los dedos laterales.

Arteria tibial posterior

En la parte distal del túnel del tarso o justo después de salir del túnel, la arteria tibial posterior y sus venas acompañantes se dividen en tres ramas: calcánea medial, plantar lateral y plantar medial. La arteria plantar lateral cruza la cara lateral del pie en la profundidad hacia el flexor corto de los dedos, un músculo intrínseco superficial del pie, y después se curva en sentido medial para formar el arco arterial plantar profundo. La arteria plantar medial continúa en sentido distal a lo largo de la cara medial del pie.

Nervio tibial

El nervio tibial tiene un trayecto y un patrón de ramificación similares a la arteria tibial posterior. Una rama calcánea medial acompaña a la arteria de nombre similar hacia la superficie plantar de la parte posterior del calcáneo y los nervios medial lateral y plantar acompañan a las arterias del mismo nombre. El gran nervio plantar lateral proporciona inervación cutánea a la mayor parte de la cara plantar del pie y tres y medio dedos laterales, e inervación motora a la mayoría de los músculos intrínsecos del pie. El nervio plantar medial más pequeño proporciona inervación cutánea a la cara medial de la planta del pie y el dedo y medio mediales, e inervación motora a cuatro músculos intrínsecos del pie no inervados por el nervio plantar lateral.

Aponeurosis plantar

La aponeurosis plantar es una banda engrosada distintiva de la fascia profunda que se une en sentido posterior al periostio del proceso medial del tubérculo calcáneo y se extiende en sentido anterior a lo largo de la parte central de la planta del pie, sobre la parte superficial del músculo flexor corto de los dedos. Cerca de la mitad del pie, la aponeurosis comienza a expandirse en sentido medial y lateral, dividiéndose en bandas separadas para cada uno de los dedos, que se unen a las cápsulas de la articulación metatarsofalángica y sus ligamentos relacionados.

Técnica

Cara anterior de la articulación del tobillo

Tendones del compartimento anterior

TENDONES DEL COMPARTIMENTO ANTERIOR ARTICULACIÓN DEL TOBILLO
Transversal
FIG. 5-40

El paciente debe estar en posición supina con la rodilla flexionada a 90 grados y la planta del pie reposando en la mesa de exploración. Se coloca el transductor en sentido transversal sobre la parte distal del compartimento anterior, unos cuantos centímetros por arriba de los maléolos medial y lateral.

En la parte distal de la pierna, los músculos del compartimento anterior se vuelven progresivamente más pequeños a medida que sus componentes tendinosos aumentan de tamaño y se hacen más evidentes. Se inclina/mueve la cara del transductor para identificar los tendones hiperecoicos (y el tejido muscular restante) del tibial anterior, extensor largo del dedo gordo y extensor largo de los dedos. Se desliza el transductor en sentido distal, manteniendo el tendón a la vista, a una posición entre los maléolos medial y lateral. Se busca la superficie hiperecoica cóncava superficial de la tróclea del talus cubierta por una capa anecoica de cartílago hialino, ocupando la mayoría o la totalidad de la parte profunda de la imagen. La cápsula articular y el recubrimiento sinovial del receso anterior de la articulación del tobillo pueden verse superficiales a la tróclea del talus. Superficial a la cápsula articular, se identifica el tendón tibial anterior en la cara medial de la imagen, moviendo la cara del transductor según se requiera para minimizar la anisotropía. Una corta distancia lateral al tendón tibial anterior, se identifica el tendón/unión miotendinosa del extensor largo del dedo gordo. Lateral al extensor largo del dedo gordo, se identifica el tendón/unión miotendinosa del extensor largo de los dedos. En la profundidad al borde lateral del extensor largo de los dedos (moviendo la cara del transductor según se requiera), se identifica el nervio fibular profundo y la arteria tibial anterior.

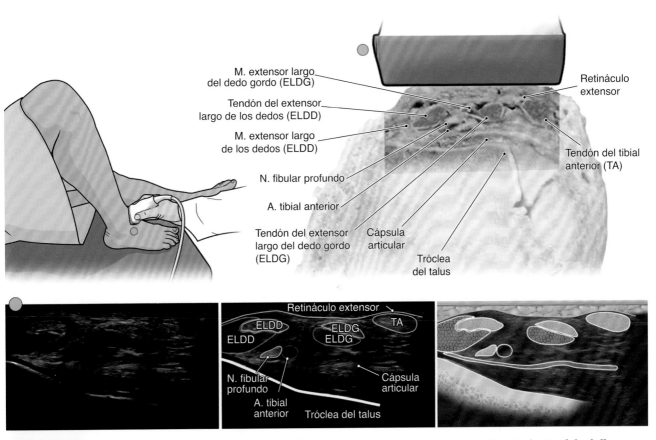

Figura 5-40 Proyección transversal de los tendones del compartimento anterior que cruzan la articulación del tobillo, junto con el nervio fibular profundo y la arteria tibial anterior.

Ligamento tibiofibular anterior

LIGAMENTO TIBIOFIBULAR ANTERIOR
Longitudinal
FIG. 5-41

El paciente debe estar en posición supina con la rodilla flexionada a 90 grados y la planta del pie reposando en la mesa de exploración. Se coloca el transductor en sentido transversal sobre la cara anterolateral de la pierna, con el lado del marcador sobre el borde anterior del maléolo lateral alrededor de 1 cm por arriba de la punta del maléolo. Se identifican la superficie hiperecoica y la sombra acústica del maléolo lateral. Manteniendo el lado del marcador del transductor anclado en posición, se gira el lado contrario al marcador del transductor en sentido superior, de modo que termine apoyándose alrededor de 2 cm más arriba en la pierna que el lado del marcador. Esto lleva la cara del transductor aproximadamente paralela al eje longitudinal del ligamento tibiofibular anterior. Se busca el perfil óseo de la parte distal de la tibia y la articulación tibiofibular distal para poder observarlos en la pantalla. Se ajusta la posición del transductor y se inclina para identificar el aspecto fibrilar del ligamento tibiofibular anterior a medida que se extiende por la articulación tibiofibular, entre las superficies anteriores del maléolo lateral y la cara lateral de la parte distal de la tibia. La rotación interna del pie aplicará tensión sobre el ligamento.

Ligamento talofibular anterior

LIGAMENTO TALOFIBULAR ANTERIOR
Longitudinal
FIG. 5-42

El paciente debe estar en posición supina con la rodilla flexionada a 90 grados y la planta del pie reposando en la mesa de exploración. De forma alternativa, el paciente puede colocarse en decúbito lateral con la rodilla ligeramente flexionada y un pequeño apoyo colocado debajo del lado medial del tobillo, para permitir al examinador colocar el pie de forma pasiva en flexión plantar e invertirlo, ejerciendo tensión sobre el ligamento. Comenzando con el transductor en la posición antes descrita para obtener imágenes del ligamento tibiofibular anterior, se desliza el transductor ligeramente inferior, de modo que el lado del marcador del transductor esté sobre la superficie anterior de la punta del maléolo lateral y se rota el talón del transductor hacia abajo, aproximadamente 90 grados a través de la cara anterior de la articulación del tobillo (los ligamentos tibiofibular anterior y talofibular anterior forman un ángulo casi recto entre sí). Durante la rotación, el transductor barre a través de la superficie articular de la tróclea del talus y hacia el cuello del talus. Se ajusta la posición del transductor y se inclina hasta que pueda identificarse el aspecto fibrilar hiperecoico de ligamento talofibular anterior extendiéndose entre el borde anterior de la punta del maléolo lateral y el cuello del talus.

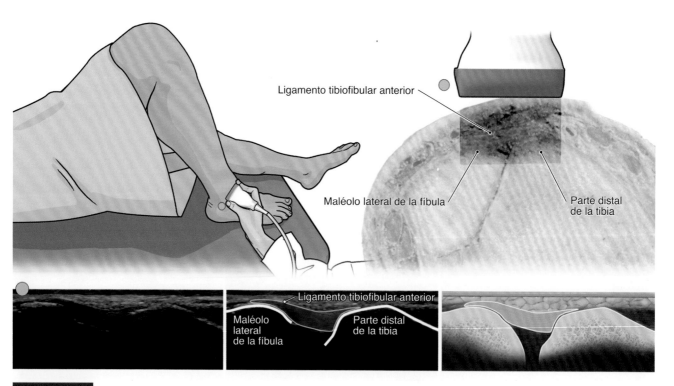

Ligamento tibiofibular anterior

Maléolo lateral de la fíbula

Parte distal de la tibia

Ligamento tibiofibular anterior

Maléolo lateral de la fíbula

Parte distal de la tibia

Figura 5-41 Proyección longitudinal del ligamento tibiofibular anterior.

Cara lateral de la articulación del tobillo

Tendones del fibular largo y corto

TENDÓN DEL FIBULAR LARGO
TENDÓN DEL FIBULAR CORTO
MALÉOLO LATERAL
Transversal
FIG. 5-43

El paciente debe estar en posición de decúbito lateral con una pequeña almohada o apoyo entre las rodillas ligeramente flexionadas. Se coloca la cara del transductor transversal al eje largo de la pierna con el lado del marcador del transductor en la cara posterolateral de la parte superior del maléolo lateral. Se ajusta la posición del transductor y se inclina/balancea la cara del transductor, minimizando la anisotropía, para identificar el tendón del fibular largo. Inmediatamente posterior al tendón del fibular largo, el tendón del fibular corto no está del todo formado en este nivel y es más difícil de identificar de forma definitiva. Se observa un pequeño componente ovoide del músculo fibular corto a lo largo de la cara posterior del tendón en formación. Manteniendo los tendones fibulares y del maléolo lateral a la vista, se desliza el transductor en sentido posterior según se requiera, al tiempo que se minimiza la presión de la cara del transductor, para ubicar la pequeña vena safena en la fascia superficial, a una breve distancia detrás del maléolo lateral.

Ligamento calcaneofibular

LIGAMENTO CALCANEOFIBULAR
Longitudinal
FIG. 5-44

Con el paciente en posición de decúbito lateral según se describió antes, se coloca el pie en dorsiflexión para ejercer tensión sobre el ligamento calcaneofibular y para llevarlo en alineación con el eje largo de la fíbula. Se coloca el lado del marcador del transductor en la punta del maléolo lateral con el lado contrario del transductor colocado ligeramente posterior, llevando la cara del transductor en alineación con el eje longitudinal del ligamento calcaneofibular. Se ajusta la posición del transductor y se inclina para identificar los tendones del fibular largo y corto, e inmediatamente en la profundidad hacia los tendones, el ligamento calcaneofibular fibrilar hiperecoico extendiéndose de la superficie medial del maléolo lateral (escondido en la sombra acústica) a la superficie lateral de la parte posterior del calcáneo, a una corta distancia por debajo de la punta del maléolo.

Tendón fibular corto

TENDÓN FIBULAR CORTO INSERCIÓN
Longitudinal
FIG. 5-45

El paciente debe estar en posición de decúbito lateral con una pequeña almohada o soporte entre las rodillas ligeramente flexionadas. Se ubica el tubérculo de la base del quinto meta-

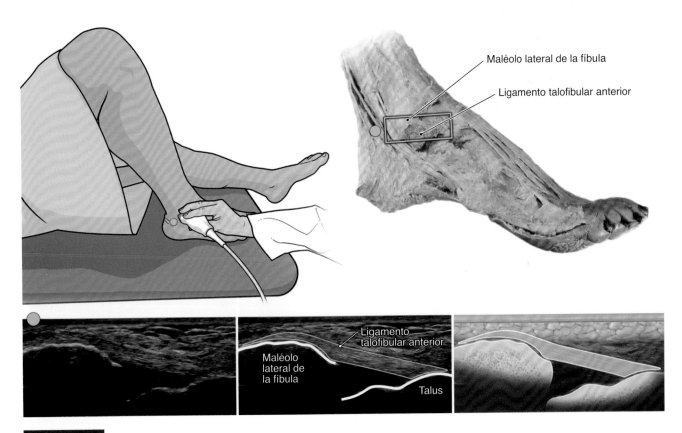

Figura 5-42 Proyección longitudinal del ligamento talofibular anterior.

tarsiano mediante palpación. Se pide al paciente que coloque el pie en eversión. El tendón del fibular corto suele ser visible desde abajo y anterior a la punta del maléolo lateral a su inserción en el tubérculo de la base del quinto metatarsiano. Con los músculos alrededor del tobillo de nuevo relajados, se coloca el transductor a lo largo del eje longitudinal del tendón, con el lado del marcador dirigido hacia la cara anterior de la punta del maléolo lateral y el lado opuesto sobre la cara posterior del tubérculo de la base del quinto metatarsiano. Se identifican la superficie hiperecoica redondeada y la sombra acústica del tubérculo. Se ajusta la posición del transductor hasta que el aspecto fibrilar hiperecoico del tendón fibular corto pueda observarse junto con su inserción hacia el tubérculo. Proximal a esta inserción, el tendón pasa sobre la parte anterior de la superficie lateral del calcáneo y la superficie lateral del hueso cuboides.

Tendón fibular largo

TENDÓN FIBULAR LARGO CALCÁNEO
Longitudinal
FIG. 5-46

Con el paciente en posición de decúbito lateral como ya se describió, se coloca el transductor a lo largo de la línea que interconecta la punta del maléolo lateral y un punto alrededor de 1 cm posterior al tubérculo de la base del quinto metatarsiano. Se ajusta la posición del transductor hasta que el aspecto fibrilar hiperecoico del tendón fibular largo pueda identificarse. Se ubica la superficie lateral del calcáneo en la profundidad hacia el tendón. Según se requiera, se desliza el transductor en sentido distal a lo largo del tendón hasta que pueda verse curveándose hacia la superficie plantar del pie a lo largo de la parte anterior del calcáneo, acercándose al hueso cuboides (el aspecto fibrilar del tendón desaparece debido a su anisotropía).

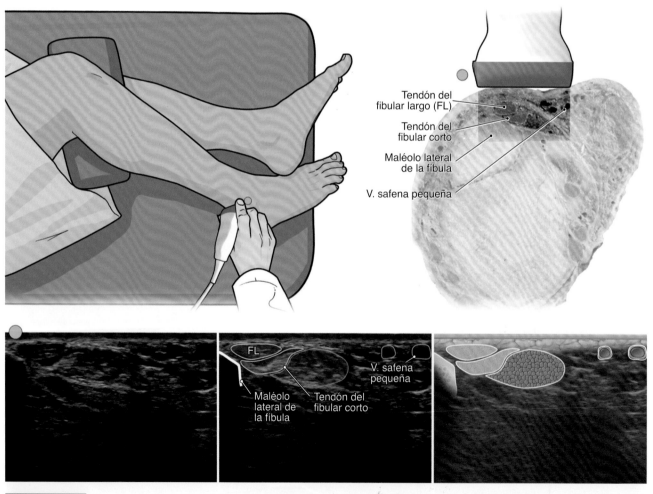

Tendón del fibular largo (FL)
Tendón del fibular corto
Maléolo lateral de la fíbula
V. safena pequeña

FL
V. safena pequeña
Maléolo lateral de la fíbula
Tendón del fibular corto

Figura 5-43 Proyección transversal del tendón del fibular largo y la unión tendón/miotendinosa del fibular corto en la cara posterior de los maléolos fibular distal/lateral.

Cara medial de la articulación del tobillo

Túnel del tarso y contenidos

TÚNEL DEL TARSO
MALÉOLO MEDIAL
Transversal
FIG. 5-47

El paciente debe estar en posición supina con la rodilla ligeramente flexionada y el muslo en rotación externa (posición de "ancas de rana"). Debe colocarse una pequeña almohada o soporte bajo la cara lateral del tobillo para permitir la eversión del pie, de modo que se minimice la concavidad del túnel del tarso. Se coloca el lado del marcador del transductor a lo largo del borde inferior del maléolo medial con la cara del transductor formando un ángulo hacia el talón. Se ajusta la posición del transductor y se inclina para identificar el tendón del tibial posterior a lo largo del maléolo medial. Inmediatamente posterior (y un poco profundo/medial) al tendón del tibial posterior, se identifica el tendón del flexor largo de los dedos (se ajusta la posición del transductor ligeramente y se inclina/balancea la cara del transductor según sea necesario para minimizar la anisotropía).

Manteniendo los tendones del tibial posterior y el flexor largo de los dedos a la vista, se ajusta la posición del transductor y se inclina hasta que pueda identificarse el tendón del flexor largo del dedo gordo en un surco a lo largo del proceso posterior del talus. Debido a su anisotropía, el tendón del flexor largo del dedo gordo puede ser un tanto difícil de identificar. Ubicar el perfil redondeado del tubérculo medial del proceso posterior del talus suele ser útil para identificar la posición del tendón del flexor largo del dedo gordo. Inmediatamente profundos hacia el retináculo flexor hiperecoico, los vasos tibiales posteriores y el nervio tibial se observan posteriores al tendón del flexor largo de los dedos.

Ligamento tibiocalcáneo

LIGAMENTO
TIBIOCALCÁNEO
Longitudinal
FIG. 5-48

Iniciando desde la proyección del túnel del tarso, descrita con anterioridad, se gira el lado sin marcador del transductor en sentido anterior al tiempo que se mantiene a la vista el tendón del flexor largo del dedo gordo. El extremo del marcador del transductor debe moverse ligeramente en sentido anterior al tiempo que se gira el extremo sin marcador. Lentamente,

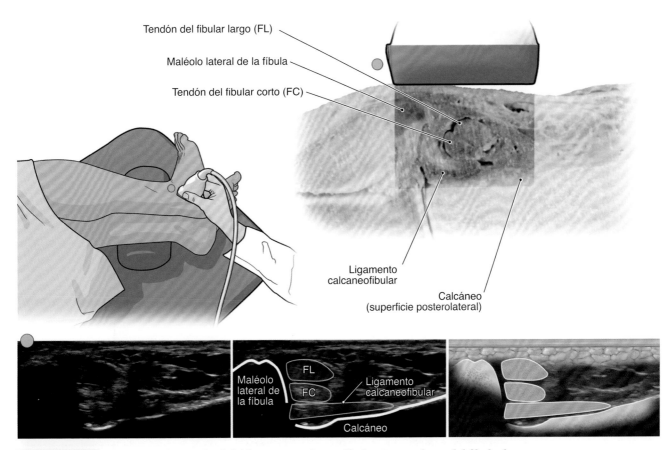

Tendón del fibular largo (FL)

Maléolo lateral de la fíbula

Tendón del fibular corto (FC)

Ligamento calcaneofibular

Calcáneo (superficie posterolateral)

FL
FC
Maléolo lateral de la fíbula
Ligamento calcaneofibular
Calcáneo

Figura 5-44 Proyección longitudinal del ligamento calcaneofibular. Los tendones del fibular largo y corto cruzan sobre el ligamento a medida que giran debajo de la punta del maléolo lateral.

se gira el transductor hasta que el tendón desaparece debajo de una repisa prominente de hueso, el sustentáculo talar del calcáneo. Otra prominencia ósea, la superficie medial del cuerpo del talus, debe poder observarse entre el maléolo medial y el sustentáculo talar. Estas dos prominencias óseas mediales tienen un aspecto un tanto similar, pero observar el trayecto del tendón del flexor largo del dedo gordo ayuda a identificar el sustentáculo talar. En este punto, el transductor debe tener una alineación casi vertical a lo largo del eje largo de la extremidad, con el extremo sin marcador del transductor dirigido ligeramente en sentido posterior. Se identifica el maléolo medial, la superficie medial del cuerpo del talus y el sustentáculo talar del calcáneo. Se ajusta la posición del transductor y se inclina/balancea su cara para identificar el tendón del tibial posterior. El perfil del tendón está alargado en esta posición, ya que el tendón se encuentra oblicuo a la orientación del transductor. Debido a su anisotropía, el tendón puede verse hipoecoico. Se intenta identificar el tendón del flexor largo de los dedos (también oblicuo a la orientación del transductor) inferior al tendón del tibial posterior y superficial al borde medial del sustentáculo talar. Los tendones se observan en esta posición en el extremo distal (anterior) del túnel del tarso, donde se ubican entre el retináculo del flexor en sentido superficial y el ligamento tibiocalcáneo en sus superficies profundas. Se ajusta con cuidado la posición del transductor y se inclina según se requiera, y se coloca el pie en eversión pasiva para ejercer tensión sobre el ligamento tibiocalcáneo, de modo que pueda apreciarse su aspecto fibrilar. El ligamento se extiende entre la superficie medial y el margen inferior del maléolo medial a la superficie superior del sustentáculo talar.

Cara posterior de la articulación del tobillo

INSERCIÓN DEL TENDÓN DEL CALCÁNEO
Longitudinal
FIG. 5-49

El paciente debe estar en pronación con los tobillos y los pies sobre el extremo de la mesa de exploración. Mediante palpación, se ubica el tendón del calcáneo en la parte distal de la pierna. Se coloca el transductor sobre el tendón en su eje longitudinal justo por arriba del talón (marcador dirigido en sentido superior). Obsérvese el aspecto fibrilar hiperecoico del tendón grueso del calcáneo. Con la cara del transductor centrada a lo largo del eje longitudinal del tendón del calcáneo, se desliza el transductor en sentido distal hasta que pueda verse el extremo distal ahusado en su inserción hasta la superficie posterior del calcáneo y su sombra acústica densa. En la profundidad hacia el tendón del calcáneo a lo largo del margen superior posterior del calcáneo, puede observarse

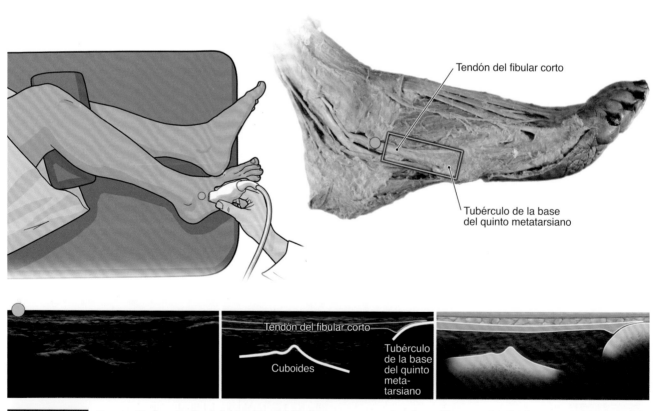

Tendón del fibular corto

Tubérculo de la base del quinto metatarsiano

Tendón del fibular corto

Cuboides

Tubérculo de la base del quinto metatarsiano

Figura 5-45 Proyección longitudinal del tendón del fibular corto cruzando sobre el hueso cuboides hasta su inserción en el tubérculo de la base del quinto metatarsiano.

la base del perfil triangular de la almohadilla de grasa de Kager. La bursa retrocalcánea está ubicada entre el tendón del calcáneo y la superficie posterior superior del calcáneo, pero puede no verse bien a menos que esté inflamada.

Aponeurosis plantar

**APONEUROSIS
PLANTAR**
Longitudinal
FIG. 5-50

El paciente debe estar en pronación con los tobillos y el pie sobre el extremo de la mesa de exploración. Se coloca el transductor sobre la superficie plantar del tobillo, orientado a lo largo del eje largo del pie, con el lado del marcador dirigido en sentido posterior. Se identifican la superficie hiperecoica y la densa sombra acústica de la tuberosidad del calcáneo. Se desliza la cara del transductor en sentido medial y lateral para identificar el proceso medial de la tuberosidad. Se inclina/balancea la cara del transductor hasta que el aspecto fibrilar de la gruesa (3-5 mm) aponeurosis plantar pueda identificarse al unirse con el periostio sobre el proceso central y después extenderse en sentido anterior a lo largo de la región superficial del músculo flexor corto de los dedos. Debido a la densidad de los tejidos en estratos superiores, puede ser necesario aumentar la ganancia de la imagen para obtener imágenes adecuadas de la aponeurosis y el músculo.

APLICACIONES CLÍNICAS

La exploración ecográfica es útil para la evaluación de lesiones musculares y tendinosas, incluyendo tendinosis/tendinitis y desgarros parciales o completos del tendón. Algunos ejemplos de lesiones del tendón del tobillo que suelen examinarse usando ecografía incluyen el tendón del calcáneo y los tendones fibular largo y corto. Las lesiones de los tendones extensores del tobillo y los tendones del compartimento posterior profundo son menos frecuentes, pero ocurren y pueden subdiagnosticarse.

La rotura del tendón del calcáneo tiende a ocurrir en hombres mayores durante actividades recreativas, por ejemplo, los "guerreros de fin de semana". Los tendones del fibular largo o corto pueden subluxarse debido al desgarro del retináculo fibular superior aunado a lesiones de esguinces del tobillo por inversión. Esto causa dolor en la parte lateral del tobillo luego de un chasquido y puede evolucionar a tendinosis/tendinitis o desgaste y rotura parcial o completa del tendón fibular, más a menudo el fibular corto en la superficie posterior del maléolo lateral.

Los ligamentos medial y lateral de la articulación del tobillo se estiran y desgarran de forma parcial o completa en esguinces de inversión/eversión del tobillo. El ligamento talofibular anterior es el ligamento lateral afectado con mayor frecuencia en las lesiones de inversión del tobillo, seguido por el ligamento calcaneofibular. Los ligamentos mediales del tobillo (deltoides) pueden desgarrarse en relación con lesiones que afectan la eversión o inversión del pie con rotación externa, pero debido a la fuerza de los ligamentos mediales (deltoides), las fracturas por avulsión del maléolo medial son más frecuentes. En ocasiones la lesión del ligamento tibiofibular anterior se denomina esguince alto del tobillo y el ligamento puede desgarrarse en conjunción con diversas lesiones por esguince del tobillo (y fracturas del tobillo), en especial aquellas que se relacionan con una rotación externa forzada del pie en inversión o eversión.

La exploración ecográfica se usa para el diagnóstico del neuroma de Morton, un aumento en el tamaño (fibroma perineural) de un nervio plantar digital común, por lo general en el espacio entre la tercera y cuarta cabezas metatarsianas, lo que provoca atrapamiento, dolor o falta de sensibilidad. La exploración y la medición ecográficas pueden usarse para la evaluación del atrapamiento o compresión del nervio tibial en su trayecto a través del túnel del tarso.

Puede usarse guía ecográfica en bloqueos del tobillo (nervio tibial, nervio sural, nervio safeno, nervio fibular superficial y nervio fibular profundo) para procedimientos quirúrgicos en el pie.

En la evolución de la arteriopatía periférica, las arterias que se incluyen en los estudios de ecografía Doppler del tobillo y el pie comprenden las arterias dorsal del pie y tibial posterior.

La fascitis plantar es un trastorno doloroso relacionado con uso excesivo y estrés repetitivo de la aponeurosis plantar, que causan desgarros y alteración de la organización normal de las fibras de colágeno. La ecografía es útil para detectar cambios localizados en la organización y el grosor de la aponeurosis plantar para detectar áreas calcificadas y, en algunos casos, para guiar las inyecciones de esteroides.

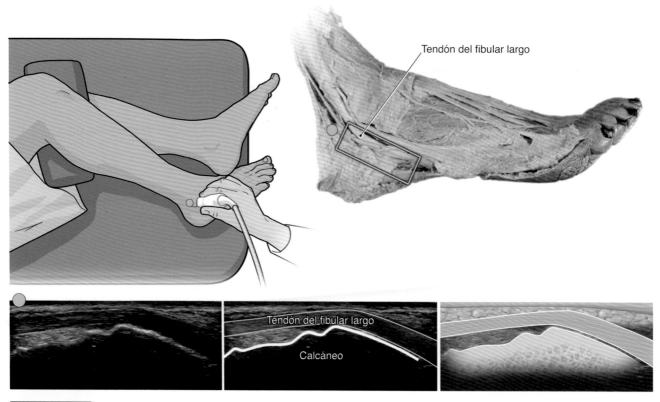

Tendón del fibular largo

Tendón del fibular largo

Calcáneo

Figura 5-46 Proyección longitudinal del tendón del fibular largo que cruza la superficie lateral del calcáneo.

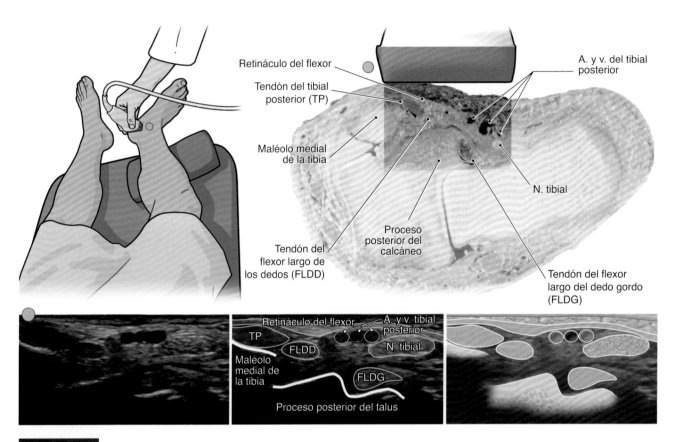

Retináculo del flexor

Tendón del tibial posterior (TP)

Maléolo medial de la tibia

Tendón del flexor largo de los dedos (FLDD)

A. y v. del tibial posterior

N. tibial

Proceso posterior del calcáneo

Tendón del flexor largo del dedo gordo (FLDG)

Retináculo del flexor

TP

FLDD

Maléolo medial de la tibia

A. y v. tibial posterior

N. tibial

FLDG

Proceso posterior del talus

Figura 5-47 Proyección transversal de los contenidos del túnel del tarso.

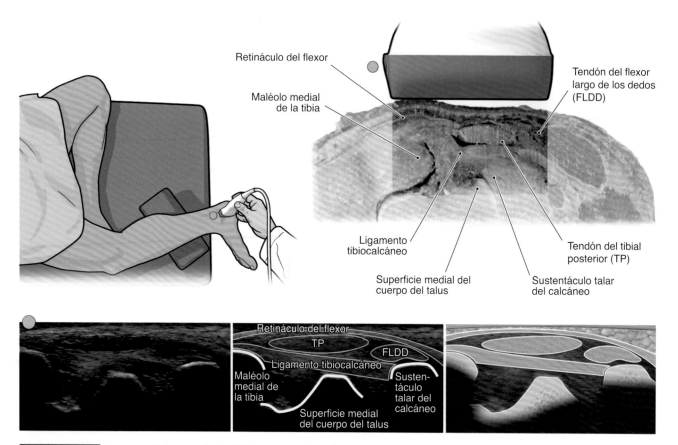

Retináculo del flexor

Maléolo medial de la tibia

Tendón del flexor largo de los dedos (FLDD)

Ligamento tibiocalcáneo

Superficie medial del cuerpo del talus

Tendón del tibial posterior (TP)

Sustentáculo talar del calcáneo

Retináculo del flexor

TP

FLDD

Ligamento tibiocalcáneo

Maléolo medial de la tibia

Superficie medial del cuerpo del talus

Sustentáculo talar del calcáneo

Figura 5-48 Proyección longitudinal del ligamento tibiocalcáneo (del complejo de ligamentos del deltoides) en el piso del túnel del tarso.

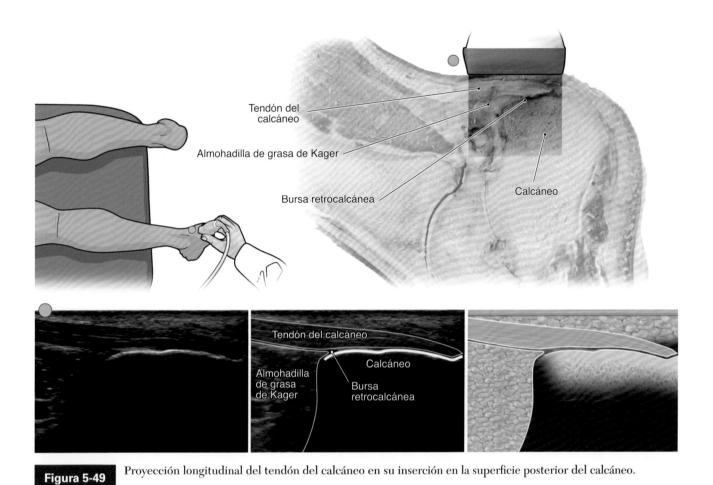

Tendón del
calcáneo

Almohadilla de grasa de Kager

Bursa retrocalcánea

Calcáneo

Tendón del calcáneo

Calcáneo

Almohadilla
de grasa
de Kager

Bursa
retrocalcánea

Figura 5-49 Proyección longitudinal del tendón del calcáneo en su inserción en la superficie posterior del calcáneo.

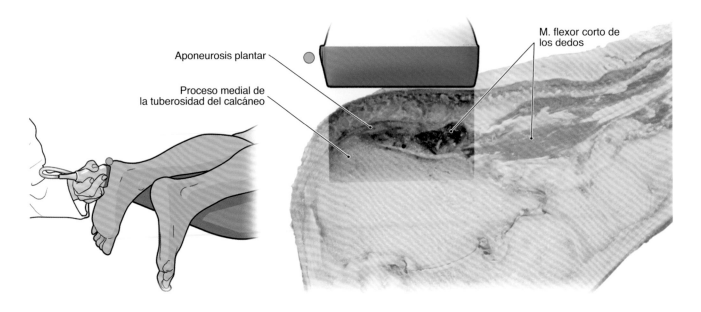

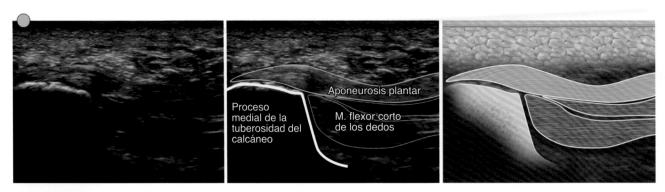

Figura 5-50 Proyección lateral de la aponeurosis plantar que surge del proceso medial de la tuberosidad del calcáneo.

6

Tórax: pared torácica y pleura

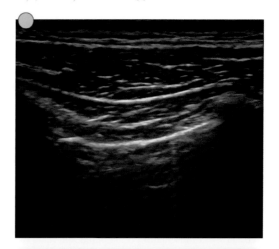

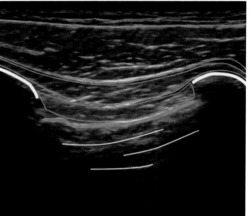

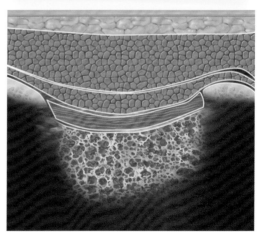

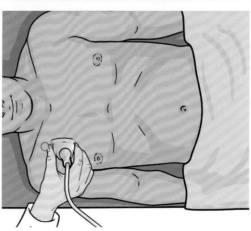

Revisión de la anatomía

Pared torácica

El tórax es la parte del cuerpo que ocupa el espacio entre el cuello y el abdomen. La caja ósea del tórax tiene una forma cónica, un estrecho vértice en sentido superior (la abertura torácica superior, que lleva a la raíz del cuello) y una amplia base en sentido inferior (la apertura torácica inferior resguardada por el diafragma). La pared torácica verdadera incluye la caja torácica y los músculos intercostales y la musculatura de la pared anterolateral. Las mismas estructuras que cubren su cara posterior se consideran parte de la espalda.

Huesos de la pared torácica

Los huesos de la pared torácica incluyen el esternón y las costillas. El esternón es un hueso plano compuesto de tres partes: el manubrio, el cuerpo y el proceso xifoides.

En sentido superior, el manubrio tiene la escotadura yugular y, en cada uno de los lados laterales, la escotadura clavicular para articularse con la clavícula. El manubrio también se articula con la primera costilla, la segunda costilla y el cuerpo del esternón. La unión entre el manubrio y el cuerpo del esternón también se conoce como ángulo esternal (de Louis) y es el sitio de la articulación manubrioesternal. Este punto de referencia marca lo siguiente:

- la segunda costilla se articula con el esternón
- la bifurcación de la tráquea
- el sitio en que el arco aórtico inicia y termina
- el borde inferior de la parte superior del mediastino
- el nivel vertebral T4/T5

El cuerpo del esternón se articula con el segundo al séptimo cartílagos costales en las articulaciones esternocostales y el proceso xifoides en la articulación xifoesternal.

Hay 12 pares de costillas que se clasifican ya sea como verdaderas o falsas con al menos dos de ellas llamadas *flotantes* debido a que no están unidas al esternón. Las costillas verdaderas son la 1 a la 7 y se articulan directamente con el esternón. Las costillas falsas son la 8 a la 10 y están conectadas con la séptima costilla a través de los cartílagos costales. Las costillas 11 y 12 no están conectadas con el esternón. Una costilla típica consiste en cabeza, cuello, tubérculo y cuerpo. La cabeza de la costilla se articula con las facetas costales superior e inferior (hemifacetas) de los cuerpos vertebrales correspondientes. El tubérculo se articula con el proceso transverso de las vértebras correspondientes (excepto las costillas 11 y 12). El cuerpo de la costilla contiene un surco costal a lo largo de su borde interior en el que la vena, la arteria y el nervio intercostales están acomodados.

Músculos intercostales

Hay tres músculos intercostales: los intercostales externos, los intercostales internos y los intercostales íntimos. El músculo intercostal externo se ubica en sentido superficial y la orientación de sus fibras va en sentido medial y descendente en una dirección en línea con el músculo oblicuo abdominal externo de la pared abdominal anterior. A nivel del esternón, el músculo intercostal externo está remplazado por la membrana intercostal anterior. En la profundidad hacia el músculo intercostal externo se encuentra el músculo intercostal interno. Este músculo va en una dirección opuesta a los intercostales externos en sentido descendente y lateral, en línea con el músculo oblicuo abdominal interno. El músculo intercostal íntimo es el más profundo de los músculos intercostales y va en la misma dirección que el músculo intercostal interno.

Arterias, venas y nervios intercostales

Las arterias intercostales avanzan entre las costillas. Cada espacio intercostal está irrigado por una arteria intercostal posterior y un par de arterias intercostales anteriores. Las arterias intercostales anteriores son ramas de las arterias torácicas internas y las arterias intercostales posteriores son ramas de la aorta torácica descendente. Además, el primero y el segundo espacios intercostales están irrigados por la arteria intercostal superior o suprema, que es una rama del tronco costocervical, una rama de la arteria subclavia.

Las venas intercostales corren a lo largo de las arterias y nervios intercostales. De forma similar a las arterias, hay venas intercostales posteriores que drenan en el sistema venoso ácigos/hemiácigos. Las venas intercostales anteriores son tributarias de las venas torácicas internas. Las venas intercostales posteriores del primer espacio intercostal drenan en las venas braquiocefálica izquierda y derecha. Las venas intercostales posteriores del segundo y tercer espacios intercostales drenan en las venas braquiocefálicas derecha e izquierda. La vena intercostal superior derecha drena en la vena ácigos y la vena intercostal superior izquierda drena en la vena braquiocefálica izquierda.

Hay 12 pares de nervios espinales torácicos que inervan la pared torácica. Estos nervios emergen de los agujeros intervertebrales e inmediatamente se dividen en las ramas primarias anterior y posterior. Las ramas primarias anteriores de los nervios T1 a T11 corren en los espacios intercostales y por tanto se conocen como nervios intercostales. La rama primaria anterior del nervio T12 corre inferior a la duodécima costilla y se conoce como el nervio subcostal. Las ramas primarias posteriores de los nervios espinales intercostales torácicos corren en sentido posterior, lateral a los procesos articulares de las vértebras e inervan las articulaciones, músculos profundos de los músculos de la espalda y sus dermatomas correspondientes.

Los nervios intercostales dan origen a ramas cutáneas laterales en la línea medioaxilar y después terminan como nervios cutáneos anteriores. Los nervios intercostales inervan los músculos intercostales y sus dermatomas correspondientes. En general, las venas, arterias y nervios intercostales corren entre los músculos intercostales internos e íntimos en los surcos costales.

Pleura

La pleura es una delgada membrana serosa que envuelve cada pulmón y consiste en las capas parietal y visceral. La pleura parietal se subdivide en:

- pleura costal adherente a las costillas
- pleura cervical que se extiende por arriba de la primera costilla en la raíz del cuello
- pleura mediastínica que mira hacia el mediastino
- pleura diafragmática adherente a la superficie superior del diafragma

La pleura parietal está unida a la superficie interna de la pared torácica por la fascia endotorácica. En el cuello, la pleura cervical está reforzada por una parte condensada de la fascia endotorácica también conocida como fascia de Sibson (membrana subpleural). La capa visceral envuelve los pulmones propiamente dichos. La pleura costal está inervada por los nervios intercostales. Las pleuras mediastínica y diafragmática están inervadas por los nervios vagos. Así, la pleura parietal es sensible al dolor, en contraste con la pleura visceral, que es insensible al dolor pero recibe inervación vasomotora para los reflejos de estiramiento y respiratorio a través del nervio vago.

Las arterias torácica interna, frénica superior, intercostal posterior e intercostal superior irrigan la pleura parietal, en tanto que la pleura visceral está irrigada por las arterias bronquiales.

Entre las pleuras parietal y visceral se encuentra un espacio potencial, el espacio pleural. La pleura está compuesta por células mesoteliales que producen pequeñas cantidades de líquido seroso, el cual facilita los movimientos de los pulmones. Durante la respiración normal, los pulmones no están completamente expandidos y, por ello, la pleura parietal no está en contacto con la pleura visceral. Las áreas en que la pleura parietal no está en contacto directo con el parénquima pulmonar se denominan recesos, de los cuales existen dos. El receso costodiafragmático está formado por la reflexión de las pleuras costal y diafragmática. El receso costomediastínico se forma entre las pleuras costal y mediastínica.

Técnica

El paciente debe estar en posición supina y cubierto de forma apropiada para permitir la palpación en los puntos de referencia para colocar y manipular el transductor mientras se mantiene la privacidad y la comodidad del paciente. Usar un transductor lineal de alta frecuencia (aunque toda la anatomía relevante puede observarse usando un transductor de matriz curva, la resolución es mucho mejor con el transductor lineal y por tanto es mejor para explorar la anatomía), con el marcador dirigido hacia la cabeza.

Se coloca el transductor en la línea medioclavicular sobre el segundo, tercero o cuarto espacio intercostal con el lado del marcador apuntando sobre la costilla por arriba y el otro extremo sobre la costilla por abajo (sombras acústicas de las costillas por arriba y abajo en cada lado de la imagen).

De la superficie hacia la profundidad se identifican las siguientes estructuras:

- pectoral mayor
- pectoral menor
- músculos y membranas intercostales
- línea pleural hiperecoica (en la superficie profunda de las costillas)
- líneas ecográficas A y B

La pleura tiene un grosor cercano a 0.2 mm, muy cerca del límite de identificación ecográfica. Sin embargo, con una exploración cuidadosa, tanto la pleura parietal como la visceral pueden representarse como dos líneas ecógenas distintas. En general, la pleura parietal se observa mejor en comparación con la pleura visceral y aparece como una delgada línea ecógena. Con la ecografía de alta definición puede verse una línea doble representando la pleura parietal y la fascia endotorácica. Sin embargo, la

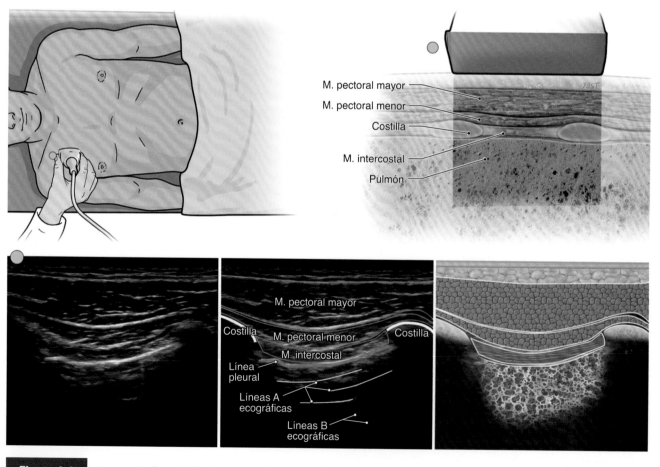

Figura 6-1 Proyección longitudinal (parasagital) normal del espacio intercostal y la línea pleural.

pleura visceral es más difícil de identificar. Se ha descrito como una delicada línea ecógena, insertada en la reflexión casi total de las ondas ecográficas sobre el pulmón lleno de aire. Los artefactos de reflexión y reverberación son las características dominantes de las imágenes de la pleura visceral y las estructuras que la rodean. Con una observación cuidadosa, puede apreciarse un movimiento intermitente que se conoce como el signo de deslizamiento pleural, en el que la pleura visceral se desliza a lo largo de la pleura parietal con la respiración. La presencia del deslizamiento pleural prácticamente descarta un neumotórax en este sitio.

También se observan líneas B ecográficas ocasionales en individuos normales. Estos son artefactos de reverberación en cola de cometa, hiperecoicos, delgados y perpendiculares a la línea pleural, que se mueven hacia adelante y atrás de forma sincrónica con el deslizamiento pleural. Esto probablemente se debe a diferencias en la impedancia acústica del aire alveolar frente al líquido intersticial en las paredes alveolares (tabique interalveolar cerca de la superficie pulmonar). Las líneas B engrosadas numerosas o coalescentes (cohetes pulmonares) indican edema pulmonar o neumonía.

Las líneas A ecográficas son líneas hiperecoicas con una separación igual, paralelas a la línea pleural y son artefactos de reverberación (que se observan con pulmones normales y en el neumotórax).

La ausencia de deslizamiento pleural indica neumotórax y el sitio donde se detiene el deslizamiento se conoce como *punto pulmonar* (el borde del neumotórax frente al pulmón normal/espacio pleural). La ausencia de líneas B también es importante para el diagnóstico de neumotórax. Si se observa cualquier línea B, incluso en ausencia de un deslizamiento pleural obvio, la probabilidad de neumotórax se reduce en gran medida.

MÚSCULOS
PECTORALES
COSTILLAS
ESPACIO INTERCOSTAL
PLEURA
Transversal
FIG. 6-2

Iniciando con la posición del transductor descrita anteriormente para la figura 6-1, se gira el transductor 90 grados en sentido contrario a las manecillas del reloj, de modo que el marcador apunte a la derecha del paciente. Se coloca el transductor sobre el espacio intercostal sin sombra de la costilla como en la proyección sagital y se identifican las siguientes estructuras:

- pectoral mayor
- pectoral menor
- músculos y membranas intercostales
- línea pleural hiperecoica
- líneas A ecográficas

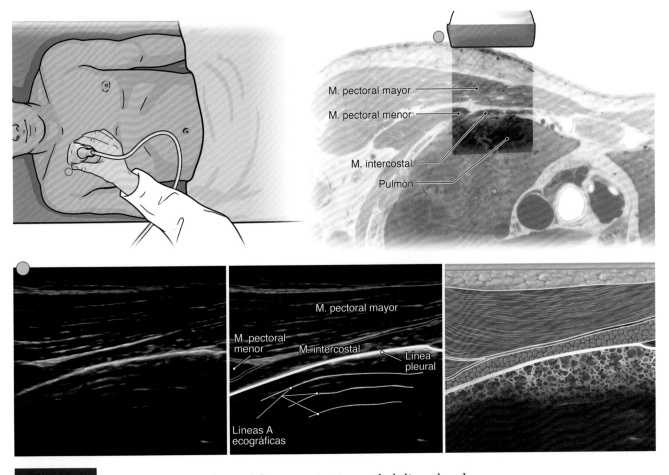

Figura 6-2   Proyección transversal normal de un espacio intercostal y la línea pleural.

APLICACIONES CLÍNICAS

La exploración ecográfica de la pleura, la línea pleural y el signo de deslizamiento pleural se usa para la detección de neumotórax en el traumatismo toracoabdominal, como parte de la evaluación enfocada con ecografía para traumatismos extendida (FASTe).

Las mismas técnicas también se utilizan en el examen del paciente en la cama para neumotórax, edema pulmonar, derrame pleural, hemotórax y hematomas. La exploración ecográfica del tórax también puede detectar fracturas costales con una precisión relativamente elevada, así como metástasis óseas y cáncer pulmonar periférico que infiltra la pared torácica.

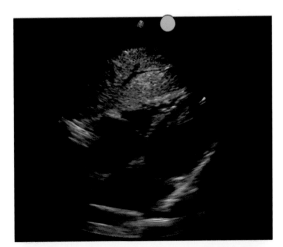

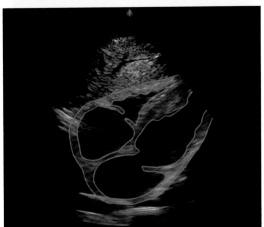

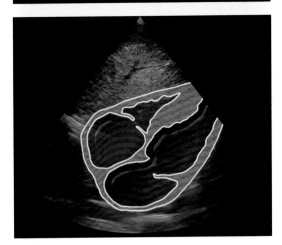

7

Corazón

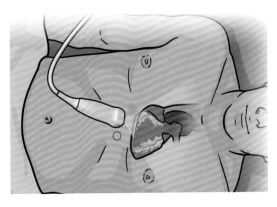

Revisión de la anatomía

Pericardio

El pericardio es un saco fibroseroso que recubre la totalidad del corazón y una porción de los grandes vasos, y está compuesto por dos capas, una fibrosa y una serosa. El pericardio fibroso es duro y denso, formando la capa más externa del saco pericárdico. El pericardio fibroso está unido a la superficie profunda del esternón por los ligamentos esternopericárdicos (compuestos de condensaciones de tejido areolar mediastínico), al diafragma (en sentido inferior) y a la capa adventicia de la aorta y el tronco pulmonar.

El pericardio seroso se compone de dos capas de células mesoteliales, la parietal y la visceral. La capa parietal de pericardio seroso recubre la superficie interior del pericardio fibroso. El pericardio visceral se denomina con mayor frecuencia epicardio, que forma la capa más externa del corazón. El espacio entre el pericardio seroso visceral y parietal es la cavidad pericárdica. El recubrimiento mesotelial del pericardio seroso secreta líquido pericárdico. La función del líquido pericárdico es permitir que el corazón se mueva de forma más eficiente al reducir la energía que se pierde con la fricción.

El corazón

El corazón está ubicado dentro del saco pericárdico. Pesa alrededor de 250 g en las mujeres y 300 g en los hombres. El diámetro transversal varía con la inspiración y la espiración, pero habitualmente mide 8 a 9 cm en su diámetro transversal en una radiografía al final de una inspiración máxima con la persona de pie. Por lo general, el ancho del corazón normal es menos de la mitad del ancho del tórax. La pared cardiaca posee tres capas diferentes, el endocardio, el miocardio y el epicardio. El endocardio está compuesto por células endoteliales y forma la superficie interna del corazón que entra en contacto con la sangre. El miocardio está compuesto por células miocárdicas que se contraen para expulsar sangre. El epicardio es el pericardio visceral que forma la capa más externa del corazón.

Bordes cardiacos

Los bordes del corazón son importantes en clínica debido a que se usan como puntos de referencia para diagnosticar patologías del corazón. El borde derecho del corazón demarca la vena cava inferior, la aurícula derecha y la vena cava superior. El borde izquierdo del corazón delinea el ventrículo izquierdo y el tronco pulmonar. La superficie izquierda, o pulmonar, está compuesta sobre todo por el ventrículo izquierdo. El borde inferior delimita el ventrículo derecho. El ventrículo derecho forma la superficie esternocostal y parte de la superficie diafragmática del corazón. El vértice del corazón se ubica en un corazón sano en el quinto espacio intercostal, es decir, el punto de máximo impulso de la inspección/auscultación cardiaca. La base del corazón está demarcada por la aurícula izquierda y una pequeña porción de la aurícula derecha.

Aurícula derecha

La aurícula derecha tiene la pared más delgada de las cuatro cámaras del corazón. La aurícula derecha suele dividirse en dos partes, el seno venoso y la aurícula derecha en sí misma. El seno venoso es la región de paredes lisas de la aurícula derecha, que contiene la vena cava superior, la vena cava inferior y la abertura del seno coronario. El seno venoso de la cava se desarrolla a nivel embriológico a partir del seno venoso. La aurícula derecha en sí misma contiene la cresta terminal, los músculos pectíneos, el apéndice de la aurícula derecha y el tabique interauricular.

La superficie externa de la aurícula derecha tiene una forma ancha, triangular y piramidal. En la aurícula derecha hay dos orificios grandes para las venas cavas superior e inferior. La vena cava superior está formada por la unión de las venas braquicefálicas izquierda y derecha en el mediastino superior. La vena cava inferior contiene una pequeña válvula en medialuna, la válvula de Eustaquio. En casos raros, esta válvula puede estar presente como una estructura fenestrada conectada al vestíbulo auricular (red de Chiari). En algunos casos, una gran válvula fenestrada en la vena cava inferior puede diagnosticarse erróneamente como un **trombo** (coágulo sanguíneo).

La vena cardiaca anterior también tiene una abertura hacia la aurícula derecha. El surco terminal es un surco superficial en el techo de la aurícula derecha, que se extiende entre el lado derecho del orificio de la vena cava superior y el de la vena cava inferior. El surco terminal corresponde a nivel externo a un borde muscular, la cresta terminal en la parte interna. La cresta terminal marca la línea de unión de la aurícula derecha con la orejuela derecha. Las orejuelas son apéndices de la aurícula. El surco terminal contiene la arteria al nodo sinoauricular. Los músculos pectíneos son bandas delgadas de músculo que surgen de la cresta terminal y se extienden a través de la pared de la aurícula derecha. El techo de la aurícula es liso, en contraste con el de la orejuela. El apéndice auricular derecho contiene pequeños músculos pectíneos condensados, que potencialmente pueden atrapar un trombo venoso y, si se desalojan, causar en embolismo pulmonar. El tabique interauricular forma la pared medial de la aurícula derecha. Dentro del tabique hay una región deprimida, la fosa oval, bordeada por un margen de músculo más grueso, el limbo de la fosa oval. La fosa oval marca la línea de fusión entre el segundo tabique embrionario original y el primer tabique, cerrando el segundo agujero en la formación morfológica del tabique. En casi 20% de los individuos, el área de fusión en el tabique interauricular está incompleta y persiste una fisura oblicua de comunicación entre las dos aurículas. Este trastorno se conoce como *persistencia* del agujero oval y no suele tener relevancia fisiológica. Por último, la aurícula derecha se abre hacia el ventrículo derecho a través de la válvula auriculoventricular (AV) derecha (válvula tricúspide).

Aurícula izquierda

La aurícula izquierda es la estructura del corazón de ubicación más posterior. Tiene paredes más gruesas que la aurícula derecha y su endocardio es más grueso que el de la aurícula derecha debido a las presiones más elevadas. El interior de la aurícula izquierda es suave y posee pocos músculos pectíneos, que están confinados a la orejuela. La orejuela izquierda es relativamente larga y delgada, de forma similar a un dedo que apunta. La aurícula izquierda recibe cuatro o cinco venas pulmonares, dos del pulmón izquierdo y tres del pulmón derecho. También hay varias venas cardiacas menores dentro de las paredes de la aurícula izquierda. La aurícula izquierda recibe sangre oxigenada de los pulmones y se comunica con el ventrículo izquierdo a través de la válvula AV izquierda (mitral).

Ventrículo derecho

El ventrículo derecho es la cámara cardiaca más anterior de todas y está casi en contacto con el esternón. El ventrículo derecho tiene paredes delgadas y está separado en dos partes, la de entrada y la de salida del flujo. La parte de entrada del flujo contiene la válvula tricúspide, los músculos papilares, el tabique interventricular y las trabéculas carnosas. La válvula tricúspide posee tres valvas, la anterior, la posterior y la septal. La separación de las tres valvas: puede no estar bien delineada. Las valvas están ancladas a los músculos papilares dentro del ventrículo mediante las delgadas y resistentes cuerdas tendinosas. Las cuerdas tendinosas están conectadas a un gran músculo papilar anterior, un pequeño músculo papilar posterior y los músculos papilares septales. Puede haber varios pequeños músculos papilares septales que surgen del tabique interventricular, con cortas cuerdas tendinosas que pasan a la valva septal de la válvula. Es importante considerar que los músculos papilares y sus cuerdas tendinosas no abren la válvula tricúspide; de hecho, la válvula se abre de forma pasiva debido a diferencias en la presión entre la aurícula derecha y el ventrículo derecho cuando el ventrículo derecho se relaja (diástole). Los músculos papilares y las cuerdas tendinosas evitan que las valvas de la válvula (y la sangre dentro del ventrículo derecho) sean forzadas o "expulsadas" hacia arriba en dirección de la aurícula derecha cuando se contrae el ventrículo derecho (sístole). La sangre dentro del ventrículo derecho es expulsada a continuación en una sola dirección a través de la válvula de la arteria pulmonar.

El ventrículo derecho contiene un haz de músculos gruesos de forma irregular, las trabéculas carnosas. Uno de estos haces de músculo, la banda moderadora (o trabeculación septomarginal), es muy prominente. Esta banda de músculo pasa del tabique interventricular muscular a la base del músculo papilar anterior. La cresta supraventricular separa las porciones de flujo entrante del saliente del corazón. La válvula semilunar pulmonar tiene tres valvas de forma semilunar (derecha, izquierda y anterior) que se unen entre sí en las comisuras. Cada valva está reforzada en la periferia por un borde de tejido conectivo conocido como lúnula y una porción central engrosada de cada valva llamada nódulo. El tronco pulmonar inicia a nivel de la válvula pulmonar y después de 3 a 5 cm se bifurca en las arterias pulmonares derecha e izquierda. El cono o infundíbulo es la masa horizontal de tejido muscular en que reposan dos tercios de la válvula pulmonar.

Ventrículo izquierdo

La pared del ventrículo izquierdo es aproximadamente tres veces más gruesa que la pared del ventrículo derecho debido a su necesidad de impulsar sangre a la circulación sistémica. Tradicionalmente, el ventrículo izquierdo se ha dividido en el vestíbulo aórtico y el ventrículo en sí mismo. El vestíbulo aórtico contiene la porción lisa del tabique interventricular, el tabique membranoso, la válvula semilunar aórtica y la raíz aórtica. La válvula semilunar aórtica posee tres valvas semilunares, derecha (valva coronaria derecha), izquierda (valva coronaria izquierda) y posterior (valva no coronaria). También poseen una lúnula y un nódulo para cada valva, similar a la válvula pulmonar. Los orificios de las arterias coronarias surgen de las depresiones en la pared de la aorta, los senos aórticos de Valsalva.

La válvula AV izquierda (válvula mitral) reposa entre la aurícula izquierda y el ventrículo izquierdo. Esta válvula a menudo se conoce como válvula bicúspide, aunque puede distinguirse una valva anterior, una valva posterior y dos valvas de menor tamaño en los extremos izquierdo y derecho del orificio valvular. Sin embargo, la válvula mitral suele tener dos valvas, una anterior y una posterior, que se unen mediante cuerdas tendinosas a dos músculos papilares, el posteromedial y el anterolateral. Las cuerdas tendinosas y los músculos papilares evitan que las valvas valvulares se vean forzadas hacia las aurículas durante la sístole. Dentro del ventrículo izquierdo hay bordes musculares, las trabéculas carnosas.

Válvulas cardiacas y su ubicación

La posición de las válvulas cardiacas es la siguiente: las válvulas semilunares pulmonares suelen estar ubicadas en el extremo medial del tercer cartílago costal izquierdo. La válvula semilunar aórtica se ubica en la profundidad hacia el esternón al nivel del tercer espacio intercostal. La válvula tricúspide se encuentra detrás del esternón a la derecha del cuarto espacio intercostal. La válvula mitral se ubica en la profundidad hacia el esternón a la izquierda, en el cuarto espacio intercostal.

Arterias coronarias

Arteria coronaria derecha

La arteria coronaria derecha surge del seno de Valsalva aórtico anterior (derecho). La arteria pasa entre el tronco pulmonar y el borde de la orejuela derecha y desciende en el surco coronario derecho.

La primera rama de la arteria coronaria derecha es la arteria del nodo sinusal, que surge en aproximadamente 60% de los humanos de la porción proximal de la arteria coronaria derecha, pasando entonces hacia arriba por la pared medial de la aurícula derecha hasta la unión de la vena cava superior y la aurícula derecha, donde entra al nodo sinusal. Sin embargo, esta arteria puede surgir de la arteria coronaria izquierda proximal o ser doblemente alimentada de ambas arterias coronarias.

La segunda rama de la arteria coronaria derecha es la arteria del cono. La arteria del cono surge de la arteria coronaria derecha y pasa a la izquierda, alrededor del ventrículo derecho, a nivel de la válvula semilunar pulmonar. Cerca de la superficie diafragmática del corazón, la arteria coronaria derecha suele dar origen a la arteria marginal derecha, que alimenta el borde inferior del ventrículo derecho. La arteria coronaria derecha continúa en sentido posterior en el surco AV y, en la mayoría de los casos, desciende y termina en el surco interventricular posterior como la arteria interventricular posterior (descendente). Esta arteria alimenta el tercio inferior del tabique interventricular y una porción de la pared inferior del ventrículo izquierdo. En 80% de los humanos, la arteria del nodo AV surge de la coronaria derecha, cerca del surco interventricular posterior.

Arteria coronaria izquierda

La arteria coronaria izquierda es una arteria corta que surge del seno de Valsalva aórtico posterior (izquierdo) y continúa entre el tronco pulmonar y la aorta ascendente antes de bifurcarse en las arterias circunfleja e interventricular anterior. La arteria interventricular anterior a menudo se conoce en clínica en su forma abreviada como arteria descendente anterior izquierda (DAI). Este vaso suele dar origen a dos o más ramas diagonales grandes hasta la superficie anterior del ventrículo izquierdo. Surgen ramas septales con una penetración profunda desde la superficie profunda de la arteria interventricular anterior y entran al tabique interventricular muscular, alimentando los dos tercios anteriores del tabique. El tercio posterior del tabique está alimentado por ramas similares de la arteria coronaria descendente posterior. La arteria coronaria circunfleja pasa por el surco AV izquierdo hacia el borde izquierdo y alrededor de la base del corazón. Este vaso suele dar origen a la arteria marginal izquierda que cruza el borde izquierdo del corazón, alimentando la pared libre del ventrículo izquierdo.

Venas cardiacas

El seno coronario es una pequeña confluencia de venas de aproximadamente 2 cm de largo, que se ubica en el surco AV en la parte externa y entre la abertura de la vena cava inferior y la válvula tricúspide en su parte interna, para a la larga vaciarse en la aurícula derecha. Recibe a la gran vena cardiaca, la vena cardiaca media y en ocasiones a la pequeña vena cardiaca y la vena oblicua de la aurícula izquierda. La abertura del seno coronario está resguardada por la válvula del seno coronario, la válvula de Tebesio.

La gran vena cardiaca se encuentra en el surco interventricular anterior, acompaña a la arteria interventricular anterior izquierda y drena la porción anterior del tabique interventricular y la cara anterior de ambos ventrículos. La vena cardiaca media se encuentra en el surco interventricular posterior, acompaña a la arteria interventricular posterior y drena la parte posterior del tabique interventricular y la cara posterior de ambos ventrículos. La vena cardiaca pequeña se encuentra en el surco AV cerca de la abertura del seno coronario. Suele unirse a la vena marginal derecha o se abre separadamente a la aurícula derecha. Drena la porción marginal del ventrículo derecho y acompaña a la arteria marginal derecha. No todo el drenaje venoso del miocardio pasa hacia el seno coronario. Las venas cardiacas anteriores drenan directamente en la aurícula derecha. Otros canales venosos dentro del miocardio también se vacían directamente en las cámaras del corazón mediante pequeñas aberturas en las paredes, en especial dentro de la aurícula derecha; estas se conocen como las venas de Tebesio o venas menores del corazón.

Tejido de conducción del corazón

El tejido de conducción del corazón que envía señales eléctricas a la musculatura cardiaca, que resultan en su contracción, está formado por fibras de músculo cardiaco especializado. Las fibras musculares de conducción cardiaca especializadas mayores son los nodos sinoauricular y AV, así como los haces de His y las fibras de Purkinje.

El nodo sinoauricular se ubica en la unión de la base de la vena cava superior con la aurícula derecha. El nodo AV está situado en la profundidad hacia la musculatura de la pared medial de la aurícula derecha adyacente a la valva septal de la válvula tricúspide. El haz de His (haz AV común) sale en sentido inferior del nodo AV a través del cuerpo fibroso central, curveándose en sentido inferior al tabique membranoso para alcanzar el margen superior del tabique interventricular muscular. El haz de His pasa durante una corta distancia por la cara superior del tabique interventricular y después se divide en una amplia rama izquierda al ventrículo izquierdo y una rama derecha estrecha, que pasa hacia el ventrículo derecho. Una red subendocárdica de células musculares cardiacas especializadas (fibras de Purkinje) surge de las ramas del haz izquierdo y derecho. Esta red proporciona el impulso excitatorio de las ramas del haz común (de His) al miocardio de los ventrículos.

Técnica

Las imágenes con ecografía cardiaca, a menudo conocida como **ecocardiografía,** se han integrado en la evaluación cardiaca funcional de la enfermedad cardiovascular. Aunque es una modalidad de obtención de imágenes muy básica, proporciona una vasta cantidad de información relacionada con las estructuras cardiacas y su función. Los dos tipos más frecuentes de imágenes cardiacas ecográficas son la ecocardiografía transtorácica y la ecocardiografía transesofágica. En este capítulo se describirán los diferentes abordajes transtorácicos, es decir, el apical, el eje paraesternal largo y corto y la proyección subxifoidea de cuatro cámaras.

PROYECCIÓN APICAL DE CUATRO CÁMARAS FIG. 7-1

Para obtener una proyección apical, se acomoda al paciente en posición supina. En casos en que es difícil visualizar el corazón, se coloca a la persona en posición de decúbito lateral izquierdo, lo que a menudo mejora la imagen en gran medida. Se ubica la cara del transductor lateral a la línea del pezón en el punto del vértice cardiaco o el pulso apical. El transductor debe inclinarse 60 grados hacia el hombro derecho, con el marcador del transductor apuntando hacia la axila izquierda del paciente. Se identifica el tabique interventricular que separa los ventrículos derecho e izquierdo. Se identifican las válvulas tricúspide y mitral. La válvula tricúspide se ubica más inferior que la válvula mitral en el plano horizontal, dando la impresión de que el ventrículo izquierdo es más largo que el ventrículo derecho. Además, los ventrículos parecen reposar sobre las aurículas. Esto se debe a que en esta ubicación el transductor está más cerca de los ventrículos que de las aurículas.

PROYECCIÓN DEL EJE LARGO PARAESTERNAL FIG. 7-2

Para obtener la proyección del eje largo paraesternal, se coloca la cara del transductor justo a la izquierda del esternón en el tercero, cuarto o quinto espacio intercostal (más a menudo el cuarto). El lado del transductor que no tiene marcador debe apuntar hacia el hombro derecho del paciente cuando el marcador de la pantalla está a la izquierda de la imagen (de modo que el lado del marcador del transductor se dirija hacia la posición de las 4 del reloj). Cuando el marcador de la pantalla está en el lado derecho de la imagen, el lado del marcador del transductor debe dirigirse hacia el hombro derecho. Esto orienta el transductor/haz de ecografía a lo largo del eje largo del

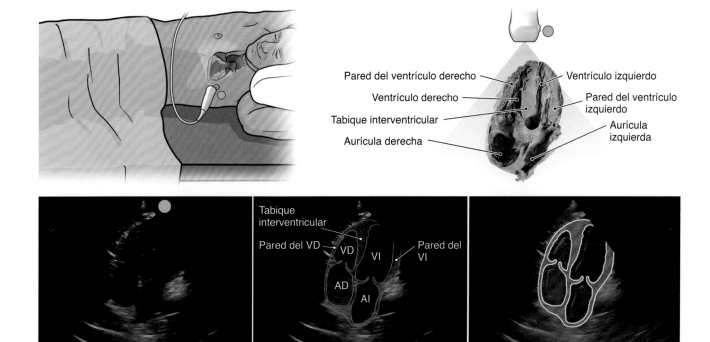

Figura 7-1 Proyección apical de cuatro cámaras del corazón. **AI,** aurícula izquierda; **VI,** ventrículo izquierdo; **AD,** aurícula derecha; **VD,** ventrículo derecho.

ventrículo izquierdo y presenta la imagen como se muestra en la figura 7-2. Se ajusta la posición del transductor un espacio intercostal hacia arriba o hacia abajo, según se requiera, hasta que pueda observarse mejor una imagen del corazón como se muestra en la figura 7-2. En esta proyección, el ventrículo derecho se ubica a nivel más superficial en la parte superior de la imagen, dando la impresión de que el ventrículo derecho reposa en la parte superior del ventrículo izquierdo. La aurícula derecha no es visible. La pared libre posterior del ventrículo izquierdo y el pericardio posterior adyacente deben identificarse en el campo lejano. También se visualizan la aurícula izquierda, la válvula mitral, la vía de entrada del flujo hacia el ventrículo izquierdo, la vía de salida del flujo del ventrículo izquierdo, la válvula aórtica y la aorta ascendente. El tabique interventricular y la vía de salida del flujo del ventrículo derecho deben observarse en el campo cercano. La aorta torácica descendente a menudo puede verse justo posterior a la aurícula izquierda, cerca de la posición del anillo de la válvula mitral. El vértice del ventrículo izquierdo debe estar más allá del borde de la imagen mostrada hacia la izquierda.

PROYECCIÓN DEL EJE CORTO PARAESTERNAL FIG. 7-3

Para obtener la proyección del eje corto paraesternal deben seguirse las indicaciones previas sobre cómo obtener una proyección del eje largo y después girar el transductor 90 grados en sentido de las manecillas del reloj. El lado del transductor sin el marcador debe apuntar hacia el hombro izquierdo del paciente cuando el marcador de la pantalla está a la izquierda de la imagen que se presenta (de modo que el lado del marcador del transductor se dirige hacia la posición de las 8 del reloj). Cuando el marcador de la pantalla está en el lado derecho de la misma, el lado del marcador del transductor debe dirigirse hacia el hombro izquierdo. Esto orienta el transductor/haz de ecografía a lo largo del eje corto del ventrículo izquierdo y el corazón se observa en un plano perpendicular al eje largo paraesternal, como se presenta en la Figura 7-3. Se ajusta la posición del transductor un espacio intercostal hacia arriba o abajo a la vez, según se requiera, hasta que una imagen del ventrículo izquierdo aparezca en un patrón circular en el campo lejano, mientras el ventrículo derecho en forma de medialuna pueda observarse en el campo cercano. Se balancea el transductor en sentido superior hacia la base del corazón para observar e identificar la válvula aórtica. En esta proyección, las tres valvas de la válvula aórtica son evidentes a medida que la válvula aórtica se abre y cierra. Durante el cierre de la válvula aórtica, las valvas aórticas se unen y esto da la apariencia característica del signo de "Mercedes Benz". La válvula aórtica posee tres valvas, la valva coronaria derecha, la valva coronaria izquierda y la valva no coronaria posterior. La valva coronaria derecha es la valva más anterior ubicada a continuación (debajo en la imagen) del ventrículo derecho y la válvula pulmonar. La valva no coronaria se ubica adyacente a la aurícula derecha y el tabique interauricular y la valva coronaria izquierda se localiza frente a la aurícula izquierda. Al mover el transductor en sentido inferior hacia el vértice, la válvula mitral puede visualizarse con su característica "boca de pescado" dentro del ventrículo izquierdo. Al inclinar el transductor más adelante en sentido inferior hacia el vértice del corazón, pueden visualizarse los dos músculos papilares (posteromedial y anterolateral).

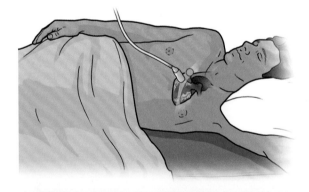

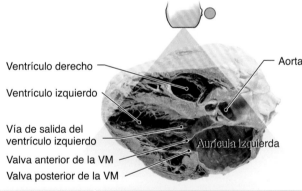

Ventrículo derecho

Ventrículo izquierdo

Vía de salida del ventrículo izquierdo

Valva anterior de la VM

Valva posterior de la VM

Aorta

Aurícula izquierda

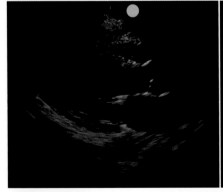

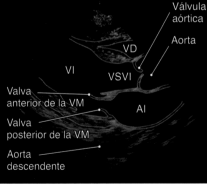

VI

Válvula aórtica

Aorta

VD

VSVI

Valva anterior de la VM

Valva posterior de la VM

AI

Aorta descendente

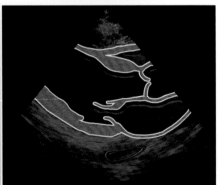

Figura 7-2 Proyección del eje largo paraesternal del corazón y el pericardio. AI, aurícula izquierda; VI, ventrículo izquierdo; VSVI, vía de salida del ventrículo izquierdo; VM, válvula mitral; VD, ventrículo derecho.

PROYECCIÓN SUBXIFOIDEA DE CUATRO CÁMARAS
FIG. 7-4

La proyección subxifoidea de cuatro cámaras usa el hígado como una ventana ecográfica para observar el corazón y el pericardio. Si el paciente puede cooperar, flexionar las rodillas a 90 grados y colocar las plantas de los pies en la cama relaja la musculatura abdominal. Para obtener esta proyección, se coloca la cara del transductor justo a la derecha de la línea media, 2 a 4 cm por debajo del proceso xifoides, dependiendo del ancho del arco subcostal. El transductor debe estar lo bastante lejos por debajo del proceso xifoides de modo que los lados de la cara del transductor no estén presionando contra las costillas/cartílagos costales. A continuación, se ejerce presión directamente en sentido posterior y después con un movimiento de paleo, se aplana el transductor contra la pared abdominal dirigiendo el haz del transductor hacia arriba y ligeramente hacia el hombro izquierdo. Se ajusta la posición del transductor y se inclina hasta que puedan identificarse el hígado, los ventrículos derecho e izquierdo y las aurículas derecha e izquierda y el pericardio. El ventrículo derecho aparece en la parte superior de la imagen debido a que es el más cercano al transductor. De ser necesario, se aumenta el ajuste de profundidad hasta que el pericardio posterior adyacente a la pared libre del ventrículo izquierdo pueda verse con claridad en el campo lejano. De ser posible, se pide al paciente que respire profundamente, lo que lleva al corazón más cerca del transductor y mejora la calidad de la imagen.

Nota: cuando se usa un transductor de matriz de fase microconvexa (cardiaca), muchas unidades de ecografía colocan automáticamente el punto del marcador de la pantalla a la derecha de la imagen de la pantalla en lugar de a la izquierda de la imagen de la pantalla, como en todas las demás aplicaciones. Si el punto marcador en la pantalla está a la izquierda de la imagen como de costumbre, entonces el lado del marcador de la sonda debe dirigirse hacia la axila derecha del paciente para obtener imágenes similares a las que se muestran en la figura 7-1. Si el punto del marcador está en el lado derecho de la imagen de la pantalla, entonces el lado del marcador del transductor debe dirigirse hacia el flanco izquierdo del paciente para obtener la misma orientación de la imagen en la pantalla.

APLICACIONES CLÍNICAS

La ecocardiografía se utiliza en diversos trastornos para examinar el pericardio, el corazón y las válvulas cardiacas. La evaluación enfocada con ecografía para traumatismos extendida (FASTe) se aplica en casos de traumatismos contusos o penetrantes del tórax y el abdomen. La proyección subxifoidea de cuatro cámaras o la proyección del eje largo paraesternal suelen usarse en la exploración FASTe para determinar si hay líquido libre que se acumule en el espacio pericárdico (hemopericardio o derrame pericárdico). La **exploración con FASTe** y los datos potenciales se analizan con detalle en el capítulo 12.

El **taponamiento cardiaco** es la compresión del corazón que ocurre cuando el saco pericárdico, que se resiste a la distensión repentina, contiene líquido o sangre en exceso. Cuando hay un exceso de líquido, el corazón no puede llenarse adecuadamente en la diástole. Además de observar la acumulación de líquido en el espacio pericárdico, puede observarse el colapso diastólico del ventrículo derecho con la ecografía en caso de taponamiento cardiaco.

La contracción de los ventrículos puede observarse en tiempo real con la ecografía, permitiendo la detección de anormalidades globales o focales del movimiento de la pared, como las que se producen en la enfermedad de la arteria coronaria o insuficiencia ventricular. Se utiliza la tecnología Doppler para observar el flujo regurgitante a través de válvulas incompetentes y para medir la velocidad de flujo sistólico a través de válvulas estenóticas. La **pericardiocentesis** es la eliminación de líquido del saco pericárdico, con la finalidad de aliviar el problema del taponamiento. Aunque la pericardiocentesis puede realizarse usando solo puntos de referencia, la pericardiocentesis guiada con ecografía permite la visualización del derrame, así como el trayecto de la aguja y el alambre guía durante el procedimiento, y ha demostrado que reduce errores clínicos como el neumotórax. La ecografía también puede usarse para detectar la presencia de trombos murales auriculares y tumores cardiacos como los mixomas auriculares izquierdos.

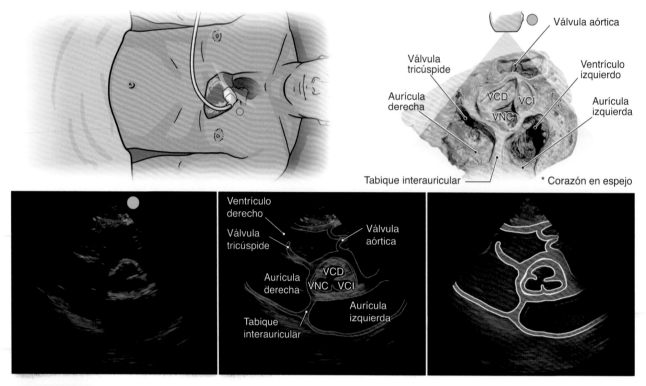

Figura 7-3 Proyección del eje corto paraesternal a nivel de la válvula aórtica. VCD, valva coronaria derecha; VCI, valva coronaria izquierda; VNC, valva no coronaria.

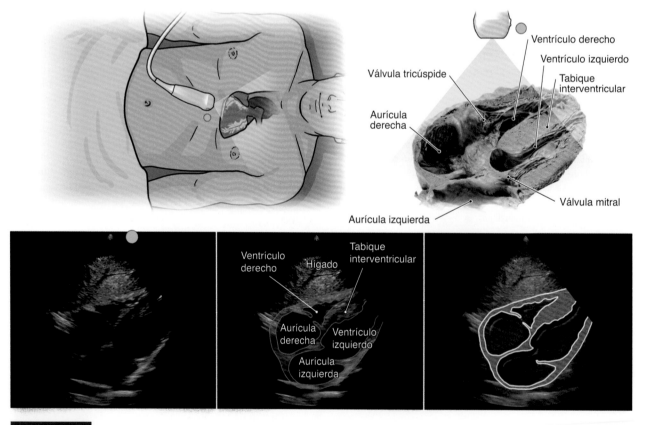

Figura 7-4 Vista subxifoidea de cuatro cámaras del corazón y el pericardio.

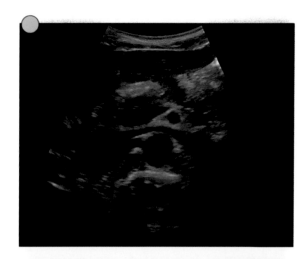

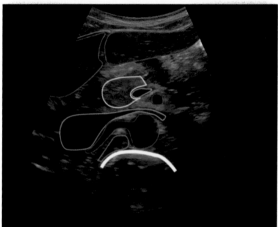

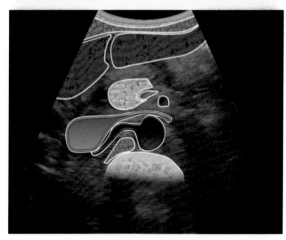

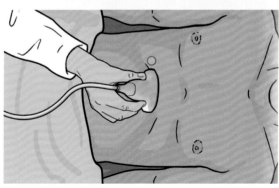

8

Abdomen

Pared abdominal

Revisión de la anatomía

Pared abdominal anterior

La pared abdominal está separada topográficamente en nueve divisiones por dos planos longitudinales y dos transversales. Estos son hipocondrio derecho, epigástrico, hipocondrio izquierdo, lumbar derecho, umbilical, lumbar izquierdo, inguinal derecho (iliaco), hipogástrico (púbico) e inguinal izquierdo (iliaco). Además, la pared abdominal también puede dividirse en cuadrantes superiores derecho e izquierdo, y cuadrantes inferiores derecho e izquierdo a través de los planos vertical y horizontal, que forman cuatro cuadrantes. La pared abdominal está compuesta por piel, tejido subcutáneo, grasa, músculos y sus **aponeurosis** y fascia profunda, grasa extraperitoneal y peritoneo parietal.

Fascia, ligamentos y músculos

La fascia de la pared abdominal anterior está compuesta por las capas superficial y profunda. La capa superficial contiene una capa de grasa superficial (fascia de Camper) y una capa membranosa profunda (fascia de Scarpa). La **fascia de Camper** se encuentra sobre el ligamento inguinal y se fusiona con la fascia superficial del muslo. Continúa sobre el pubis y el perineo como la capa superficial de la fascia perineal superficial. La **fascia de Scarpa** se une con la capa membranosa, la **fascia de Colles,** en sentido inferior y en sentido medial con la capa superficial del pene y sobre el escroto (la túnica dartos). La fascia profunda continúa sobre el cordón espermático en el anillo inguinal superficial al unirse con la fascia espermática externa. La fascia profunda también se conecta con la fascia profunda del pene, conocida como **fascia de Buck,** ubicada sobre el pene, y se extiende sobre el pubis y el perineo como la fascia perineal profunda.

En la pared abdominal anterolateral hay cinco pares de músculos bilaterales; de estos, tres son músculos planos, lo que incluye el oblicuo abdominal externo, el oblicuo abdominal interno y el transverso abdominal. Dos grupos musculares tienen una orientación vertical, el recto abdominal y el piramidal. Las fibras musculares de los tres músculos planos están orientadas en una forma diagonal y perpendicular entre sí. Estos tres músculos planos se extienden en sentido anterior y medial, como aponeurosis similares a una hoja bien fortificada. La fusión de la aponeurosis del oblicuo abdominal externo, oblicuo abdominal interno y músculos transversos abdominales forman una línea blanca de tejido conectivo avascular en la línea media conocida como **línea alba**. La línea alba está colocada entre los dos músculos rectos abdominales y se extiende del proceso xifoides a la sínfisis del pubis. Una línea curva a lo largo del borde lateral del recto abdominal se denomina línea semilunar. Una línea en forma de medialuna, llamada la línea semicircular o línea arqueada, forma el borde inferior de la capa posterior de la vaina del recto ubicada inferior al nivel de la cresta iliaca. La fusión de las aponeurosis del oblicuo abdominal externo, oblicuo abdominal interno y músculos transversos abdominales forma la **vaina del recto.** Rodea el recto abdominal y en ocasiones el músculo piramidal. También contiene los vasos epigástricos superior e inferior y las ramas ventrales primarias de los nervios torácicos 7 a 12. Superior a la línea arqueada, la capa anterior de la vaina del recto está formada por las aponeurosis de los músculos oblicuos abdominales interno y externo, y por la aponeurosis del oblicuo abdominal externo, interno y músculos abdominales transversos inferiores a la línea arqueada. La capa posterior de la vaina del recto está formada por las aponeurosis del oblicuo abdominal interno y los músculos transversos por arriba de la línea arqueada. El recto abdominal se conecta con la fascia transversal por debajo de la línea arqueada.

Región inguinal

El triángulo inguinal (de Hesselbach) está unido en sentido medial por la línea semilunar, en sentido lateral por los vasos epigástricos inferiores y en sentido inferior por el ligamento inguinal. El anillo inguinal superficial es una abertura triangular en la aponeurosis del músculo oblicuo abdominal externo ubicado lateral al tubérculo púbico. Por otro lado, el anillo inguinal profundo se encuentra en la fascia transversal, ubicada lateral a los vasos epigástricos inferiores. El **canal inguinal** inicia en el anillo inguinal profundo y continúa al anillo superficial, donde termina. Este canal alberga al cordón espermático o el ligamento redondo del útero y la rama genital del nervio genitofemoral. Estas dos estructuras viajan a través del anillo inguinal profundo y el canal inguinal. Aunque el nervio ilioinguinal corre a través de una porción del canal inguinal y el anillo inguinal superficial, no viaja a través del anillo inguinal profundo. La pared anterior del canal inguinal está creada por las aponeurosis de los músculos oblicuos abdominales externo e interno. La pared posterior está formada por la aponeurosis del músculo abdominal transverso y la fascia transversal. La superficie superior (techo) está formada por fibras arqueadas de los músculos oblicuo abdominal interno y transverso abdominal. La superficie inferior (piso) está formada por los ligamentos inguinal y lagunar.

Nervios

La pared abdominal anterior y anterolateral está inervada por las divisiones anteriores del séptimo y undécimo nervios intercostales, conocidos como nervios toracoabdominales. Además, el segmento inferior de la pared anterolateral está inervado por nervios adicionales incluyendo los nervios subcostal, iliohipogástrico e ilioinguinal. El nervio subcostal es la rama ventral del duodécimo nervio torácico, que proporciona la inervación de los músculos de la pared abdominal anterior. El nervio iliohipogástrico surge del primer nervio lumbar e inerva los músculos oblicuo interno y transverso del abdomen. Se ramifica de forma subsecuente en una rama cutánea lateral para inervar la piel del lado lateral de los glúteos y las caderas y una rama cutánea anterior para inervar la piel superior a la sínfisis del pubis. El nervio ilioinguinal surge del primer nervio lumbar y perfora el músculo oblicuo interno cerca del anillo inguinal profundo. Viaja a lo largo del cordón espermático a través del canal inguinal y el anillo inguinal superficial para proporcionar inervación a los músculos oblicuo abdominal interno y transverso abdominal. Además, el nervio ilioinguinal contribuye a dar origen a la rama femoral, que inerva las partes superior y medial de la parte anterior del muslo, y el nervio escrotal anterior, que inerva la piel de la raíz del pene (o la piel del monte de Venus) y la porción anterior del escroto (o los labios mayores).

Vasculatura

La arteria epigástrica superior emerge de la arteria torácica interna, entra a la vaina del recto y corre en sentido inferior sobre el borde posterior del recto abdominal para eventualmente unirse con la arteria epigástrica inferior dentro del recto abdominal. La arteria epigástrica inferior emerge de la arteria iliaca externa superior al ligamento inguinal y entra a la vaina del recto para ascender entre el recto abdominal y la capa posterior de la vaina del recto. La arteria epigástrica inferior se une de forma subsecuente con la arteria epigástrica superior e intercostales inferiores e irriga la circulación colateral entre las arterias iliaca externa y subclavia. También se ramifica en la arteria cremastérica, que viaja a lo largo del cordón espermático. La arteria epigástrica superficial se ramifica a partir de la arteria femoral y avanza en sentido superior hacia el ombligo sobre el ligamento inguinal para volverse continua con las ramas de la arteria epigástrica inferior. Las venas toracoepigástricas son conexiones venosas longitudinales entre la vena torácica lateral y la vena epigástrica superficial.

Drenaje linfático

Los linfáticos en el área superior al ombligo se vacían en los linfonodos axilares. Los linfáticos en el área por debajo del ombligo se vacían en los nodos inguinales superficiales. Los linfonodos inguinales superficiales obtienen linfa de la pared abdominal inferior, glúteos, pene, escroto, labios mayores y las partes inferiores de la vagina y el canal anal. Sus vasos eferentes acceden sobre todo a los nodos iliacos externos y, por último, a los nodos lumbares (aórticos).

Técnica

Recto abdominal y vaina del recto

**RECTO ABDOMINAL
VAINA DEL RECTO**
Transversal
FIG. 8-1

Con el paciente en posición supina y adecuadamente cubierto, se coloca el transductor centrado en la línea media, a la mitad entre el xifoides y el ombligo. Se identifican la piel, fascia superficial, capa anterior hiperecoica del recto abdominal, mitades mediales del músculo recto abdominal derecho e izquierdo, capa posterior de la vaina del recto y fascia transversal. Se identifica la línea alba ecógena centrada entre los bordes mediales de los músculos rectos abdominales derecho e izquierdo. Se traza la delgada capa de grasa extraperitoneal hipoecoica entre la fascia transversal y el peritoneo parietal.

Oblicuo abdominal externo, oblicuo abdominal interno y transverso abdominal

**OBLICUO ABDOMINAL
EXTERNO
OBLICUO ABDOMINAL
INTERNO
TRANSVERSO
ABDOMINAL**
Transversal
FIG. 8-2

Con el paciente en posición supina y adecuadamente cubierto, se coloca el transductor alrededor de la línea media entre el proceso xifoides y el ombligo, justo lateral al borde lateral del músculo recto abdominal en la línea semilunar. Se desliza el transductor en sentido medial hasta que se identifica el recto abdominal, después se desliza de regreso en sentido lateral

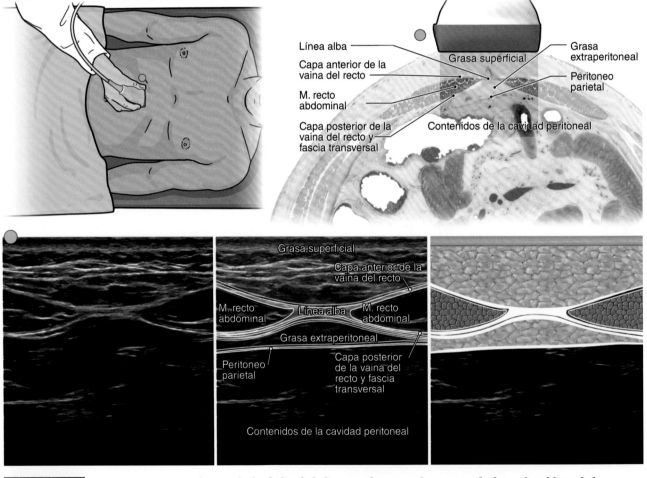

Figura 8-1 Proyección transversal normal, alrededor de la línea media entre el proceso xifoides y el ombligo, de los músculos rectos abdominales, vaina del recto, línea alba, fascia transversal, grasa extraperitoneal y peritoneo parietal.

hasta que el músculo recto desaparece de la imagen en la pantalla. Se ajusta el transductor y se inclina y coloca en ángulo hasta que se observan con claridad las tres capas de los músculos de la pared abdominal. Se ajusta el transductor según se requiera y se coloca en ángulo para visualizar la fascia transversa hiperecoica y

el peritoneo parietal en la superficie profunda del músculo transverso abdominal. Obsérvese la reflexión hiperecoica y la sombra del gas en las vías gastrointestinales en la profundidad hacia el peritoneo parietal.

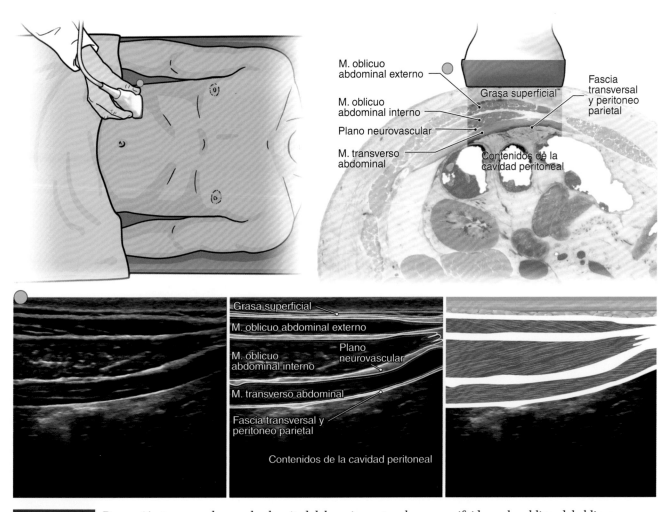

Figura 8-2 Proyección transversal normal, a la mitad del camino entre el proceso xifoides y el ombligo, del oblicuo abdominal externo, transverso abdominal, fascia transversa y peritoneo parietal.

APLICACIONES CLÍNICAS

Hernias

Las **hernias epigástricas** son un tipo de hernias situadas en la pared abdominal anterolateral en las que la grasa extraperitoneal o porción del omento mayor o porción del intestino delgado sobresalen a través de un defecto en la línea alba superior al ombligo. Las complicaciones de estas herniaciones incluyen estrangulamiento o encarcelamiento del intestino delgado.

La **hernia de Spiegel** (hernia ventral lateral) es un tipo de hernia de la pared abdominal situada en la línea semilunar. El diagnóstico de una hernia de Spiegel se confirma mediante ecografía o tomografía computarizada. La presentación clínica depende de la composición del saco de la hernia y el grado y tipo de herniación. El síntoma de presentación más frecuente es el dolor.

La **hernia incisional** es otro subtipo de hernia de la pared abdominal anterolateral, en la que las vísceras abdominales se extienden al exterior de un defecto en la pared abdominal, como resultado de una cirugía o un traumatismo. Estos tipos de hernias suelen ocurrir después de operaciones abdominales abiertas en alrededor de 5 a 15% de los casos. También se ha encontrado que la incidencia de hernias muy grandes o gigantes aumenta debido a la mayor obesidad de la población y la complejidad de las cirugías abdominales.

Bloqueo del plano abdominal transverso

El **bloqueo del plano abdominal transverso** es un bloqueo guiado con ecografía que se usa para bloquear típicamente los nervios T9 a T10. Este procedimiento bajo guía ecográfica se usa para guiar con exactitud el bisel de la aguja en un plano entre los músculos oblicuo abdominal interno y transverso abdominal, para administrar anestesia local y realizar incisiones de la pared abdominal, mediales al bloqueo. Este bloqueo está indicado para varios procedimientos quirúrgicos, como reparación de la hernia, apendicectomía abierta, operación cesárea, histerectomía abdominal total y prostatectomía radical.

Peritoneo, vías gastrointestinales e hígado

Revisión de la anatomía

Peritoneo y cavidad peritoneal

El peritoneo está formado por una membrana serosa, que consiste en células mesoteliales. Tiene dos partes, el peritoneo parietal y el visceral. El peritoneo parietal se encuentra sobre las paredes abdominal y pélvica y la cara inferior del diafragma, en tanto que el peritoneo visceral se envuelve sobre las vísceras abdominales.

Las capas parietal y visceral del peritoneo forman un espacio potencial que permite el movimiento libre de las vísceras abdominales. La cavidad peritoneal en los hombres es una cavidad cerrada; sin embargo, en las mujeres, la cavidad peritoneal es abierta a través de la vagina, las trompas uterinas y el útero, donde contiene una pequeña cantidad de líquido peritoneal. El peritoneo está inervado por los nervios frénico, intercostal inferior, subcostal, iliohipogástrico e ilioinguinal, que hacen que sea sensible al dolor, en contraste con el peritoneo visceral, que es insensible.

El peritoneo parietal y el visceral crean las reflexiones peritoneales a lo largo de las vísceras abdominales. Estas reflexiones son el omento mayor y menor, el mesenterio en sí mismo, el mesocolon sigmoideo y transverso, y el mesoapéndice.

El **omento menor** es una capa dual del peritoneo de la porta hepática del hígado y continúa a la curvatura menor del estómago y el inicio del duodeno. Los ligamentos hepatogástrico y hepatoduodenal integran el omento menor. También forman la pared anterior del saco menor de la cavidad peritoneal y transfieren los vasos gástricos izquierdo y derecho, que se encuentran dentro de las dos capas a lo largo de la curvatura menor. El omento menor tiene un margen derecho libre que acomoda la arteria hepática propia, el conducto biliar y la vena porta.

El **omento mayor** está suspendido de la curvatura mayor del estómago, envolviéndose sobre el colon transverso y otras vísceras abdominales. Transmite los vasos gastroepiploicos derecho e izquierdo a lo largo de la curvatura mayor del estómago y sella el cuello de un saco hernial, evitando que los dobleces del intestino delgado entren al espacio. El omento mayor se une a las regiones inflamadas y está envuelto alrededor de los órganos inflamados, con lo que previene una peritonitis difusa grave.

El omento mayor suele definirse como la estructura que abarca los ligamentos peritoneales: gastroesplénico, gastrofrénico y gastrocólico. El ligamento esplenorrenal también es considerado por algunos autores como parte del omento mayor. El ligamento gastroesplénico se extiende de la porción izquierda de la curvatura mayor del estómago al hilio del bazo y contiene los vasos gastroomentales izquierdo y gástrico corto. El ligamento gastrofrénico viaja de la superficie superior de la curvatura mayor del estómago al diafragma. El ligamento gastrocólico va de la curvatura mayor del estómago al colon transverso. Por último, el ligamento esplenorrenal viaja del hilio del bazo al riñón izquierdo y sostiene los vasos esplénicos y la cola del páncreas.

El mesenterio del intestino delgado o el mesenterio en sí mismo es un pliegue doble del peritoneo que apoya el yeyuno y el íleon de la pared abdominal posterior y lleva los nervios, vasos sanguíneos y vasos linfáticos hacia y desde el intestino delgado. Forma una raíz que se estira desde la flexura duodenoyeyunal a la fosa iliaca derecha. Tiene un borde libre que rodea el intestino delgado e incluye los vasos mesentérico superior e intestinal (yeyunal e ileal), los nervios y los linfáticos.

El mesocolon transverso se une a la superficie posterior del colon transverso en la pared abdominal posterior. Se combina con el omento mayor para formar el ligamento gastrocólico y encierra los vasos cólicos medios, los nervios y los linfáticos. El mesocolon sigmoides enlaza el colon sigmoides a la pared pélvica y abarca los vasos sigmoides. El mesoapéndice conecta el apéndice con el mesenterio del íleon y contiene los vasos apendiculares.

El ligamento frenocólico viaja de la flexura cólica izquierda al diafragma.

El ligamento falciforme es un pliegue peritoneal que adhiere el hígado al diafragma y la pared abdominal anterior. También contiene el ligamento redondo del hígado y la vena paraumbilical, que se une a la rama izquierda de la vena porta con las venas subcutáneas en el ombligo.

El ligamento redondo del hígado (ligamento redondo hepático) se encuentra en el margen libre del ligamento falciforme y viaja en sentido superior desde el ombligo a la superficie inferior (visceral)

167

del hígado, reposando en la fisura que forma el margen izquierdo del lóbulo cuadrado del hígado. A nivel embriológico, es un remanente de la vena umbilical izquierda, que transporta sangre oxigenada de la placenta a la rama izquierda de la vena porta en el feto. (La vena umbilical derecha se oblitera durante el periodo embrionario.)

El ligamento coronario es una reflexión peritoneal que se origina en el borde diafragmático del hígado hacia el diafragma y rodea un área triangular del lóbulo derecho. Tiene extensiones derecha e izquierda que crean los ligamentos triangulares izquierdo y derecho.

El ligamento venoso es un remanente embriológico del conducto venoso. Su naturaleza es fibrosa y está situado en la fisura de la porción inferior del hígado, que forma la frontera izquierda del lóbulo caudado del hígado.

Los pliegues umbilicales son cinco pliegues de peritoneo por debajo del ombligo, incluyendo los pliegues umbilicales mediano, medial y lateral. El pliegue rectouterino atraviesa del cuello del útero, a lo largo del lado del recto, a la pared pélvica posterior, que crea el fondo de saco posterior (receso rectouterino de Douglas). El pliegue ileocecal se extiende desde la parte terminal del íleon al ciego.

Vísceras gastrointestinales

Estómago

El estómago está completamente cubierto por el peritoneo y se ubica en las regiones hipocondriaca izquierda y epigástrica. El estómago tiene una curvatura mayor y una menor, paredes anterior y posterior, aberturas cardiaca y pilórica, y escotaduras cardiaca y angular. Está dividido en cuatro secciones: cardias, fondo, cuerpo y píloro.

El cardias es la parte del estómago que rodea el orificio cardiaco. El *fondo* es el área del estómago inferior al vértice del corazón en el domo diafragmático izquierdo a nivel de la quinta costilla. El cuerpo ocupa la principal parte del estómago y es el área entre el fondo y el antro pilórico. El *píloro* está subdividido adicionalmente en el antro pilórico y el canal pilórico. El orificio pilórico está rodeado por el esfínter pilórico, que es una banda de músculo liso circular que controla la velocidad de liberación de los contenidos gástricos hacia el duodeno. La constricción del esfínter está regulada por la estimulación simpática y se relaja por la acción parasimpática. El estómago recibe irrigación arterial de las arterias gástricas derecha e izquierda y de la gastroomental izquierda y gástrica corta. A medida que el estómago se contrae, se distingue por la aparición de pliegues longitudinales de membrana mucosa, conocidos como **rugosidades.** El canal gástrico, un canal con surcos a lo largo de la curvatura menor formada por las rugosidades, dirige líquidos hacia el píloro. El estómago también produce ácido clorhídrico y, en su fondo y cuerpo, una enzima que digiere proteínas, la pepsina. Además, sintetiza la hormona gastrina, que estimula la liberación de ácido gástrico en el antro pilórico a través de las fibras parasimpáticas del nervio vago.

Intestino delgado

El intestino delgado se extiende de la apertura pilórica a la unión ileocecal. El proceso de completar la digestión y la absorción de los contenidos digeridos y el agua, electrólitos y minerales como el calcio y el hierro tiene lugar en el intestino delgado. El intestino delgado se divide en tres regiones: duodeno, yeyuno e íleon.

Duodeno

El duodeno es un tubo en forma de C que rodea la cabeza del páncreas. Entre las tres regiones, el duodeno es la porción más corta (25 cm de largo o 12 anchos de dedo de longitud), pero más ancha del intestino delgado. Aparte de la porción proximal del duodeno, el resto es retroperitoneal. La región proximal está conectada al hígado por el ligamento hepatoduodenal en el omento menor. La irrigación arterial del duodeno proviene de ramas del tronco celiaco y la arteria mesentérica superior.

El duodeno se divide en cuatro partes:

1. *Parte superior (primera)*: esta porción tiene una sección móvil, conocida como la tapa duodenal, en la que se retrae el píloro.
2. *Parte descendente (segunda)*: contiene la unión del intestino anterior y el intestino medio, donde se abren el colédoco y el conducto pancreático principal. También contiene las papilas mayores, donde se ubican los extremos terminales de los conductos biliares y pancreáticos principales, y la papila menor, que se encuentra 2 cm por arriba de la papila mayor y marca la abertura del conducto pancreático accesorio.
3. *Parte transversal (tercera)*: esta es la parte más larga y atraviesa la vena cava inferior, la aorta y la columna vertebral a la izquierda. La intersecan en sentido anterior los vasos mesentéricos superiores.
4. *Parte ascendente (cuarta)*: esta parte del duodeno asciende a la izquierda de la aorta al nivel de la segunda vértebra lumbar y se detiene en la unión duodenoyeyunal, donde está fijada en su sitio por el ligamento suspensorio de Treitz, un punto de referencia quirúrgico. Esta banda fibromuscular está ligada al pilar derecho del diafragma.

Yeyuno

El yeyuno se ubica en los dos quintos proximales del intestino delgado, en tanto que el íleon está situado en los tres quintos distales. El yeyuno está más vacío, es más ancho y con paredes más gruesas cuando se compara con el íleon. El yeyuno tiene pliegues altos similares a una válvula, circulares y apretados que se conocen como pliegues circulares. No tiene **placas de Peyer,** que son acumulaciones de tejido linfoide. El yeyuno también posee algunas áreas luminosas llamadas ventanas entre los vasos sanguíneos del mesenterio. Cuando se compara con el íleon, el yeyuno tiene arcadas arteriales menos visibles en su mesenterio. Sin embargo, tiene vasos rectos más largos (arterias rectas).

Íleon

El íleon es más largo que el yeyuno y se encuentra en la pelvis falsa en el cuadrante inferior derecho del abdomen. Se distingue por la presencia de placas de Peyer en su porción distal, pliegues circulares y vasos rectos más cortos y más grasa mesentérica y arcadas arteriales cuando se comparan con el yeyuno. El pliegue ileocecal es el pliegue avascular de Treves.

Intestino grueso

El intestino grueso se extiende de la unión ileocecal al ano y tiene casi 1.5 m de largo. Está constituido por el ciego, apéndice, colon, recto y canal anal. Su principal función es convertir los contenidos líquidos del íleon en heces semisólidas que absorben agua, sal y electrolitos. También almacena y lubrica las heces con moco.

Ciego

Es la bolsa ciega del intestino grueso. Está ubicada en la fosa iliaca derecha y suele estar rodeada por peritoneo, pero sin un mesenterio.

Apéndice

Es un estrecho tubo muscular hueco con una gran acumulación de tejido linfoide en su pared. El apéndice cuelga del íleon terminal por un pequeño mesenterio, el mesoapéndice, que abarca los vasos apendiculares. Cuando está inflamado, el apéndice puede causar espasmo y distensión, lo que ocasiona dolor referido a la región periumbilical que se mueve hacia abajo y al cuadrante inferior derecho. El apéndice tiene una base que se ubica en la profundidad hacia el **punto de McBurney,** que se ubica en la unión del tercio lateral de la línea entre la espina iliaca superior anterior derecha y el ombligo.

Recto y canal anal

Estos se extienden de la unión del colon sigmoides al ano. Se describen como órganos pélvicos.

Colon

El colon tiene porciones ascendente y descendente que son retroperitoneales y transversas, y una porción sigmoidea que está rodeada por peritoneo. La arteria mesentérica superior y el nervio vago irrigan e inervan las partes ascendentes y transversas del colon, en tanto que las partes descendente y sigmoides del colon están irrigadas e inervadas por la arteria mesentérica y los nervios esplácnicos pélvicos. El colon se caracteriza por lo siguiente:

- *Tenias del colon:* son tres bandas estrechas de la cubierta muscular longitudinal externa.
- *Saculaciones o haustras:* están producidas por las tenias, que son ligeramente más cortas que el intestino.
- *Apéndices omentales:* son los sacos de grasa cubiertos de peritoneo, conectados en filas junto con las tenias.

Hígado

El hígado es el órgano visceral más grande y la glándula más grande del cuerpo. Desempeña una importante función en la síntesis y secreción de bilis para emulsionar grasas; la detoxificación (al filtrar la sangre para eliminar bacterias y partículas extrañas que han cruzado la mucosa intestinal); almacenamiento de carbohidratos como glucógeno (para más tarde degradarse en glucosa); síntesis y secuestro de lípidos como triglicéridos; síntesis de proteínas plasmáticas (albúmina y globulina); producción de coagulantes sanguíneos (fibrinógeno y protrombina), anticoagulantes (heparina) y pigmentos biliares (bilirrubina y biliverdina) de la degradación de hemoglobina; almacenamiento para sangre y plaquetas; y acopio de ciertas vitaminas, hierro y cobre. En el feto, el hígado desempeña un papel fundamental en la síntesis de eritrocitos.

El hígado está recubierto por el peritoneo y está unido al diafragma por los ligamentos coronario y falciforme, y los ligamentos triangulares derecho e izquierdo. Tiene un área expuesta en la superficie diafragmática, que está limitada por capas del ligamento coronario pero sin peritoneo. El hígado tiene un suministro dual de sangre que recibe sangre oxigenada de la arteria hepática y sangre desoxigenada rica en nutrientes, que en ocasiones contiene toxinas, de la vena porta. También contiene un conjunto de vasos agrupados: la arteria hepática, la rama de la vena porta y el conducto biliar, en colectivo conocidos como la **tríada portal.** El hígado está recubierto por una vaina de tejido conectivo llamado cápsula fibrosa perivascular. El hígado está dividido, con base en el drenaje hepático y la irrigación de sangre, en los lóbulos derecho e izquierdo por las fosas para la vesícula biliar y la vena cava inferior. (Estos lóbulos corresponden a las unidades funcionales o segmentos hepáticos.)

Lóbulos del hígado

Los lóbulos del hígado son:

- *Lóbulo derecho:* está dividido en los segmentos anterior y posterior, cada uno de los cuales se subdivide en áreas o segmentos superior e inferior.

- *Lóbulo izquierdo:* se divide en los segmentos medial y lateral, cada uno de los cuales se subdivide en áreas (segmentos) superior e inferior. Consiste en los segmentos superior medial (lóbulo caudado), inferior medial (lóbulo cuadrado), superior lateral e inferior lateral. El lóbulo cuadrado recibe sangre oxigenada de la arteria hepática izquierda y drena bilis en el conducto hepático izquierdo, en tanto que el lóbulo caudado recibe sangre oxigenada de las arterias hepáticas derecha e izquierda y drena bilis a ambos conductos hepáticos, derecho e izquierdo.*

Fisuras y ligamentos del hígado

Estas incluyen un grupo de fisuras en forma de H:

- *Fisura para el ligamento redondo* (ligamento redondo hepático), ubicado entre la cara lateral del lóbulo izquierdo y el lóbulo cuadrado.

- *Fisura para el ligamento venoso,* ubicada entre la cara lateral del lóbulo izquierdo y el lóbulo caudado.
- *Fosa para la vesícula biliar,* ubicada entre el lóbulo cuadrado y la parte mayor del lóbulo derecho.
- *Fisura para la vena cava inferior,* ubicada entre el lóbulo caudado y la parte mayor del lóbulo derecho.
- *Porta hepática.* Esta fisura transversa está situada en la superficie visceral del hígado entre los lóbulos cuadrado y caudado, y contiene los conductos hepáticos, arterias hepáticas, ramas de la vena porta, nervios hepáticos y vasos linfáticos.

*Nota de la revisora: en la práctica ecográfica se emplea preferentemente la segmentación quirúrgica basada en la nomenclatura de Couinaud que divide el hígado en ocho segmentos: I, lóbulo caudado; II, segmento lateral izquierdo superior; III, segmento lateral izquierdo inferior; IV, segmento medial izquierdo; V, segmento anterior derecho inferior; VI, segmento posterior derecho inferior; VII, segmento posterior derecho superior; y VIII, segmento abterior derecho superior.

Técnica

**LÓBULO IZQUIERDO
DEL HÍGADO
VENA PORTA
IZQUIERDA
VENA CAVA INFERIOR
EPIGÁSTRICA**
Transversal
FIG. 8-3

Con el paciente en posición supina y adecuadamente cubierto, se coloca el transductor lateral a la línea media del epigastrio, con el haz dirigido ligeramente hacia arriba. El hígado aparece con un patrón moteado y un halo hiperecoico (en ocasiones llamado "vías del tren" cuando se observan las ramas portales en sus ejes largos) alrededor de las venas portales (tejido conectivo/grasa periportal). Se identifica el lóbulo caudado separando la vena cava inferior y la vena porta izquierda (y la rama ascendente de la vena porta izquierda). Hay una línea hiperecoica en la fisura entre el lóbulo hepático caudado e izquierdo que demarca el ligamento

venoso (debe pedirse al paciente que respire profundamente y aguante la respiración mientras se rastrea el hígado).

**VENA CAVA INFERIOR
VENAS HEPÁTICAS
SUBCOSTAL**
Transversal
FIG. 8-4

Con el paciente en posición supina, se coloca el transductor transversalmente bajo el margen costal derecho con el haz dirigido hacia arriba, siguiendo la vena cava inferior y ajustando la inclinación y el ángulo cuando se identifican las venas hepáticas. Para diferenciar entre las venas hepática y porta, debe notarse que no hay un halo o vías del tren alrededor de las venas hepáticas que entran a la vena cava inferior. Se intenta identificar las venas hepáticas izquierda, media y derecha.

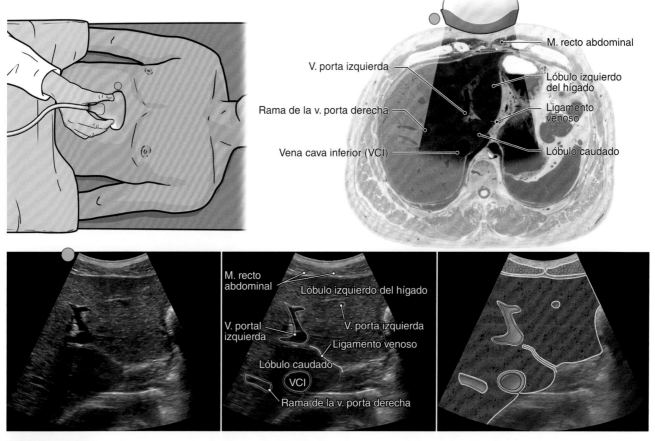

Figura 8-3 Proyección transversal epigástrica del lóbulo hepático izquierdo, vena porta izquierda y sus ramas, lóbulo caudado, vena cava inferior y ligamento venoso.

LÓBULO HEPÁTICO IZQUIERDO
LÓBULO CAUDADO
VENA PORTA
ARTERIA HEPÁTICA COMÚN
SUBCOSTAL
Longitudinal (parasagital)
FIG. 8-5

Con el paciente en posición supina, se coloca el transductor en orientación longitudinal a la derecha de la línea media debajo del margen costal. Se ajusta el transductor y se inclina/coloca de modo que se identifique el lóbulo izquierdo del hígado y el lóbulo caudado. Se identifica la vena porta que emerge detrás del cuello del páncreas como una continuación de la vena mesentérica superior que está abajo, acompañada por la arteria hepática común.

TRIADA PORTAL
VENA CAVA INFERIOR
AORTA
SUBCOSTAL
Transversal (oblicua)
FIG. 8-6

Con el paciente en posición supina, se coloca el transductor ligeramente oblicuo al plano transversal del abdomen y paralelo al lado derecho del margen costal (el marcador debe estar apuntando a la derecha, aunque algunos protocolos clínicos tienen el marcador apuntando al hombro izquierdo.) Se identifica y sigue la vena porta a la porta hepática y se ajusta e inclina/angula para ver el signo de "Mickey Mouse". El signo se refiere a que la cabeza es la vena porta, la oreja derecha es el conducto biliar y la oreja izquierda es la arteria hepática propia. La vena cava inferior debe observarse posterior a la vena porta (agujero de la bolsa omental) y la aorta justo a la izquierda del cuerpo de la vértebra lumbar.

VENA PORTA
VENA CAVA INFERIOR
SUBCOSTAL
Longitudinal (oblicua)
FIG. 8-7

Con el paciente en posición supina, se coloca el transductor debajo del lado derecho del margen costal orientado a lo largo del eje longitudinal del cuerpo. Se gira el transductor en sentido contrario a las manecillas del reloj a una orientación longitudinal oblicua (la vena porta cruza en sentido oblicuo de izquierda a derecha) para encontrarse a lo largo del eje largo de la vena porta. Se inclina hacia abajo/arriba y derecha/izquierda para identificar la vena porta aproximándose y entrando al hígado. La vena cava inferior en sentido posterior tiene un trayecto vertical, por lo que no está paralela a la vena porta por más de unos cuantos centímetros.

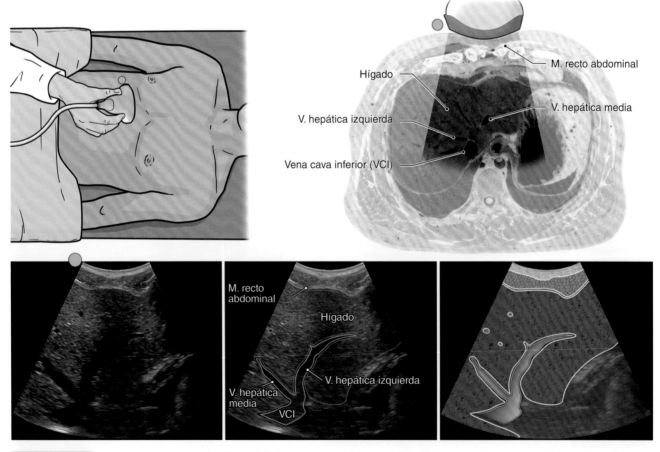

Figura 8-4 Proyección transversal subcostal de la vena cava inferior recibiendo las venas hepáticas media e izquierda.

**DIVISIÓN DE LA VENA
PORTA
VENAS PORTAS
DERECHA E
IZQUIERDA
VENA CAVA INFERIOR
SUBCOSTAL**
Transversal
FIG. 8-8

Con el paciente en posición supina, se coloca el transductor a la derecha de la línea media en sentido transversal al eje del cuerpo, apuntando hacia arriba, debajo del margen costal. Se pide al paciente que respire profundamente y se inclina/balancea el transductor para identificar la vena cava inferior, cola del lóbulo caudado y vena porta, que se divide en sus ramas derecha e izquierda. Las venas portas tienen un halo hiperecoico/vías del tren característicos que las rodean.

inspiratorio y las pulsaciones rítmicas transmitidas de la vena cava inferior. La vena porta se observa anterior a la vena cava inferior acompañada por la arteria hepática propia.

**VENA CAVA INFERIOR
LÓBULO HEPÁTICO
DERECHO
AURÍCULA DEL
VENTRÍCULO
DERECHO
SUBCOSTAL**
Longitudinal
FIG. 8-9

Con el paciente en posición supina, se coloca el transductor en sentido longitudinal orientado a la derecha de la línea media, debajo del margen costal derecho, dirigiéndose hacia arriba, hacia el tórax. Se pide al paciente que respire profundamente y se identifica el patrón moteado del hígado y las venas, tomando nota del colapso

**LÓBULO HEPÁTICO
DERECHO
RECESO
HEPATORRENAL
FONDO DE SACO DE
MORRISON
RIÑÓN DERECHO**
Longitudinal
(intercostal oblicua)
FIG. 8-10

Se coloca al paciente en posición supina y la palma de la mano derecha detrás de la cabeza, con el brazo en abducción y ayudando a abrir los espacios intercostales de la derecha. Se coloca el transductor a lo largo de la línea medioaxilar más o menos a nivel horizontal de la unión xifoesternal, con el marcador del transductor dirigido en sentido superior. La cara del transductor debe girarse hasta que esté paralela a los espacios intercostales (la orientación oblicua intercostal), que minimiza la sombra de las costillas sobre las estructuras de interés y lleva al transductor en alineación más estrecha con la orientación típica del riñón derecho. Se identifica el aspecto moteado del hígado y la tira hiperecoica que representa el diafragma sobre la superficie superior curveada del hígado. La cara del transductor debe inclinarse en

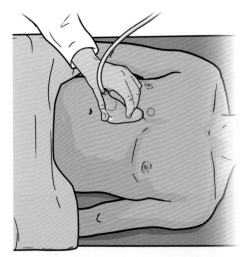

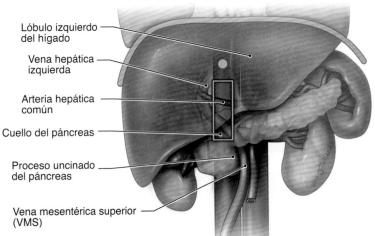

Lóbulo izquierdo del hígado
Vena hepática izquierda
Arteria hepática común
Cuello del páncreas
Proceso uncinado del páncreas
Vena mesentérica superior (VMS)

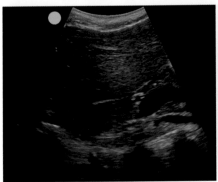

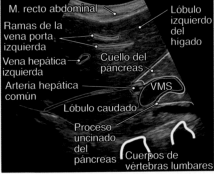

M. recto abdominal
Ramas de la vena porta izquierda
Vena hepática izquierda
Arteria hepática común
Lóbulo izquierdo del hígado
Cuello del páncreas
VMS
Lóbulo caudado
Proceso uncinado del páncreas
Cuerpos de vértebras lumbares

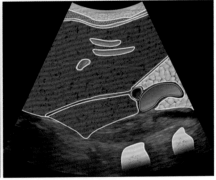

Figura 8-5 — Proyección longitudinal subcostal del lóbulo izquierdo del hígado, lóbulo caudado, la vena porta formándose (de la vena mesentérica superior a la que se une la vena esplénica), el cuello que lo rodea y el proceso uncinado del páncreas y la arteria hepática común.

sentido posterior hasta que la interfaz entre la superficie visceral del hígado y el riñón derecho esté a la vista. El espacio potencial en el receso hepatorrenal suele denominarse fondo de saco de Morrison. Este es el sitio más dependiente en el espacio peritoneal por arriba del mesocolon transverso, por lo que es un sitio frecuente para la acumulación de líquido libre en la parte superior del abdomen. El receso hepatorrenal debe rastrearse con cuidado y por completo para cualquier acumulación de líquido anecoico.

A continuación, se desliza el transductor en sentido superior (uno o dos espacios intercostales) hasta que el área superior del hígado, el diafragma y la parte inferior del hemotórax derecho puedan observarse en la imagen. En presencia de un pulmón con aireación normal, el diafragma hiperecoico crea una artefacto de imagen en espejo sobre los campos pulmonares, de modo que el aspecto moteado del hígado se refleja sobre el hemitórax derecho/espacio pleural. La presencia de líquido libre en el espacio pleural (hemotórax o derrame pleural) anula el artefacto de imagen en espejo y el espacio por arriba del diafragma se ve anecoico, a menudo con un pulmón atelectásico flotando dentro y fuera de la imagen con los esfuerzos respiratorios. Además, se busca con cuidado cualquier acumulación de líquido libre en el espacio subdiafragmático derecho, el espacio potencial entre el diafragma y el área superior del hígado.

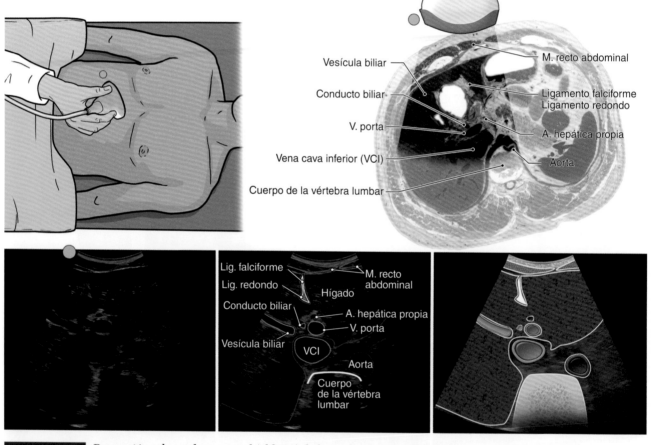

Figura 8-6 Proyección subcostal transversal (oblicua) de la tríada portal (vena porta, arteria hepática propia y conducto biliar) entrando/saliendo del hígado a través de la porta hepática. La vena cava inferior se observa inmediatamente posterior a la vena porta. El ligamento falciforme hiperecoico y el ligamento redondo del hígado (ligamento redondo hepático) se observan en el borde entre el lóbulo izquierdo del hígado (segmentos 2 y 3) y el lóbulo cuadrado (segmento 4b).

APLICACIONES CLÍNICAS

Divertículo de Meckel

El **divertículo de Meckel** se refiere a una protuberancia del íleon. Este tejido se deriva del conducto onfalomesentérico y se ubica a 60 cm de la unión ileocecal. Suele tener 5 cm de longitud, se registra en aproximadamente 2% de la población, puede contener dos tipos de tejidos ectópicos (gástrico y pancreático), se presenta en las dos primeras décadas de la vida y se encuentra con doble frecuencia en niños que en niñas. El divertículo puede estar libre o conectado con el ombligo a través de una fístula o cordón fibroso. Sus complicaciones incluyen ulceración, perforación, hemorragia y obstrucción, que puede requerir intervención quirúrgica. Además, puede imitar una apendicitis aguda debido a una presentación similar, que incluye dolor abdominal en el cuadrante inferior derecho, vómito y fiebre, y debe manejarse con cirugía si causa dolor intenso, hemorragia significativa u obstrucción.

Apendicitis aguda

La **apendicitis aguda** se refiere a una inflamación aguda del apéndice que resulta del bloqueo de la luz por un **fecalito** (una masa dura similar a una piedra formada por heces que ocurre en las vías intestinales) entre otras causas. Se presenta como un dolor en el cuadrante inferior derecho (punto de McBurney) que inicia en la región periumbilical, y hay hipersensibilidad de rebote, pérdida del apetito, náusea, vómito y fiebre. La rotura del apéndice puede causar peritonitis que lleva a la diseminación de la infección (septicemia) y la muerte si no se trata. La apendicitis se maneja mediante cirugía (apendicectomía).

Cirrosis hepática

La **cirrosis hepática** se refiere a un trastorno en que los hepatocitos son remplazados de forma gradual por tejido fibroso que rodea los vasos sanguíneos intrahepáticos y raicillas biliares que causan obstrucción de sangre a través del hígado. Puede deberse a alcoholismo crónico, infecciones como la hepatitis B, C o D y venenos. La cirrosis hepática puede causar hipertensión portal, que produce várices esofágicas, hemorroides, nevos en araña, cabeza de medusa o angioma aracniforme, ascitis, edema en pies, ictericia, encefalopatía hepática, esplenomegalia, hepatomegalia, eritema palmar, atrofia testicular, ginecomastia y alopecia pectoral. Síntomas adicionales comprenden fatiga, náusea, pérdida del apetito y pérdida de peso. El manejo incluye una dieta con bajo contenido en sodio y en proteínas, y diuréticos. El carcinoma hepatocelular es uno de los cánceres más frecuentes. Los factores de riesgo abarcan cirrosis hepática debido a hepatitis viral, alcoholismo y hemocromatosis. El carcinoma hepatocelular se diagnostica con base en el número de nódulos cirróticos dentro del hígado.

Biopsia hepática

La biopsia hepática se realiza por vía percutánea con guía ecográfica usando una aguja en el octavo o noveno espacio intercostal derecho en la línea medioaxilar derecha. Se indica al paciente que aguante la respiración en espiración completa para colapsar el receso costodiafragmático, con lo que se reduce la posibilidad de daño al pulmón y de causar neumotórax. La biopsia hepática transyugular puede realizarse al insertar un catéter en la vena yugular interna a la derecha, y pasarla por la vena cava inferior y superior y la vena hepática derecha. A continuación se inserta una aguja a través del catéter hasta el hígado y se obtiene una biopsia.

Hígado graso

Este término caracteriza a una amplia variedad de enfermedades, siendo las más frecuentes la hepatopatía por hígado graso alcohólico e hígado graso no alcohólico. La enfermedad por hígado alcohólico se relaciona con un consumo excesivo de alcohol, en tanto que el hígado graso no alcohólico se corresponde con resistencia a la insulina y síndrome metabólico. Además, la hepatitis viral y ciertos medicamentos también pueden causar acumulación de triglicéridos (**esteatosis**). Si la esteatosis es pronunciada y crónica, puede causar fibrosis y a la larga una cirrosis hepática. Estudios recientes colocan la prevalencia de esteatosis hepática en aproximadamente 15% de la población general. La ecografía puede diagnosticar esteatosis hepática al identificar una mala demarcación de la arquitectura intrahepática, revelando la pérdida de demarcación diafragmática y mostrando que la ecogenicidad hepática es mayor que la de la corteza renal y el bazo.

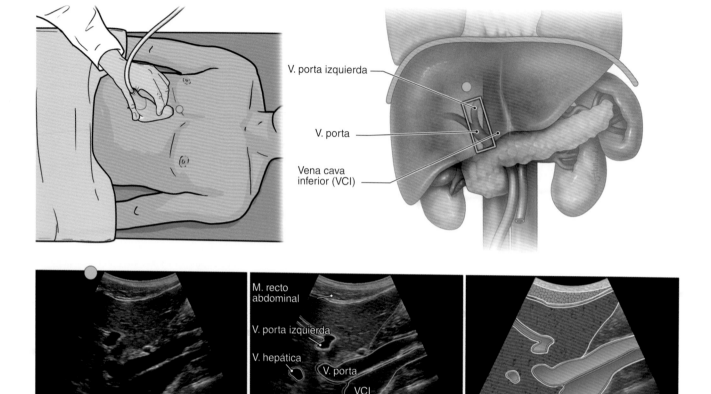

V. porta izquierda

V. porta

Vena cava inferior (VCI)

M. recto abdominal

V. porta izquierda

V. hepática

V. porta

VCI

Rama de la v. porta

Figura 8-7 Proyección subcostal transversal (oblicua) de la vena porta aproximándose y entrando al hígado en la porta hepática. La vena cava inferior se observa posterior a la vena porta.

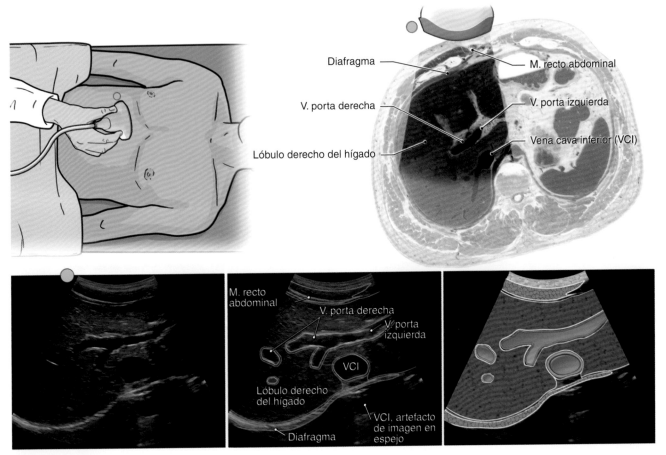

Diafragma

V. porta derecha

Lóbulo derecho del hígado

M. recto abdominal

V. porta izquierda

Vena cava inferior (VCI)

M. recto abdominal

V. porta derecha

V. porta izquierda

VCI

Lóbulo derecho del hígado

VCI, artefacto de imagen en espejo

Diafragma

Figura 8-8   Proyección subcostal transversal de la vena porta que se divide dentro del hígado en las venas portas derecha e izquierda. La vena cava inferior se observa posterior a la vena porta divisoria (separada por la "cola" del lóbulo caudado).

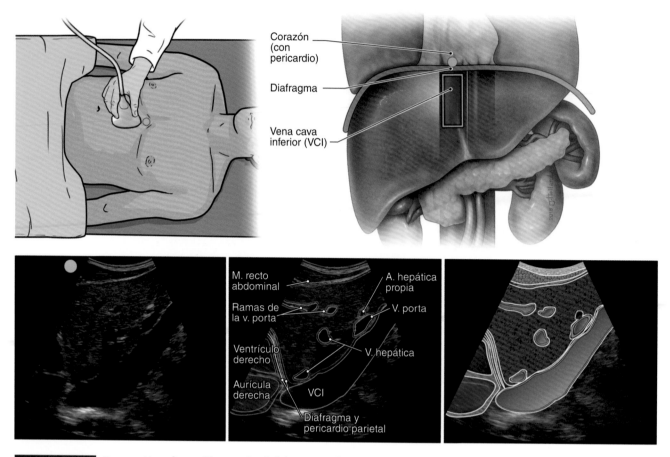

Corazón
(con
pericardio)

Diafragma

Vena cava
inferior (VCI)

M. recto
abdominal

Ramas de
la v. porta

Ventrículo
derecho

Aurícula
derecha

A. hepática
propia

V. porta

V. hepática

VCI

Diafragma y
pericardio parietal

Figura 8-9 Proyección subcostal longitudinal del trayecto de la vena cava inferior posterior al hígado y aproximándose a la aurícula derecha (a través del hiato caval del diafragma).

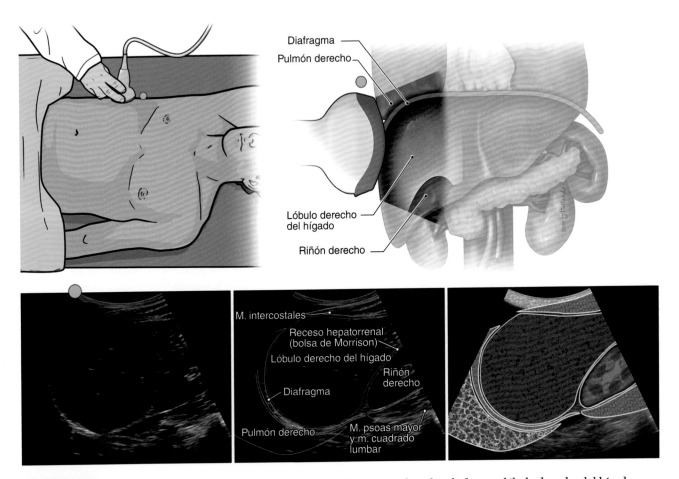

Diafragma
Pulmón derecho
Lóbulo derecho del hígado
Riñón derecho

M. intercostales
Receso hepatorrenal (bolsa de Morrison)
Lóbulo derecho del hígado
Riñón derecho
Diafragma
Pulmón derecho
M. psoas mayor y m. cuadrado lumbar

Figura 8-10 Proyección longitudinal (intercostal oblicua) del hemitórax derecho, diafragma, lóbulo derecho del hígado, receso hepatorrenal y riñón derecho.

Vesícula biliar

Revisión de la anatomía

La vesícula biliar se sitúa donde el borde lateral del recto abdominal se une con el noveno cartílago costal derecho. Este es el sitio del **signo de Murphy,** es decir, hay hipersensibilidad debido a la inflamación aguda de la vesícula biliar (colecistitis aguda). La vesícula biliar se encuentra en la fosa entre los lóbulos cuadrado y derecho inferior al hígado, y tiene una capacidad de 30 a 50 mL. Se ubica superior al colon transverso y superolateral al duodeno. Su estructura puede dividirse en cuello, fondo y cuerpo.

El cuello de la vesícula biliar es la parte más estrecha y es continuo con el conducto cístico, que contiene las válvulas espirales (válvulas de Heister). El fondo es el extremo ciego redondo situado en la línea medioclavicular en la punta del noveno cartílago costal, en contacto con el colon transversal. El cuerpo forma la parte principal de la vesícula biliar y está en contacto con la parte superior del duodeno y el colon transverso. En algunos casos, puede estar presente una bolsa cónica anormal (bolsa de Hartmann) en el cuello de la vesícula biliar (también conocida como ampolla de la vesícula biliar).

La vesícula biliar actúa para recibir bilis, concentrarla al absorber sales y agua, almacenarla y liberarla durante la digestión. A medida que la comida llega al duodeno, la mucosa duodenal produce colecistocinina, que junto con la estimulación parasimpática procede para contraer la vesícula biliar, resultando en la expulsión de la bilis hacia el duodeno.

La vesícula biliar está irrigada por la arteria cística, que proviene de la arteria hepática derecha ubicada en el triángulo cistohepático (de Calot), formado en sentido medial por el conducto hepático común, en sentido posterior por la superficie visceral del hígado y en sentido inferior por el conducto cístico.

Técnica

Existen varias técnicas para examinar la vesícula biliar, como la subcostal, oblicua subcostal derecha e intercostal. Sin embargo, la proyección intercostal usa el hígado como una **ventana de insonación** de modo que el gas intestinal no interfiere con la visión. Este es probablemente el método más confiable para que empiecen los aprendices y se describe a continuación.

Con el paciente en posición supina y con su mano derecha detrás de la cabeza (esto se hace para expandir los espacios intercostales en el lado derecho), se coloca el transductor con el lado del marcador hacia el hombro derecho/axila, a nivel horizontal del proceso xifoides, alrededor de 7 a 8 cm laterales al proceso xifoides. Se alinea el transductor con los espacios intercostales, apuntando a través de la parte superior del abdomen ligeramente en sentido posterior (si se inclina demasiado lejos en sentido posterior, puede verse el riñón derecho) para identificar la luz anecoica de la vesícula biliar en forma de pera. Se desliza el transductor en sentido inferior para visualizar la mayor parte posible de la vesícula biliar. A menudo el gas intestinal interfiere con la toma de las imágenes del fondo, que está más allá del borde del hígado/margen costal. Se identifican las venas en el hígado y se intenta diferenciar entre las venas hepáticas y las ramas de la vena porta (halo hiperecoico/vías de tren).

APLICACIONES CLÍNICAS

Cálculos biliares

Los **cálculos biliares (colelitiasis)** se forman a partir de la cristalización de los constituyentes de la bilis y están hechos de cristales de colesterol mezclados con pigmentos biliares y calcio. La bilis se cristaliza para formar arenilla, arena gruesa y finalmente cálculos. Una presentación frecuente de los cálculos biliares es en mujeres con sobrepeso que son fértiles (multíparas) y tienen más de 40 años de edad. Los cálculos en el fondo de la vesícula biliar pueden ulcerarse a través de la pared del fondo hacia el colon transverso, pasando de forma natural a través del recto. También pueden ulcerarse a través de la pared del cuerpo hacia el duodeno y alojarse en la unión ileocecal, lo que provoca obstrucción. Los cálculos albergados en el conducto biliar interfieren con el flujo de bilis hacia el duodeno, causando una ictericia obstructiva. Por último, los cálculos albergados en la ampolla hepatopancreática bloquean los sistemas de conductos biliares y pancreáticos. En este caso, la bilis puede entrar al sistema de conductos pancreáticos, lo que ocasiona pancreatitis aséptica o no infecciosa.

Signo de Murphy ecográfico

El signo de Murphy ecográfico se refiere a la proyección subcostal únicamente cuando el transductor se coloca contra el fondo con la aplicación de presión. Una vez que el paciente manifiesta dolor o molestia máxima debido a la presión directa sobre la vesícula biliar, el signo es positivo.

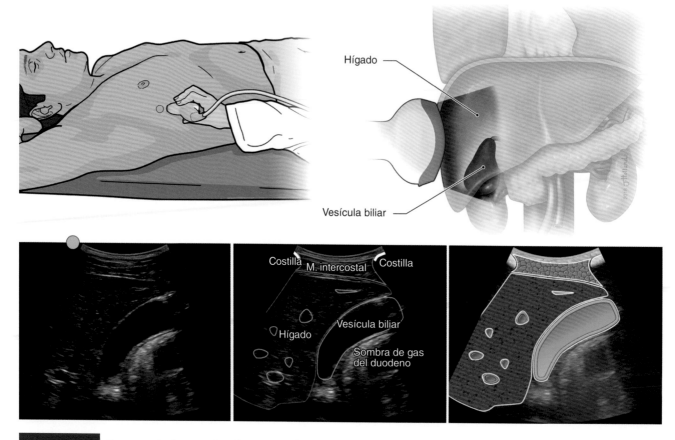

Figura 8-11 Proyección longitudinal intercostal (ventana hepática) de la vesícula biliar.

Bazo y riñones

Revisión de la anatomía

Bazo

El bazo es un órgano linfático vascular ubicado por debajo del diafragma en la novena a undécima costillas, es decir, en la región del hipocondrio izquierdo. El bazo está apoyado por los ligamentos esplenorrenal y esplenogástrico, y está cubierto por el peritoneo, excepto en el hilio. El bazo se ubica en sentido superior al polo superior del riñón izquierdo (casi en contacto con este) y la cola del páncreas. Más específicamente, el ligamento esplenorrenal contiene los vasos esplénicos y la cola del páncreas.

La arteria esplénica lleva la sangre al bazo, que se vacía en la vena esplénica. Se divide en dos regiones, esto es, la pulpa blanca y la roja. La pulpa blanca está compuesta por tejido linfático alrededor de las arterias centrales y es el sitio de la actividad fagocítica. La pulpa roja está compuesta por sinusoides venosos y cordones esplénicos y es el sitio de filtración. A medida que la sangre se filtra a través del bazo, los eritrocitos y las plaquetas desgastados y dañados son eliminados por los macrófagos. Otras funciones del bazo incluyen el almacenamiento de sangre y plaquetas en la pulpa roja, la respuesta inmunológica y la producción de linfocitos maduros, macrófagos y anticuerpos en la pulpa blanca. Al inicio de la vida el bazo también es el sitio de la hematopoyesis.

Riñones

Los riñones son órganos retroperitoneales bilaterales que se ubican a lo largo del nivel espinal T12 a L3. El riñón derecho se ubica más bajo en comparación con el riñón izquierdo contralateral, debido al gran tamaño del hígado, y puede encontrarse a nivel de la duodécima costilla. El riñón izquierdo suele hallarse a nivel de la undécima y duodécima costillas. La capa externa del riñón contiene una gruesa cápsula fibrosa que está recubierta por una fascia renal junto con la grasa perinéfrica y pararrenal. Los nervios y los vasos que inervan e irrigan el riñón junto con el uréter entran al riñón en el lado medial en el hilio.

El riñón puede dividirse anatómicamente en la corteza y la médula, que contienen las nefronas. La corteza externa contiene los corpúsculos renales y es la ubicación del glomérulo y la cápsula glomerular (cápsula de Bowman) y los túbulos contorneados proximal y distal. La parte interna del riñón es la médula y contiene las asas de Henle y los túbulos colectores. En cada riñón hay varias nefronas, que pueden subdividirse en el corpúsculo renal, el túbulo contorneado proximal, el asa de Henle y el túbulo contorneado distal.

Cada riñón está irrigado por la **arteria renal,** que contiene ramas segmentarias con diversas variaciones anatómicas, y es drenado por la vena renal. La orina sale del riñón a partir de los túbulos colectores hacia los cálices menor y mayor. Los cálices mayores se vacían en la pelvis renal y la orina sale por los uréteres.

Uréteres

El uréter es un órgano muscular retroperitoneal que une el riñón con la vejiga urinaria. Avanza a lo largo del músculo iliopsoas y los procesos transversos de las vértebras lumbares y anterior a la bifurcación de la arteria iliaca común. El uréter contiene ciertas ubicaciones donde existe una elevada probabilidad de obstrucción por **cálculos renales,** que incluyen las uniones ureteropélvica, ureterovesical y el cruce con los vasos iliacos. Está irrigado por ramas de la aorta abdominal, arterias renal, iliaca interna y común y gonadales. La inervación simpática al uréter es proporcionada por los nervios esplácnicos lumbares, en tanto que la inervación parasimpática es provista por los nervios esplácnicos pélvicos.

Glándula suprarrenal

La **glándula suprarrenal** está ubicada en el polo medial superior del riñón. Es un órgano retroperitoneal y está investida por una cápsula y la fascia renal. La glándula suprarrenal es asimétrica con la glándula suprarrenal derecha que tiene una forma piramidal y la glándula izquierda que tiene una forma semilunar. Las ramas de la arteria diafragmática inferior, la arteria suprarrenal media (que es una rama directa de la aorta) y la arteria suprarrenal inferior (una rama de la arteria renal) proporcionan oxígeno a la glándula suprarrenal. A la derecha, la vena suprarrenal drena la glándula, en tanto que el drenaje venoso en la izquierda es por la vena renal. Ambos drenajes venosos se vacían en la vena cava inferior.

La glándula suprarrenal puede dividirse a nivel anatómico en una **corteza** y una **médula.** La corteza tiene tres capas separadas, siendo la más superficial la zona glomerulosa, la capa media es la zona fasciculada y la capa más profunda es la zona reticular. Cada capa de la corteza suprarrenal produce hormonas esteroides que son fundamentales para mantener la homeostasis dentro del cuerpo. La zona glomerulosa consiste en células que producen aldosterona. Las células de la zona fasciculada sintetizan cortisol y corticosterona. La zona reticular secreta andrógenos, en particular dehidroepiandrosterona y androstenediona. La médula suprarrenal tiene su origen en la cresta neural. Las células de la médula se conocen como células neuroendocrinas y desempeñan un papel significativo en la liberación de epinefrina y norepinefrina en respuesta a la estimulación de las fibras simpáticas.

Técnica

Con el paciente en posición supina o girado hacia la posición de decúbito lateral derecho, se coloca el transductor con el marcador apuntando hacia la cabeza en la línea axilar posterior (en un punto de inicio) alineado con el espacio intercostal. Nótese que la posición en decúbito no es apropiada para algunas aplicaciones como la evaluación enfocada con ecografía para traumatismo (FAST), en tanto que el decúbito provocaría que el líquido drenara al lado derecho. Se inclina/balancea/desliza el transductor buscando la ecotextura glandular del bazo mientras se mueve con las respiraciones. Se ajusta el transductor para ver el bazo con claridad, así como el diafragma hiperecoico. Después se inclina para dirigir el haz en sentido más posterior (o deslizar el transductor tan posterior como sea posible) hasta que pueda verse el riñón izquierdo adyacente al bazo (separado por el espacio potencial del receso esplenorrenal). Se ajusta la posición/inclina para obtener la mejor vista posible del hemitórax izquierdo, el diafragma, el bazo y el riñón izquierdo. Considérese que a menudo el polo inferior del riñón está oscurecido por gas colónico. Se observa el artefacto de imagen en espejo que causa el aspecto de ecotextura del bazo en el espacio pleural izquierdo (abolido por líquido libre como hemotórax o derrame pleural izquierdo). Se coloca al paciente

en posición de decúbito lateral derecho si hay una sombra sustancial de gas intestinal.

Se coloca al paciente y el transductor como se muestra en la figura 8-12. Se desliza el transductor tan atrás en sentido posterior como sea posible (ya está cerca de la superficie de la mesa de exploración) y se ajusta la inclinación/ángulo/posición para obtener la mayor imagen del riñón izquierdo que sea posible. Puede ser necesario girar con cuidado al paciente hacia la posición de decúbito derecho para colocar el transductor detrás de la línea axilar posterior y obtener una imagen del riñón de la parte posterior a la flexura cólica izquierda (sombra de gas), identificando la corteza y las columnas, las pirámides renales, la grasa hiperecoica y el tejido conectivo del seno renal.

Se coloca al paciente y el transductor como se muestra en la figura 8-12. Se desliza el transductor en sentido superior y se dirige el haz ligeramente en sentido anterior para obtener una imagen del bazo en su eje largo, observando

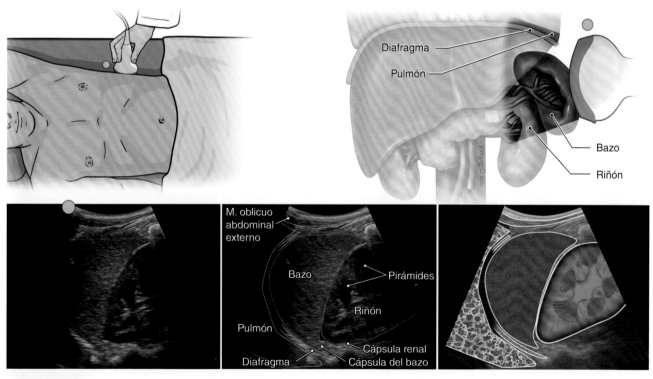

Figura 8-12 Proyección longitudinal (intercostal oblicua) del hemitórax izquierdo, bazo y riñón izquierdo.

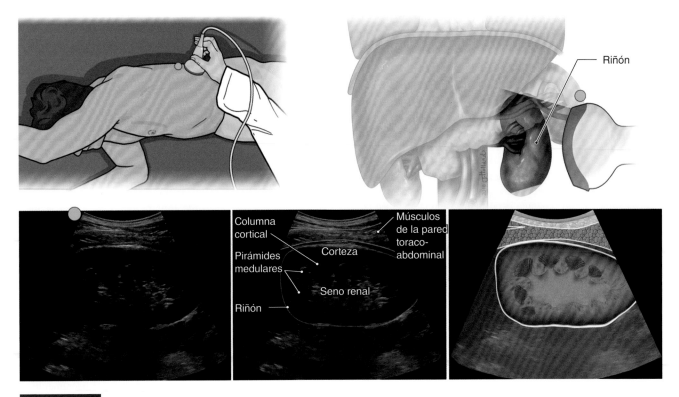

Figura 8-13 Proyección longitudinal (intercostal oblicua) del riñón izquierdo.

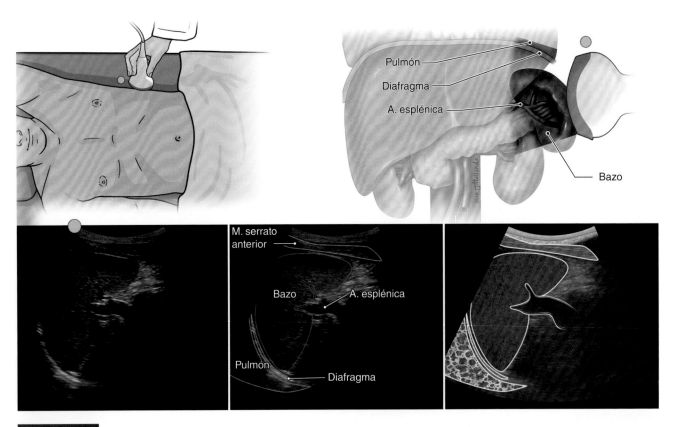

Figura 8-14 Proyección longitudinal (intercostal oblicua) del bazo.

su ecotextura granular hiperecoica, el diafragma hiperecoico a lo largo de su superficie superior y los movimientos respiratorios del bazo y el diafragma.

RIÑÓN DERECHO
Longitudinal
   (intercostal oblicua)
FIG. 8-15

Con el paciente en posición supina, se coloca el transductor en la línea medio-axilar, alrededor del nivel de la unión xifoesternal, alineado con un espacio intercostal para minimizar la sombra de la costilla. Se dirige ligeramente en sentido posterior (hacia la columna) para observar el hígado, el receso hepatorrenal y el riñón derecho. Se desliza el transductor en sentido inferior (y se vuelve a alinear con el espacio intercostal) hasta que pueda verse el riñón derecho del polo superior al polo inferior (la sombra de gas puede interferir con la obtención de imágenes del polo inferior más allá del borde inferior del lóbulo hepático derecho). Se identifica el receso hepatorrenal o de Morrison, la cápsula renal, los músculos psoas y los cuerpos vertebrales. También se usa un abordaje subcostal para identificar el riñón para evitar el gas intestinal al usar el hígado como una ventana de insonación.

APLICACIONES CLÍNICAS

La **esplenomegalia** es resultado de una congestión venosa debida a hipertensión portal o trombosis de la vena esplénica. Suele causar secuestro de sangre que provoca trombocitopenia y formación fácil de hematomas. Sus síntomas incluyen pérdida de peso, sudores nocturnos, fiebre, diarrea y dolor óseo.

La rotura esplénica ocurre más a menudo debido a costillas fracturadas o traumatismo grave en el hipocondrio izquierdo, lo que causa sangrado intenso. Es difícil reparar un bazo roto mediante cirugía y la esplenectomía se realiza para evitar la muerte debido a exanguinación. El bazo puede retirarse dado que sus funciones son asumidas por otros órganos reticuloendoteliales.

El cáncer del tejido linfoide se denomina **linfoma.** La **enfermedad de Hodgkin** es un tipo de linfoma maligno y sus características clínicas incluyen aumento de tamaño indoloro y progresivo de los ganglios linfáticos, bazo y otro tejido linfoide; sudores nocturnos, fiebre y pérdida de peso.

La **urolitiasis** es un trastorno en el que pueden presentarse cálculos renales en cualquier parte de las vías urinarias. Alrededor de 70 a 80% de los cálculos renales (o nefrolitos) se forman a partir de concentraciones elevadas de calcio y, como resultado, se detectan con facilidad mediante ecografía cuando se sospecha que los pacientes presentan nefrolitiasis debido a cólico renal. Con base en el tamaño y la forma de los cálculos renales, puede producirse un intenso dolor tipo cólico en el cáliz renal o al descender por el uréter. Además, la hidronefrosis o la obstrucción de los uréteres por un cálculo pueden ser urgencias quirúrgicas. Otro tipo de cálculos renales son los cálculos en "asta de cievo" o cálculos en "coral". Estos cálculos llenan cada parte de la pelvis y los cálices renales. Su composición es de magnesio-amonio-fosfato, conocido como estruvita, o apatita de carbonato de calcio. Se forman más a menudo en mujeres debido a infecciones recurrentes. Los síntomas clínicos incluyen fiebre, dolor, hematuria y formación de abscesos.

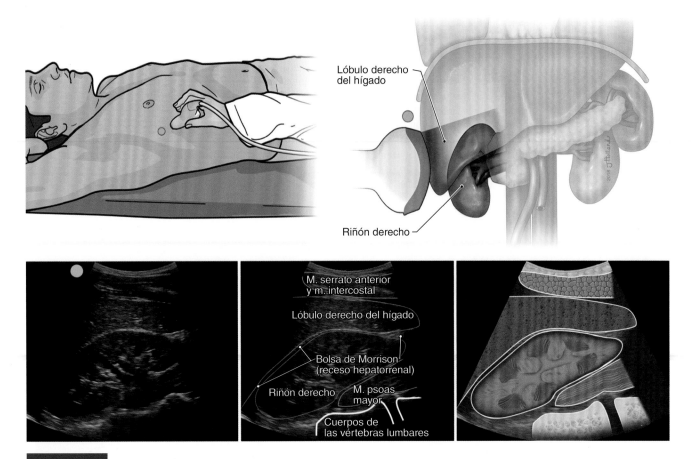

Lóbulo derecho del hígado

Riñón derecho

M. serrato anterior y m. intercostal

Lóbulo derecho del hígado

Bolsa de Morrison (receso hepatorrenal)

Riñón derecho

M. psoas mayor

Cuerpos de las vértebras lumbares

Figura 8-15 Proyección longitudinal (intercostal oblicua) del riñón derecho y el lóbulo hepático derecho.

Páncreas

Revisión de la anatomía

El páncreas está ubicado en el piso del saco menor en las regiones epigástrica y del hipocondrio izquierdo, formando una porción del lecho del estómago. Está situado en el espacio retroperitoneal, excepto una pequeña porción de su cola, que se localiza en el ligamento esplenorrenal. La cabeza del páncreas se ubica en la curvatura en forma de C del duodeno. El proceso uncinado del páncreas es la parte inferior de su cabeza, que se encuentra a la izquierda, posterior a los vasos mesentéricos superiores. Es una glándula exocrina que produce enzimas digestivas que participan en la digestión de grasas, proteínas y carbohidratos, y una glándula endocrina (islotes de Langerhans) que secreta insulina y glucagón, hormonas involucradas en el metabolismo de la glucosa.

La irrigación sanguínea del páncreas proviene de ramas de la arteria esplénica y las arterias pancreaticoduodenales inferior y superior. El páncreas consiste en dos conductos, el conducto pancreático principal y el conducto pancreático accesorio.

El conducto pancreático principal (conducto de Wirsung) inicia en la cola, continúa a la derecha a lo largo del páncreas y drena jugo pancreático, que contiene enzimas. El conducto biliar y el conducto pancreático principal se unen para formar la ampolla hepatopancreática (ampolla de Vater) al entrar en la segunda parte del duodeno en la papila mayor. El conducto pancreático accesorio (conducto de Santorini) inicia en la parte inferior de la cabeza del páncreas para drenar una porción del cuerpo y la cabeza. Eventualmente se vacía en la papila duodenal menor, superior a la papila mayor.

Técnica

**PÁNCREAS
AORTA ABDOMINAL**
Longitudinal
(parasagital)
FIG. 8-16

Con el paciente en posición supina, se coloca el transductor en el eje longitudinal del cuerpo, justo a la izquierda de la línea media. Puede ser necesario iniciar en un lugar alto del área epigástrica y deslizar en sentido inferior al aplicar presión a la cara del transductor para mover el gas intestinal. Se pide al paciente que respire profundamente (solicitarle que beba una carga de agua de dos o tres vasos puede mejorar la obtención de imágenes al desplazar el gas del estómago) mientras se ubica el lóbulo izquierdo del hígado y sus bordes y contornos. Se inclina el transductor para identificar las pulsaciones de la aorta abdominal y se ajusta el ángulo del haz hasta que la aorta esté apenas horizontal (más que curvándose de forma pronunciada hacia arriba en sentido inferior con la curvatura lumbar). Se identifican el tronco celiaco y la mesentérica superior de la aorta. Anterior a la parte proximal de la arteria mesentérica superior, se ubica la vena esplénica posterior al cuerpo del páncreas. La ecotextura del páncreas es variable, pero por lo general es similar al hígado, con con un fondo ligeramente hiperecoico con moteado hiperecoico. La vena renal izquierda puede ser visible (con compresión fisiológica) en el espacio entre la arteria mesentérica superior y la superficie anterior de la aorta abdominal.

**CABEZA DEL PÁNCREAS
PROCESO UNCINADO
CUELLO DEL PÁNCREAS
CUERPO DEL PÁNCREAS**
Transversal
FIG. 8-17

Con el paciente en posición supina, se coloca el transductor en sentido transversal a través de la línea media. Puede ser necesario iniciar alto en el área epigástrica y deslizarse en sentido inferior aplicando presión a la cara del transductor para mover el gas intestinal. Se pide al paciente que respire profundamente (solicitarle que beba una carga de agua de dos o tres vasos puede mejorar la obtención de imágenes al desplazar el gas del estómago).

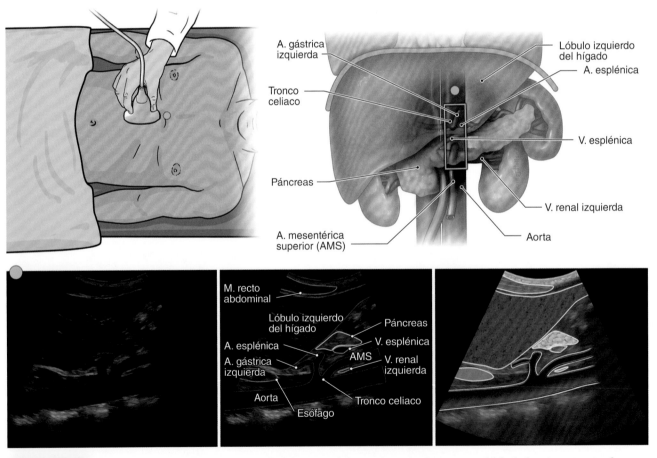

Figura 8-16 Proyección longitudinal (parasagital) del cuerpo del páncreas en relación con el lóbulo hepático izquierdo, vena esplénica y aorta abdominal con el tronco celiaco y la rama mesentérica superior.

Con el transductor en posición transversal a través de la línea media, se ajusta el ángulo (se inclina) para buscar la ecotextura del páncreas posterior al lóbulo izquierdo del lóbulo hepático y, más importante, en relación con los vasos abdominales, como las venas mesentérica superior y esplénica en su superficie posterior. Se busca la arteria mesentérica superior a la izquierda de la vena mesentérica superior, con un anillo hiperecoico (rodeado de grasa y tejido conectivo en la raíz del mesenterio), la cabeza del páncreas a la derecha de la vena mesentérica superior con el proceso uncinado extendiéndose posterior a la vena mesentérica superior, una aorta pulsante justo a lo largo del lado izquierdo del cuerpo vertebral y la vena renal izquierda en el espacio entre la aorta y la arteria mesentérica superior (con compresión fisiológica en el espacio y extendiéndose más allá), que lleva a la vena cava inferior a la derecha del cuerpo vertebral. El cuello del páncreas está situado anterior a los vasos mesentéricos superiores y el cuerpo se extiende en sentido posterior fuera de la visión, más allá de los vasos mesentéricos superiores.

APLICACIONES CLÍNICAS

La **pancreatitis** se refiere a la inflamación del páncreas y puede ser causada por cálculos biliares o por el consumo de alcohol. Sus síntomas incluyen dolor epigástrico intenso y constante que irradia a la espalda.

El *cáncer pancreático* puede presentarse como un intenso dolor lumbar y puede invadir los órganos de la región. Suele presentarse en etapas avanzadas y por lo tanto es difícil de tratar. La resección quirúrgica, llamada pancreaticoduodenectomía (procedimiento de Whipple) es posible en algunos casos. El cáncer de la cabeza puede comprimir el conducto biliar, lo que conduce a ictericia obstructiva. El cáncer del cuello y el cuerpo puede causar obstrucción de la vena porta o vena cava inferior ya que el páncreas está en la proximidad de estas venas.

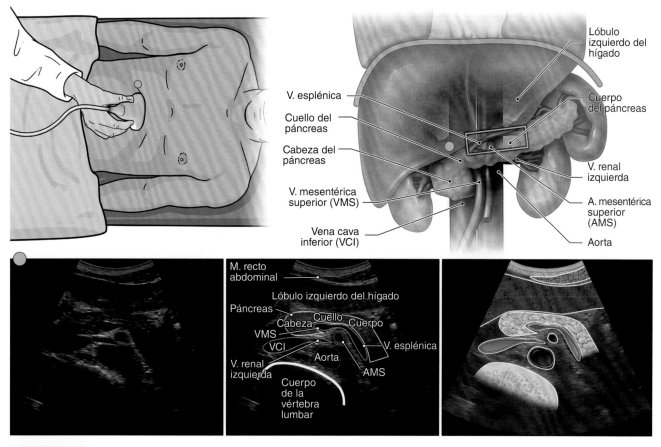

Figura 8-17 Proyección transversal del páncreas junto con su arteria y vena mesentéricas superiores, vena esplénica, vena renal izquierda, vena cava inferior y aorta.

Vasos abdominales

Revisión de la anatomía

Tronco celiaco y arteria mesentérica

El tronco celiaco es una rama de la aorta abdominal, ubicada en la superficie anterior de la aorta, justo por debajo del hiato aórtico del diafragma. El tronco celiaco se trifurca en las arterias gástrica izquierda, esplénica y hepática común.

La rama más pequeña del tronco celiaco es la arteria gástrica izquierda, la cual viaja en sentido superior hacia el cardias gástrico y se comunica al esófago y el hígado con ramas a las arterias esofágica y hepática. La arteria gástrica izquierda también se extiende a lo largo de la curvatura menor del estómago, formando una conexión con la arteria gástrica derecha.

La arteria esplénica es un gran vaso tortuoso que avanza sobre el área superior del páncreas antes de entrar al ligamento esplenorrenal. Esta arteria es la rama más grande del tronco celiaco y suele tener numerosas ramas terminales que incluyen las arterias gástricas cortas, la arteria gastroomental izquierda y las ramas pancreáticas.

Las arterias gástricas cortas irrigan el fondo del estómago y avanzan a través del ligamento esplenogástrico. La arteria gastroomental izquierda irriga el estómago y el omento mayor al pasar también a través del ligamento esplenogástrico para alcanzar el omento mayor y avanzar junto con la curvatura mayor del estómago. Uno de los vasos pancreáticos, que se ramifica de la arteria esplénica, incluye la arteria pancreática dorsal.

Después de surgir del tronco celiaco, la arteria hepática común avanza hacia el hígado a lo largo del borde superior del páncreas. La arteria hepática común se ramifica en la arteria hepática propia, la gastroduodenal y en ocasiones la arteria gástrica derecha. La arteria hepática propia se ubica a lo largo del borde libre del omento menor. La arteria hepática propia se divide en las arterias hepáticas izquierda y derecha. La arteria hepática derecha se divide de forma subsecuente en la arteria cística en el triángulo cistohepático de Calot. Los bordes del triángulo de Calot son el conducto cístico, el conducto hepático común y el borde inferior del hígado. La arteria gástrica derecha puede surgir de la arteria hepática común, pero en ocasiones la arteria puede originarse en la arteria hepática propia. La arteria gástrica derecha viaja al píloro del estómago y a lo largo de la curvatura menor del estómago, donde forma una anastomosis con la arteria gástrica izquierda. La arteria gastroduodenal viaja posterior a la primera parte del duodeno. Se sabe que da origen a varias ramas, que incluyen a la arteria supraduodenal en sentido superior y varias arterias retroduodenales en sentido inferior. En particular, la arteria gastroduodenal se divide en la arteria gastroomental derecha y la arteria pancreaticoduodenal superior.

La arteria gastroomental derecha viaja a lo largo de la curvatura mayor del estómago. Proporciona la irrigación sanguínea al estómago y el omento mayor. La arteria pancreaticoduodenal superior avanza entre la cabeza del páncreas y el duodeno. La arteria pancreaticoduodenal superior se divide en la arteria pancreaticoduodenal anterior-superior y la arteria pancreaticoduodenal posterior-superior.

Arteria mesentérica superior

La arteria mesentérica superior surge de la aorta abdominal posterior al cuello del páncreas. Desciende detrás del proceso uncinado del páncreas y la tercera parte del duodeno, penetra de la raíz del mesenterio posterior al colon transverso y avanza en la fosa iliaca derecha. La arteria mesentérica superior da origen a cinco ramas terminales: la arteria pancreaticoduodenal inferior, la arteria cólica media, la arteria cólica derecha, la arteria iliocólica y las arterias intestinales. La arteria pancreaticoduodenal inferior avanza a la derecha y se divide en dos ramas, la arteria pancreaticoduodenal anterior-inferior y la arteria pancreaticoduodenal posterior-inferior. La arteria pancreaticoduodenal inferior (anterior y posterior) forma entonces una anastomosis con las ramas respectivas de la arteria pancreaticoduodenal superior.

La arteria cólica media se bifurca en las ramas derecha e izquierda. La rama derecha forma una anastomosis con la arteria cólica derecha y la rama izquierda también tiene conexiones con la rama ascendente de la arteria cólica izquierda. Al formarse estas conexiones, la arteria marginal se forma avanzando a lo largo del intestino grueso.

La arteria cólica derecha se origina en la arteria mesentérica superior y avanza a la derecha detrás del peritoneo. La arteria cólica derecha puede surgir con frecuencia de la arteria iliocólica.

La arteria cólica derecha termina en las ramas ascendente y descendente, que avanzan a lo largo del colon ascendente.

La arteria ileocólica avanza en sentido inferior, posterior al peritoneo y hacia la fosa iliaca derecha. Después se divide en la arteria cólica ascendente, las arterias cecales anterior y posterior, la arteria apendicular y las ramas ileales. La arteria cólica ascendente forma una anastomosis con la arteria cólica derecha. Las ramas de la arteria mesentérica superior (por lo general en cantidad de 12 a 15) irrigan el yeyuno y el íleon. Las arterias intestinales se ramifican y anastomosan para formar una serie de arcadas en el mesenterio.

Arteria mesentérica inferior

La arteria mesentérica inferior surge en sentido inferior a la arteria mesentérica superior en la superficie anterior de la aorta y avanza a la izquierda, posterior al peritoneo. Las ramas terminales de la arteria mesentérica inferior irrigan el colon descendente, el colon sigmoides y la porción superior del recto. La arteria mesentérica inferior se trifurca en la arteria cólica izquierda, la arteria sigmoides y la arteria rectal superior. La arteria cólica izquierda avanza a la izquierda hacia el colon descendente y por lo general se divide en las ramas ascendente y descendente. Las arterias sigmoideas (en cantidad de dos a tres) avanzan hacia el colon sigmoides en su mesenterio dividiéndose en las ramas ascendente y descendente. La arteria rectal superior desciende hacia la pelvis y termina en dos ramas. Las ramas de la arteria rectal superior avanzan a lo largo de los lados del recto y se conectan con las arterias rectales media e inferior.

Venas

Vena porta

La **vena porta** está formada por la vena esplénica y la vena mesentérica superior posterior al cuello del páncreas. La vena porta tiene unos 8 cm de largo y acumula sangre venosa de la parte abdominal del intestino, bazo, páncreas y vesícula biliar.

Vena mesentérica inferior

La vena mesentérica inferior no drena directamente en la vena porta. La vena mesentérica inferior puede fusionarse con la vena esplénica o mesentérica superior o en la unión de estas dos venas. La mesentérica inferior también recibe drenaje venoso de la vena gástrica izquierda (o coronaria). Esta vena avanza en sentido superior detrás del conducto biliar y la arteria hepática dentro del margen libre del omento menor, llevando sangre desoxigenada y nutrientes extraídos de la digestión. Lleva tres veces más sangre que la arteria hepática y tiene una mayor presión de la sangre que en la vena cava inferior.

Vena mesentérica superior

La vena mesentérica superior avanza a lo largo del lado derecho de la arteria mesentérica superior. Algunas de las ramas de la vena mesentérica superior también siguen las tributarias de la arteria mesentérica superior. La raíz de la vena mesentérica superior suele atravesar la tercera parte del duodeno y el proceso uncinado del páncreas. La terminación de la vena mesentérica superior se ubica detrás del cuello del páncreas. En este punto, la vena esplénica se fusiona con la vena mesentérica superior para formar la vena porta.

Vena esplénica

La vena esplénica (antes conocida como vena lineal) se origina en la fusión de los sinusoides venosos en el bazo. La vena esplénica también recibe drenaje venoso de las venas gástrica corta, gastroomental izquierda y pancreática.

Vena mesentérica inferior

Las venas mesentéricas inferiores se originan en la unión de las venas sigmoides y rectal superior. La vena mesentérica inferior recibe drenaje venoso de la vena cólica izquierda. A menudo, la vena mesentérica inferior drena en la vena esplénica. Sin embargo, la vena mesentérica inferior puede drenar directamente en la vena mesentérica superior o en el punto de fusión de la vena mesentérica superior y la vena esplénica.

Vena gástrica izquierda (coronaria)

La vena gástrica izquierda (coronaria) suele extenderse una corta distancia en la porción superior de la curvatura menor del estómago, donde reposa entre las dos capas del omento menor. La vena gástrica izquierda sigue avanzando hacia la unión del estómago y el esófago. En este punto, la vena gástrica izquierda puede unirse a las tributarias venosas del esófago, que a la larga se vacían en la vena ácigos, con lo que se formula la distribución venosa sistemática de la vena gástrica izquierda. Además, la vena gástrica izquierda drena en la vena porta directamente, así como a través de una anastomosis con la vena gástrica derecha, para formar la porción venosa portal de la vena gástrica izquierda.

Venas paraumbilicales

Las venas paraumbilicales se alojan en el ligamento falciforme. Estas venas conectan la rama izquierda de la vena porta con pequeñas venas subcutáneas periumbilicales. Las venas subcutáneas periumbilicales son raicillas de las venas epigástrica superior, epigástrica inferior, toracoepigástrica y epigástrica superficial. Las venas paraumbilicales casi siempre están cerradas, pero pueden ser permeables y estar dilatadas en la hipertensión portal.

Venas hepáticas

Las venas hepáticas (izquierda, derecha y media) son venas sin válvulas en los planos intersegmentarios del hígado. Estas venas drenan en la vena cava inferior; sin embargo, con frecuencia la vena hepática izquierda y media a menudo se fusiona antes de unirse con la vena cava inferior.

Técnica

**AORTA
TRONCO CELIACO
ARTERIA
MESENTÉRICA
SUPERIOR**
Longitudinal
(parasagital)
FIG. 8-18

Con el paciente en posición supina, se coloca el transductor en el eje longitudinal del cuerpo justo a la izquierda de la línea media. Puede ser necesario iniciar en un sitio alto en el área epigástrica y deslizarse en sentido inferior, aplicando presión a la cara del transductor para mover el gas intestinal. Se pide al paciente que respire profundamente (además se le pide que beba una carga de agua de dos o tres vasos para mejorar la obtención de imágenes al desplazar el gas del estómago). Se identifica el lóbulo izquierdo del hígado y sus bordes y contornos.

Se inclina la cara del transductor para identificar las pulsaciones de la aorta abdominal y ajustar el ángulo del haz hasta que la aorta esté apenas horizontal (en lugar de curvándose de forma marcada hacia arriba en sentido inferior con la curvatura lumbar). Se identifican las ramas mesentérica superior y tronco celiaco de la aorta. Anterior a la parte proximal de la arteria mesentérica

superior, se ubica la vena esplénica en sentido posterior al cuerpo del páncreas. La ecotextura del páncreas es variable, pero por lo general es similar al hígado, con un fondo ligeramente hipoecoico, con moteado hiperecoico. La vena renal izquierda puede ser visible (con compresión fisiológica) en el espacio entre la arteria mesentérica superior y la superficie anterior de la aorta abdominal.

**TRONCO CELIACO
ARTERIA ESPLÉNICA
RAMAS HEPÁTICAS
COMUNES**
Transversal
FIG. 8-19

Con el paciente en posición supina, se coloca el transductor en sentido transversal con el marcador apuntando a la derecha. Se identifica el lóbulo izquierdo del hígado y los cuerpos de las vértebras lumbares. Se identifican la aorta y la vena cava inferior a lo largo del cuerpo vertebral. Se desliza el transductor y se inclina/balancea al tiempo que se busca el tronco celiaco y el aspecto de "ala de gaviota" extendido de sus ramas esplénica y hepática común. La arteria esplénica es útil para

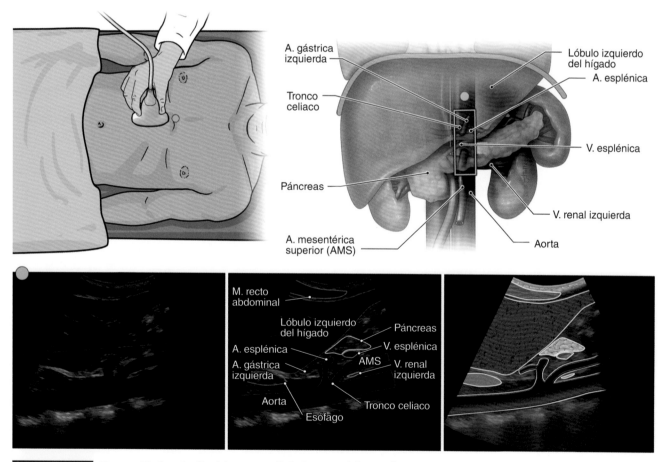

Figura 8-18 Proyección longitudinal (parasagital) de la aorta abdominal junto con sus ramas mesentéricas superior y tronco celiaco.

"seguirla" a lo largo del cuerpo del páncreas. La vena porta se ve inmediatamente anterior a la vena cava inferior.

ARTERIA MESENTÉRICA SUPERIOR
VENA MESENTÉRICA SUPERIOR
AORTA
VENA CAVA INFERIOR
Transversal
FIG. 8-20

Se continúa de la figura 8-19 y se inclina/balancea y desliza ligeramente en sentido inferior mientras se busca la rama ventral siguiente de la aorta, la arteria mesentérica superior. El tronco celiaco y la rama mesentérica superior de la aorta surgen muy cerca entre sí y con solo movimientos mínimos (deslizando/inclinando) del transductor se va de una a otra. Después de identificar la arteria mesentérica superior, se ajusta la posición del transductor hasta que la arteria mesentérica superior puede verse con claridad rodeada por un anillo hiperecoico (de grasa/tejido conectivo en la raíz del mesenterio) justo a la izquierda de la vena mesentérica superior. Se inclina/desliza de arriba-abajo para ver la vena esplénica uniéndose a la vena mesentérica superior del lado izquierdo, formando la vena porta detrás del cuello del páncreas (superior a la posición en que la vena esplénica se une a la vena

mesentérica superior está la vena porta). Se busca la ecotextura y se identifica la cabeza del páncreas y el proceso uncinado adyacente a la vena mesentérica superior. Se ajusta con cuidado la posición del transductor para identificar la arteria renal derecha y la vena renal izquierda (con compresión fisiológica) que atraviesa el espacio entre la vena mesentérica superior y la aorta para unirse a la vena cava inferior. En esta imagen, el ligamento falciforme se observa con claridad en el borde entre el lóbulo hepático izquierdo y el lóbulo cuadrado. La raíz derecha del diafragma también se observa con claridad en esta imagen a lo largo del cuerpo vertebral, entre la vena cava inferior y la aorta.

VASOS MESENTÉRICOS SUPERIORES
VENA ESPLÉNICA
AORTA
VENA CAVA INFERIOR
Transversal
FIG. 8-21

Se coloca el transductor en la misma posición que en la figura 8-20 y se ajusta la posición del transductor para ver la vena esplénica uniéndose con la vena mesentérica superior. Se mantiene a la vista de la vena esplénica tanto como sea posible. Se sigue el cuerpo del páncreas a la izquierda y en sentido posterior y se identifican

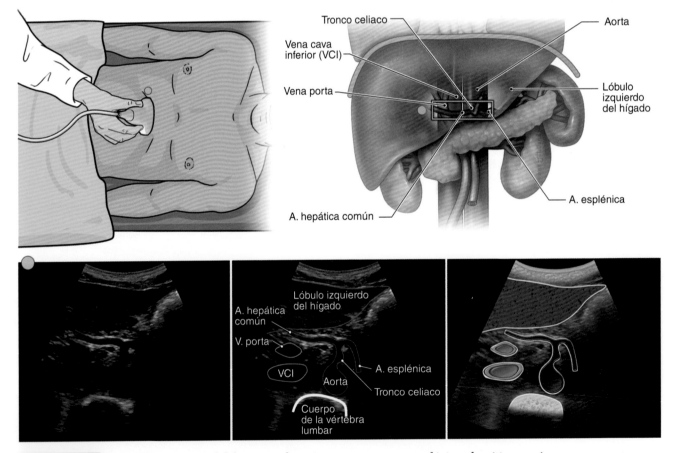

Figura 8-19 Proyección transversal del tronco celiaco junto con sus ramas esplénica y hepática común.

los vasos mesentéricos superior, la aorta y la vena cava inferior y sus relaciones con la vena renal.

AORTA ABDOMINAL
VENA CAVA INFERIOR
Transversal
FIG. 8-22

Comenzando de la arteria mesentérica superior en la figura 8-21, se desliza el transductor en sentido inferior manteniendo la aorta y la vena cava inferior a la vista hasta una posición unos cuantos centímetros por arriba del ombligo. La bifurcación de la aorta abdominal ocurre aproximadamente a nivel del ombligo. La aorta y la vena cava inferior se hacen progresivamente más superficiales en sentido inferior, siguiendo la curvatura lumbar de la columna. Hay sombras por el intestino delgado y gas, pero a medida que los vasos y las vértebras lumbares se hacen más superficiales, se vuelve bastante fácil aplicar presión con el transductor para empujar un poco el gas intestinal fuera del camino.

BIFURCACIÓN DE LA
AORTA ABDOMINAL
Transversal
FIG. 8-23

Se continúa de la figura 8-22 y se sigue la aorta en sentido inferior, cerca del nivel del ombligo (se debe llenar el ombligo con gel para eliminar la sombra de aire y la mala calidad de la imagen cuando el transductor está sobre el ombligo). A este nivel la aorta suele dividirse en las arterias iliacas comunes derecha e izquierda. Después de identificar las arterias iliacas comunes derecha e izquierda en su origen, se desliza el transductor unos cuantos centímetros en sentido inferior y se observa la vena iliaca común izquierda cruzando en sentido horizontal detrás de las arterias iliacas para unirse con la vena iliaca común derecha más vertical en la confluencia de la vena cava inferior.

VENA CAVA INFERIOR
Longitudinal
(subcostal)
FIG. 8-24

Con el paciente en posición supina, se coloca el transductor en el eje longitudinal del cuerpo justo a la derecha de la línea media bajo el margen costal derecho, dirigido hacia arriba hacia el tórax (una respiración profunda por parte del paciente puede ser de utilidad). Se identifican el patrón moteado del hígado y las venas; se nota el colapso inspiratorio y las pulsaciones transmitidas rítmicas de la vena cava inferior. La vena porta se observa anterior a la vena cava inferior, acompañada por la arteria hepática propia.

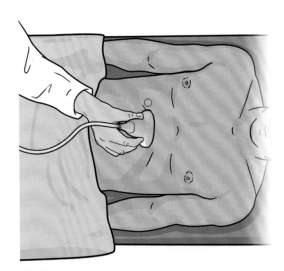

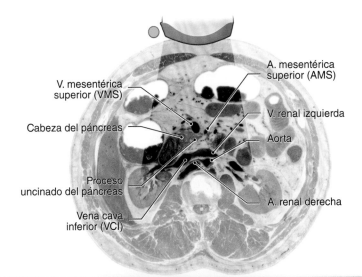

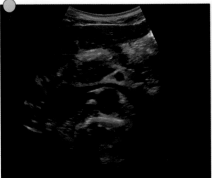
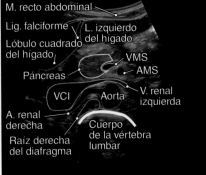
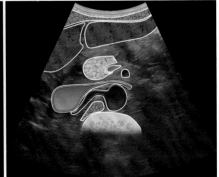

Figura 8-20 Proyección transversal de la arteria y vena mesentéricas superiores, cabeza y proceso uncinado del páncreas, aorta abdominal y vena cava inferior.

APLICACIONES CLÍNICAS

Aneurisma aórtico abdominal

Un **aneurisma aórtico abdominal** se define como las dilataciones de la aorta abdominal si son mayores de 50% de su segmento normal proximal (> 3 cm). Los hombres se ven afectados con mayor frecuencia y se presenta en aproximadamente 10% de la población mayor de 65 años de edad. Infortunadamente, la mayoría de los aneurismas aórticos abdominales son asintomáticos y se diagnostican de forma incidental durante las exploraciones sistemáticas. Sin embargo, la complicación más frecuente de un aneurisma aórtico abdominal es su rotura, que se presenta con dolor abdominal intenso o lumbalgia que lleva a choque hipovolémico, con una alta tasa de mortalidad. Las causas más frecuentes que provocan un aneurisma son la aterosclerosis, inflamación, disección aórtica crónica, diferentes tipos de vasculitis y los síndromes de Marfan y Ehler-Danlos.

Aneurisma de la arteria esplénica

El **aneurisma de la arteria esplénica** es el aneurisma más frecuente de las vísceras. Estas dilataciones focales de la arteria esplénica pueden ser aneurismas saculares o verdaderos. Estos aneurismas son más frecuentes en mujeres; sin embargo, la rotura es más frecuente en hombres. Su descubrimiento suele ser incidental, pero se relacionan con mayor frecuencia con aterosclerosis, diferentes tipos de vasculitis, displasia fibromuscular, hipertensión portal y cirrosis. La complicación más frecuente de un aneurisma esplénico es la rotura (5% de los casos), que se presenta con dolor en el cuadrante superior izquierdo. Hay un signo de doble rotura cuando la sangre inicial después de la rotura se acumula en el saco menor y proporciona una estabilización seudohemodinámica, seguida por un choque hipovolémico repentino cuando la sangre se mueve a la cavidad peritoneal.

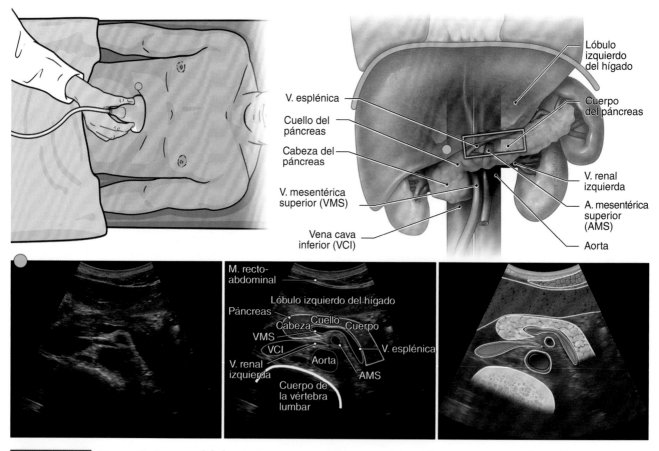

Figura 8-21 Proyección transversal de la arteria y vena mesentéricas superiores, cabeza, proceso uncinado, cuello y cuerpo del páncreas, vena esplénica, aorta abdominal y vena cava inferior.

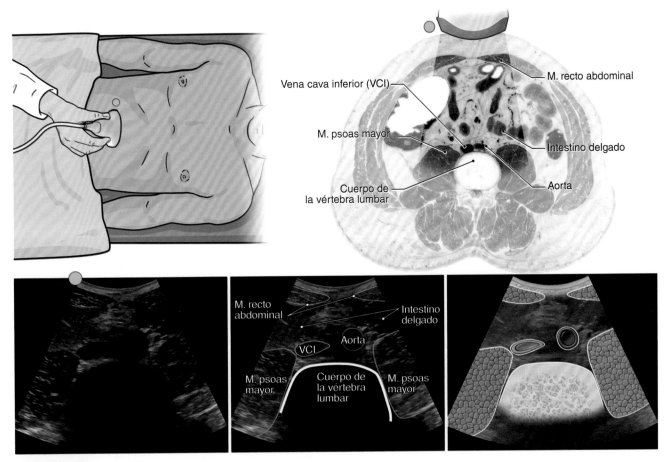

Vena cava inferior (VCI)

M. psoas mayor

Cuerpo de
la vértebra lumbar

M. recto abdominal

Intestino delgado

Aorta

M. recto
abdominal

Intestino
delgado

Aorta

VCI

M. psoas
mayor

Cuerpo de
la vértebra
lumbar

M. psoas
mayor

Figura 8-22 Proyección transversal, arriba del ombligo, de la aorta y la vena cava inferior en relación con el cuerpo vertebral lumbar y los músculos psoas mayores.

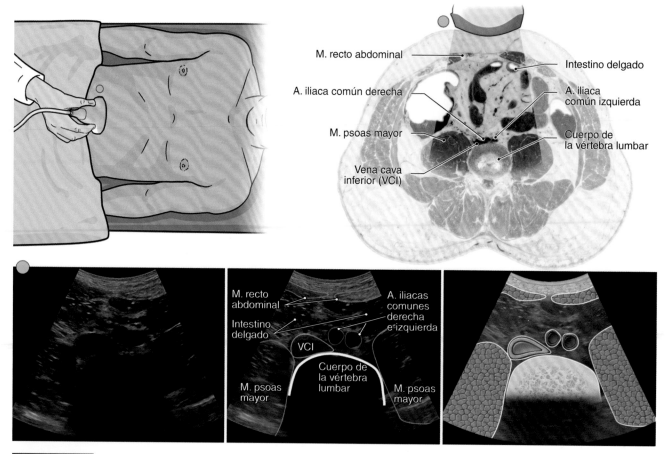

M. recto abdominal

Intestino delgado

A. iliaca común derecha

A. iliaca común izquierda

M. psoas mayor

Cuerpo de la vértebra lumbar

Vena cava inferior (VCI)

M. recto abdominal

A. iliacas comunes derecha e izquierda

Intestino delgado

VCI

Cuerpo de la vértebra lumbar

M. psoas mayor

M. psoas mayor

Figura 8-23 Proyección transversal de la bifurcación de la aorta abdominal en las arterias iliacas comunes derecha e izquierda.

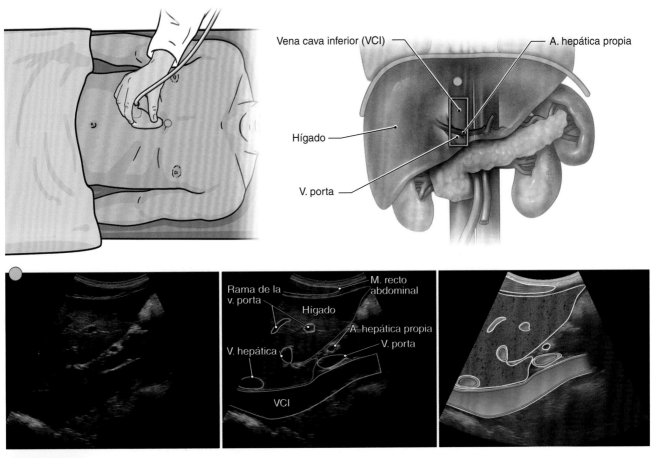

Vena cava inferior (VCI)

A. hepática propia

Hígado

V. porta

Rama de la v. porta

M. recto abdominal

Hígado

A. hepática propia

V. hepática

V. porta

VCI

Figura 8-24   Proyección longitudinal (subcostal) del trayecto de la vena cava inferior posterior al hígado.

9

Cuello, cara, ojo

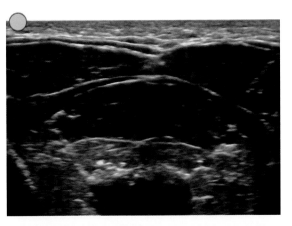

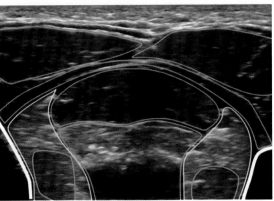

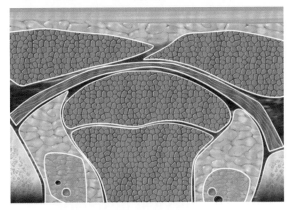

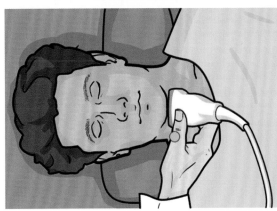

Cuello

Revisión de la anatomía

El cuello es una región compacta y una intersección entre la cabeza, el tórax y la extremidad superior. A nivel geométrico, el cuello se ha dividido de forma clásica en múltiples triángulos para ayudar en el estudio de su anatomía. Aunque no todos estos triángulos se usan en clínica, algunos son útiles para fines descriptivos. Se dividirán y describirán las estructuras mayores del cuello considerando la anatomía dentro de los triángulos cervicales posterior y anterior. La cara nucal o posterior del cuello no se tendrá en cuenta en esta descripción.

Fascias

Las fascias del cuello pueden simplificarse en dos capas.

1. *Fascia cervical superficial:* esta capa se ubica en un sitio subcutáneo.
2. *Fascia cervical profunda:* estas fascias subdividen las capas más profundas del cuello. Cada una de estas capas contribuye a la columna de la fascia conocida como vaina carótida, que envuelve la arteria carótida, la vena yugular interna y el nervio vago en el cuello.

La *fascia cervical superficial* envuelve el perímetro externo del cuello dividiéndose para recubrir los músculos esternocleidomastoideo y trapecio. La *prevertebral* cubre las vértebras cervicales y sus músculos anexos, como los músculos largo y escaleno. Las *capas pretraqueales* y *bucofaríngea* rodean la laringe/tráquea, la glándula tiroides y la faringe/esófago. Sobre todo por ser conveniente para su descripción, el cuello se divide en varios triángulos. El enfoque aquí es en las dos divisiones mayores, los triángulos posterior y anterior y sus contenidos.

Triángulo cervical posterior

El triángulo cervical posterior está limitado en sentido anterior por el borde posterior del esternocleidomastoideo, en sentido posterior por el borde anterior del trapecio posterior y en sentido inferior por el tercio medio de la clavícula.

El techo de esta región geométrica es la fascia cervical superficial y parte del músculo platisma en su trayecto de la mandíbula a la fascia sobre los músculos pectoral mayor y deltoides. El piso muscular de este triángulo cubierto por fascia prevertebral está compuesto por los escalenos anterior y posterior, el elevador de la escápula, el esplenio de la cabeza y una pequeña porción del semiespinoso de la cabeza. El vientre inferior del músculo omohioideo también cruza superficial a los músculos antes mencionados en su trayecto de la escápula al hueso hioides. El vientre inferior del omohioideo divide el triángulo cervical posterior en un occipital superior y un triángulo subclavio inferior. Además, la pequeña porción superior del músculo serrato anterior se encuentra en este lugar. Por último, el nervio accesorio espinal, la cadena linfática posterior y el surgimiento del plexo braquial se encuentran en este triángulo.

Músculos

Los siguientes músculos se ubican en el triángulo cervical posterior:

- **Trapecio:** este músculo surge de la línea media de la cercanía de la protuberancia occipital externa, junto con los procesos espinosos y ligamentos asociados en sentido inferior a la duodécima vértebra torácica. Este músculo avanza entonces en sentido lateral para unirse a la escápula y la parte lateral de la clavícula. Sus fibras superiores elevan la escápula.
- **Esternocleidomastoideo:** este músculo surge del manubrio del esternón y la cara medial de la clavícula. El músculo asciende a continuación hasta unirse al proceso mastoideo del hueso temporal.
- **Escalenos:** estos músculos surgen de las vértebras cervicales y descienden para unirse a la primera y segunda costillas. A nivel funcional, los músculos escalenos (anterior, medio y posterior) se usan para elevar la primera y segunda costillas como se observa en la inspiración forzada.
- **Elevador de la escápula:** este músculo se une en sentido medial al proceso transverso de las cuatro vértebras cervicales superiores y en sentido lateral al ángulo superior de la escápula. Durante su contracción, este músculo eleva y retrae la escápula.
- **Esplenio de la cabeza:** este músculo se origina en los procesos espinosos y los ligamentos asociados de los procesos espinosos torácicos superiores y cervicales, y avanza en sentido superior para insertarse en el proceso mastoideo y la línea nucal superior. La contracción bilateral permite la extensión del cuello.
- **Semiespinoso de la cabeza:** este músculo se une en sentido superior entre las líneas nucales superior e inferior y en sentido inferior de los procesos transverso y articular y ligamentos asociados de las vértebras torácicas superior y cervical inferior.

- **Serrato anterior:** este músculo suele surgir de las ocho costillas superiores y se inserta en el borde vertebral de la escápula.

Vasos

Los principales vasos sanguíneos del triángulo posterior son la arteria y la vena subclavia. La arteria subclavia al cruzar sobre la primera costilla se encuentra entre los músculos escalenos anterior y medio. Sin embargo, la vena subclavia avanza justo anterior al músculo escaleno anterior.

Linfáticos

Los linfáticos, incluyendo los linfonodos, se encuentran diseminados a lo largo del triángulo cervical posterior, aun a lo largo del nervio accesorio ubicado en sentido superficial (véase el siguiente texto). En la base del triángulo cervical posterior (es decir, tercio medio de la clavícula), los linfonodos cervicales profundos inferiores que viajan con la vena yugular interna se conocen como nodos supraclaviculares y, si aumentan de tamaño, pueden indicar neoplasias de las vísceras.

Nervios

Nervios cutáneos

Cuatro nervios cutáneos derivados del plexo cervical (C1-C4) emanan del borde posterior del músculo esternocleidomastoideo en un punto nervioso que se encuentra en la unión del tercio superior y los dos tercios inferiores de este músculo.

- **Nervio occipital menor:** esta rama, derivada de C2 y C3, asciende a lo largo del borde posterior del esternocleidomastoideo hacia la piel de la oreja y el occipucio.
- **Gran nervio auricular:** este nervio, derivado de C2 y C3, asciende superficial a este músculo hacia la oreja y la piel sobre la región parotídea.
- **Nervio cervical transverso:** este nervio, derivado de C2 y C3, avanza en sentido anterior y superficial al esternocleidomastoideo hacia la línea media del cuello.
- **Nervio supraclavicular:** esta rama, derivada de C3 y C4, avanza en sentido inferior y termina como tres ramas que cruzan las caras medial, media y lateral de la clavícula para inervar la piel regional.

Nervio accesorio

Un importante nervio superficial del triángulo posterior es el nervio accesorio o undécimo par craneal. Este nervio inerva solo dos músculos en el cuerpo, los músculos esternocleidomastoideo y trapecio. Después de inervar la superficie profunda del músculo esternocleidomastoideo, el nervio accesorio emerge del borde posterior

de este músculo, aproximadamente en la unión entre su tercio superior y dos tercios inferiores, y después desciende al músculo trapecio, justo superficial al músculo elevador de la escápula.

Plexo braquial

Las partes proximales (ramas y troncos) del plexo braquial formadas por la rama ventral de C5 a T1 se encuentran en el triángulo cervical posterior y están rodeadas por los músculos escaleno anterior y medio. Entre estos dos músculos, el plexo braquial proximal se encuentra justo posterior a la arteria subclavia.

Nervio frénico

En el cuello, el nervio frénico (C3, C4 y C5), que inerva el diafragma, desciende casi en sentido vertical a lo largo del área superficial del músculo escaleno anterior para desplazarse entre la arteria y la vena subclavias. La lesión a este nervio puede alterar la respiración. Su irritación provoca espasmos del diafragma ipsilateral (p. ej., hipo).

C3 y C4

Las ramas de C3 y C4 también avanzan a través del triángulo cervical posterior para terminar en el músculo trapecio o comunicarse con el nervio accesorio. Estos nervios pueden ser motores para el trapecio; sin embargo, la naturaleza exacta de estas ramas es tema de debate.

Nervio escapular dorsal

Esta rama proximal de la contribución de C5 al plexo braquial sale del músculo escaleno medio y avanza en sentido posterior a los músculos romboides y en ocasiones al elevador de la escápula.

Nervio torácico largo

Ya sea una porción o la totalidad del nervio torácico largo, que surge de las tres ramas superiores que contribuyen al plexo braquial, sale del músculo escaleno medio para viajar en sentido anteroinferior para terminar en el músculo serrato anterior.

Triángulo cervical anterior

El triángulo cervical anterior contiene no solo la irrigación sanguínea principal para la cabeza, sino también muchos nervios craneales y vísceras, como la laringe y la glándula tiroides. La topografía del triángulo cervical anterior incluye:

- **Hioides:** este hueso en forma de U compuesto por un cuerpo y astas menores (cuernos) no se articula con los huesos vecinos, sino más bien está suspendido por músculos y ligamentos a nivel vertebral (C3). Sus astas mayor y menor permiten la unión de los músculos y ligamentos.

- **Cartílago tiroides:** el cartílago tiroides es uno de los nueve cartílagos de la laringe y el más grande de estos. Esta estructura se encuentra anterior a las vértebras C4 y C5. El cartílago tiroides está conectado en sentido superior con el hueso hioides mediante la membrana tirohioidea y en sentido inferior con el cartílago cricoides mediante el ligamento cricotiroideo.
- **Cartílago cricoides:** este cartílago en forma de anillo de la laringe se encuentra en sentido anterior a la sexta vértebra cervical y marca la transición de la laringe a la tráquea y la faringe al esófago.

Músculos

El triángulo cervical anterior está limitado por la cara anterior del esternocleidomastoideo y el borde inferior de la mandíbula y la línea media. De forma conveniente, los músculos del triángulo cervical anterior por lo general se dividen en aquellos que se ubican superiores y los inferiores al hueso hioides. Los músculos infrahioideos incluyen de lateral a medial, el omohioideo (que se menciona en párrafos anteriores), el esternohioideo, el esternotiroideo y el tirohioideo, así como el cricotiroideo. Estos músculos se denominan por sus conexiones en sentido inferosuperior y, en general, ayudan al movimiento del hueso hioides y el cartílago tiroideo, que es uno de los nueve cartílagos de la laringe. Estos músculos también pueden ayudar a deprimir la mandíbula. El cricotiroideo es un músculo de la laringe que modifica el tono de la voz. El músculo platisma, que es muy delgado, cubre estos músculos en su descenso de la parte inferior de la mandíbula a la fascia de las regiones pectoral y deltoidea.

Los músculos suprahioideos incluyen los vientres anterior y posterior del digástrico, milohioideo, geniohioideo, estilohioideo e hiogloso. Cada uno de estos músculos, como lo indica su nombre, tienen alguna conexión con el hueso hioides. El músculo digástrico surge del hueso temporal (vientre posterior) y se inserta en la mandíbula (vientre anterior). Un tendón intermedio conecta estos dos vientres y está anclado al hueso hioides mediante un engrosamiento de la fascia. El milohioideo y el geniohioideo surgen de la cara interna de la mandíbula y el estilohioideo del proceso estiloides del hueso temporal. El hiogloso surge de la cara lateral del hueso hioides y se inserta en la lengua. Este músculo deprime la lengua dentro de la cavidad oral. De forma colectiva, estos músculos ayudan a elevar el hueso hioides e indirectamente la laringe que está unida. El músculo milohioideo sirve como el componente principal del piso de la cavidad oral.

Un grupo más profundo de músculos se ubica sobre la cara anterior de la columna vertebral y en conjunto se denominan músculos prevertebrales. Estos incluyen los músculos escalenos (mencionados anteriormente), largo del cuello y largo de la cabeza. Estos músculos en conjunto ayudan a flexionar la columna cervical y la unión craneocervical.

Nervios

Rama cervical del nervio facial

Esta pequeña rama del nervio craneal VII inerva el músculo platisma.

Plexo cervical

El plexo cervical está compuesto por fibras de las primeras cuatro ramas ventrales cervicales e incluye ramas cutáneas (descritas anteriormente en el triángulo cervical posterior): el asa cervical, el nervio frénico (ya descrito), las ramas al nervio accesorio de C2 a C4 (ya descritas) y las ramas musculares directas a los músculos prevertebrales.

Asa cervical

Fibras de C1 a C3 se unen y forman un asa conocida como asa cervical, que en condiciones de normalidad avanza justo anterior a la vena yugular interna. La raíz superior formada por fibras de C1 y C2 que avanzan con el nervio hipogloso y la raíz inferior se deriva del segundo y tercer nervio cervical. Este nervio motor inerva los músculos infrahioideos al avanzar a lo largo del nervio hipogloso.

C2 y C3

Estas ramas también pueden inervar el músculo esternocleidomastoideo y, dado que las fibras C3 y C4 terminan en el músculo trapecio, tienen una función equívoca.

Ramas terminales a los músculos escalenos y prevertebrales

Ramas proximales de las ramas ventrales de los nervios espinales cervicales inervan los músculos escalenos anterior, medio y posterior, así como el largo del cuello y de la cabeza y el recto, y el lateral de la cabeza.

Nervio para el músculo milohioideo

Una rama de la tercera división (V3) del nervio trigémino (nervio craneal V) o nervio mandibular inerva el vientre milohioideo y anterior del músculo digástrico y por lo tanto se conoce como nervio para el músculo milohioideo.

Nervio vago

En el cuello, el nervio vago tiene varias ramas. Estas incluyen un nervio faríngeo que inerva todos los músculos de la faringe y el paladar blando, y un nervio laríngeo superior que se divide en una rama interna y una externa. La rama interna es un nervio sensorial para la mucosa de la laringe superior a las cuerdas vocales y la rama externa inerva sobre todo el músculo cricotiroideo. Los nervios laríngeos recurrentes ascienden de forma simétrica en un surco entre la tráquea y el esófago, pero tienen diferentes trayectos en sentido inferior entre los lados izquierdo y derecho. En el lado izquierdo, este nervio forma un asa alrededor del arco aórtico y en el lado derecho forma un asa en un sentido más proximal alrededor de la arteria subclavia. Otras ramas del nervio vago en el cuello suelen incluir dos nervios cardiacos destinados para el tórax.

Nervio hipogloso

Como su nombre lo indica, el nervio hipogloso, el nervio craneal XII, inerva los músculos de la lengua. Específicamente, este nervio inerva los músculos intrínsecos de la lengua y tres músculos extrínsecos que incluyen el estilogloso, hiogloso y geniogloso. Sobre todo, estos músculos retraen, deprimen y extienden la lengua, respectivamente.

Nervio glosofaríngeo

A nivel del desarrollo, el nervio glosofaríngeo, el nervio craneal IX, es el nervio craneal del tercer arco faríngeo. En el cuello, este nervio inerva el músculo estilofaríngeo y proporciona inervación sensorial, incluyendo gusto, al tercio posterior de la lengua e inerva gran parte de la mucosa faríngea. La molestia típica de irritación de garganta está mediada por el nervio glosofaríngeo. Una rama adicional avanza al seno carotídeo y transmite los cambios en la presión arterial al tronco encefálico. El masaje del seno carotídeo estimula esta rama, con una disminución resultante en la frecuencia cardiaca/presión arterial.

Tronco simpático

Por lo general, cada nervio espinal del cuerpo tiene un ganglio simpático relacionado. Sin embargo, en el cuello, estos ganglios suelen estar combinados para formar los ganglios superior, medio y estrellado. El ganglio superior se ubica justo posterior a la arteria carótida interna y se conecta a través de los cuatro nervios espinosos superiores por medio de cuatro ramas grises comunicantes, pequeñas ramas que conectan los nervios espinosos adyacentes en el cuello y transmiten fibras posganglioicas. A nivel craneal, el ganglio cervical superior tiene una extensión que se conoce como nervio carotídeo interno, que viaja con una arteria carótida interna a nivel intracraneal. Una rama carotídea externa viaja del ganglio superior a lo largo de las ramas de la arteria carótida externa.

Los ganglios medio y estrellado se conectan con el quinto, sexto, séptimo y octavo nervios espinales cervicales, respectivamente. El ganglio cervical medio se ubica adyacente al cartílago cricoides en la sexta vértebra cervical. El ganglio estrellado está formado por la fusión del ganglio cervical inferior y el primer torácico, y reposa en el cuello de la primera costilla, justo medial a la arteria vertebral.

Cada ganglio simpático cervical emite una rama cardiaca (posganglionar) que viaja al tórax para la inervación de sus vísceras.

Nervio accesorio

Después de dejar la base del cráneo, este nervio desciende en sentido oblicuo a través de la superficie anterior del proceso transverso del atlas, posterior a los músculos digástrico y estilohioideo para entrar a la cara profunda de la parte superior del músculo esternocleidomastoideo.

Vasos

Arteria carótida común

Las arterias carótidas comunes izquierda y derecha se originan en la aorta y la arteria braquiocefálica, respectivamente. A medida que estos vasos ascienden en el triángulo anterior del cuello, se alojan con la vena yugular interna de ubicación lateral y en sentido posterior con el nervio vago en la vaina carotídea. Las arterias carótidas comunes por lo general se bifurcan en la arteria carótida externa de ubicación medial y la carótida interna de ubicación lateral a nivel de la vértebra C4 o en el borde superior del cartílago tiroideo. En la arteria carótida interna proximal se observa un aumento de tamaño que se conoce como seno carotídeo. Se encuentran receptores de presión en esta estructura. Cerca de la bifurcación carotídea hay un quimiorreceptor, el cuerpo carotídeo.

La *arteria carótida interna* avanza para entrar al cráneo y, por lo tanto, no irriga estructuras en el cuello. La *arteria carótida externa* alimenta múltiples ramas al exterior de la cabeza y el cuello. Otras arterias incluyen:

- *Arteria tiroidea superior:* la primera rama de la arteria carótida externa es la arteria tiroidea superior, que desciende al polo superior de la glándula tiroides después de proporcionar primero una rama laríngea superior que entra en la laringe a través de la membrana tirohioidea.
- *Arteria lingual:* la arteria lingual, como lo indica su nombre, está destinada a irrigar la lengua. Esta arteria avanza en profundidad hacia el músculo hipogloso.
- *Arteria facial:* la arteria facial se extiende de la arteria carótida externa, a través o por la glándula submandibular, sobre la mandíbula justo anterior al músculo masetero, donde su pulso es palpable y termina como la arteria angular que avanza hacia el canto medial de la órbita.
- *Arteria faríngea ascendente:* este vaso surge y *viaja* en sentido superior hacia la faringe.
- *Arteria occipital:* este vaso surge de la cara *posterior* de la arteria carótida externa y viaja al cuero cabelludo sobre la parte posterior de la cabeza.
- *Arteria auricular posterior:* este vaso también surge de la arteria carótida externa posterior y avanza a la parte posterior del cuero cabelludo.

- *Arteria maxilar:* es una de las dos ramas terminales de la arteria carótida externa y poco después de su origen avanza en la profundidad hacia el cuello de la mandíbula hasta la fosa infratemporal, donde proporciona múltiples ramas que irrigan, por ejemplo, las ramas meníngeas, las ramas a los músculos de la masticación y los vasos al seno maxilar, la cavidad nasal y los paladares duro y blando.
- *Arteria temporal superficial:* esta arteria y la maxilar son las dos ramas terminales de la arteria carótida externa. La arteria temporal superficial viaja en sentido cefálico a través de la glándula parótida, anterior al meato auditivo externo, donde su pulso puede palparse con facilidad e irriga la parte anterior del cuero cabello. A lo largo de su trayecto, este vaso también proporciona ramas a la cara.

Vena yugular interna

La vena yugular interna es la salida venosa primaria del cráneo y, como se describió antes, viaja en el triángulo anterior del cuello dentro de la vaina carotídea. Este vaso se une con la vena subclavia para formar la vena braquiocefálica. Dentro del cuello, las tributarias principales incluyen las ramas faríngeas, una vena facial común que recibe las venas lingual y facial, y las venas tiroideas superior y media que drenan la glándula tiroidea. La vena yugular interna puede canularse para acceso venoso central. Una referencia superficial para esto consiste en ubicar el intervalo entre las cabezas esternal y clavicular del músculo esternocleidomastoideo.

Vena yugular anterior

Este vaso, cuando está presente, avanza en cualquiera de los lados de la línea media, empezando justo inferior a la barbilla y por lo general drena en la vena yugular externa.

Arteria subclavia

Como se mencionó con anterioridad, este vaso avanza desde el tórax a través de la apertura torácica superior (es decir, raíz del cuello) y avanza entre la primera costilla y la clavícula. Mientras está en la primera costilla, la arteria subclavia se mantiene entre los músculos escalenos anterior y medio. Por lo tanto, pueden describirse tres porciones. La primera parte es medial al escaleno anterior y da origen a la arteria vertebral, arteria torácica interna y tronco tirocervical. La segunda parte, y la más superior, se ubica posterior al escaleno anterior y da origen al tronco costocervical. La tercera parte de este vaso puede dar origen a la arteria escapular dorsal si esta no surge de la arteria cervical transversa (se analiza más adelante).

Arteria vertebral

La primera rama de la arteria subclavia es la arteria vertebral. Estos vasos son importantes no solo porque irrigan aproximadamente un tercio de la sangre al cerebro sino también porque alimentan las ramas de la médula espinal cervical y los músculos adyacentes. Este vaso inicia por lo general al entrar al agujero transverso de la sexta vértebra cervical y después viaja a través del agujero transverso de las vértebras cervicales restantes para entrar al cráneo.

Tronco tirocervical

Este vaso suele ser la segunda rama de la arteria subclavia y por lo general proporciona tres ramas:

- *Arteria tiroidea inferior:* suele ser la primera rama del tronco tirocervical y viaja en sentido medial para irrigar el polo inferior de las glándulas tiroides y paratiroides. Las ramas terminales de la arteria tiroidea inferior están en contacto íntimo con el nervio laríngeo recurrente. Una rama cervical ascendente también se extiende de la arteria tiroidea inferior y viaja paralela al nervio frénico en el músculo escaleno anterior para irrigar las ramas muscular, vertebral y espinosa.
- *Arteria cervical transversa:* este vaso avanza a través del triángulo cervical posterior hasta los músculos trapecio y romboide.
- *Arteria supraescapular:* este vaso también atraviesa el triángulo posterior, más cerca de la clavícula que la arteria cervical transversal, y termina en los músculos supra e infraespinosos.

Arteria torácica interna

Este vaso suele surgir justo opuesto al origen del tronco tirocervical y desciende hacia el tórax para alimentar las arterias intercostales anteriores y las ramas más pequeñas a, por ejemplo, el timo y el esternón. En la sección sobre el tórax se presentan descripciones de esta vía.

Tronco costocervical

La rama de la segunda parte de la arteria subclavia se divide en dos ramas:

- Una rama descendente conocida como *arteria intercostal más alta*, que irriga los primeros dos espacios intercostales posteriores y
- Una rama ascendente conocida como *arteria cervical profunda*, que asciende a lo largo del músculo semiespinoso del cuello de los músculos profundos de la espalda para formar una anastomosis con una rama de la arteria occipital.

Arteria escapular dorsal

Si la arteria cervical transversa no da origen a una rama profunda, entonces suele encontrarse una arteria escapular dorsal y surge de la tercera parte de la arteria subclavia. Este vaso viaja entonces en sentido posterior para alimentar de forma primaria los músculos romboides.

Linfáticos: conducto torácico

El conducto torácico es el canal linfático primario del cuerpo y drena la totalidad del mismo con excepción de la mitad superior derecha del tórax, la extremidad superior derecha y la mitad derecha de la cabeza. Este vaso inicia en el abdomen y atraviesa de forma principal en el tórax. Termina en la unión de la vena subclavia izquierda y vena yugular interna izquierda (ángulo venoso); por lo tanto, una porción de esta estructura se encuentra en la parte izquierda del cuello. En el cuello, aproximadamente en la séptima vértebra cervical, el conducto torácico toma una curva externa entre las arterias carótida y vertebral antes de vaciarse en el ángulo venoso.

Los vasos linfáticos y linfonodos mayores están concentrados a lo largo de la vena yugular interna y se conocen como la cadena cervical profunda. Uno de los mayores de ellos se ubica en el ángulo creado como la vena facial común en la vena yugular interna y se conoce como *nodo yugulodigástrico*. Este nodo es un punto de referencia quirúrgico para identificar la vena facial común, a la que puede tenerse acceso para colocar catéteres venosos en la vena yugular interna. Los nodos superficiales del cuello incluyen grupos submentonianos, submandibulares, yugular anterior y yugular externo.

Técnica

**LÓBULO TIROIDEO
LATERAL
ARTERIA CARÓTIDA
COMÚN
VENA YUGULAR
INTERNA**
Transversal
FIG. 9-1

Se coloca al paciente en posición supina con el cuello extendido sobre un pequeño apoyo y la cabeza girada al lado opuesto del que se está examinando. Se coloca el transductor en la parte baja del cuello con orientación transversal. Se navega de la línea media de la tráquea y los lóbulos laterales tiroideos y después se desliza el transductor en sentido lateral hasta que pueda identificarse la arteria carótida común pulsante en contacto con la cara lateral del lóbulo tiroideo en la profundidad hacia los músculos esternocleidomastoideo e infrahioideo (p. ej., músculo omohioideo, que se "desliza" entre el esternocleidomastoideo y la arteria carótida común/vena yugular interna). La vena yugular interna oval (se deforma/borra con la presión del transductor) suele estar inmediatamente lateral a la arteria carótida común. La vena yugular interna cambia de tamaño (pulsa con el movimiento respiratorio y aumenta notoriamente de tamaño con la maniobra de Valsalva y se colapsa al suspenderla, pudiéndose ver las válvulas). Se inclina/balancea el transductor para buscar el nervio vago en el surco entre las superficies posteriores de la arteria carótida común y la vena yugular interna. Se nota la reflexión y la sombra acústica del proceso cervical transverso posterior a la arteria carótida común y la vena yugular interna (y larga del cuello). La proyección anterolateral en la extensión lateral del proceso transverso es el tubérculo anterior del proceso transverso.

**ARTERIA CARÓTIDA
COMÚN
SENO CAROTÍDEO
ARTERIA CARÓTIDA
INTERNA**
Longitudinal
FIG. 9-2

Se coloca al paciente en posición supina con el cuello extendido y la cabeza girada al lado opuesto al que se está examinando. Comenzando de la imagen previa, se centra el transductor sobre la arteria carótida común y con cuidado se gira 90 grados en sentido de las manecillas del reloj para observar la

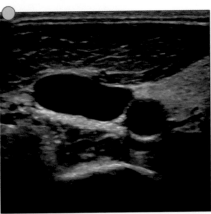
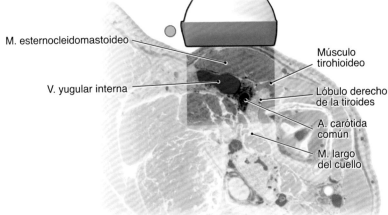
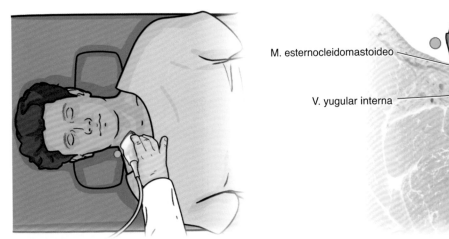
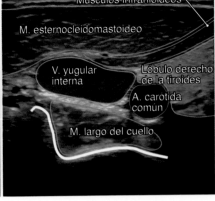
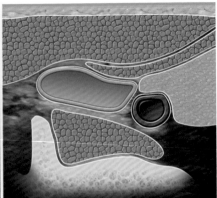

Figura 9-1 Proyección transversal del lóbulo lateral de la glándula tiroides, arteria carótida común y vena yugular interna.

arteria carótida común en el eje longitudinal. Se desliza el transductor en sentido superior, manteniendo la arteria carótida común a la vista, hasta que pueda identificarse su expansión en el seno carotídeo. Se sigue deslizando el transductor en sentido superior una corta distancia hasta que pueda verse la totalidad del seno carotídeo (puede ser necesario girar el marcador superior en el extremo del transductor ligeramente en sentido posterior al tiempo que se mantiene el lado opuesto del transductor fijo sobre la arteria carótida común para identificar, de inferior a superior, la arteria carótida común, el seno carotídeo y la arteria carótida interna).

ARTERIAS CARÓTIDAS INTERNAS
ARTERIAS CARÓTIDAS EXTERNAS
Transversal
FIG. 9-3

Se coloca al paciente en posición supina con el cuello extendido y la cabeza girada al lado opuesto al que se va a examinar. Se centra el transductor sobre el seno carotídeo y se gira lentamente alrededor de 90 grados en sentido contrario a las manecillas del reloj. Después se desliza el transductor en sentido superior hasta que esté más allá de la bifurcación carotídea y tanto la arteria carótida interna como la arteria carótida externa puedan identificarse (en algunos pacientes, el movimiento del transductor puede estar limitado por el contacto contra el ángulo de la mandíbula: la paciencia y el movimiento cuidadoso del transductor, la rotación de la cabeza del paciente, etc., suelen permitir la visualización tanto de la arteria carótida interna como la arteria carótida externa en proyección transversal).

La arteria carótida interna es más grande que la arteria carótida externa y se ubica en sentido posterolateral a esta. Las ramas de la arteria carótida externa en el cuello pueden verse (arteria tiroidea superior) mediante una observación cuidadosa y también pueden distinguirse mediante una dinámica de flujo (aunque el uso del Doppler espectral está más allá del alcance de este texto). La vena yugular interna se ubica más abajo en el cuello (lateral a la arteria carótida externa, después lateral a la arteria carótida interna), aunque en esta imagen, la vena yugular interna se ha deslizado entre la arteria carótida interna y la arteria carótida externa debido a la presión del transductor. La vena yugular interna se aplana/deforma/borra con la presión del transductor, pero las arterias no. Nótese el proceso transverso con los tubérculos anterior y posterior, y el aspecto hiperecoico de panal de abejas del nervio vago.

ARTERIA CARÓTIDA COMÚN
SENO CAROTÍDEO
ARTERIA CARÓTIDA INTERNA
ARTERIA CARÓTIDA EXTERNA
Longitudinal
FIG. 9-4

De la imagen transversa anterior, se determina el trayecto que tendría que seguir el haz de ecografía para pasar a través tanto de la arteria carótida interna como de la arteria carótida externa cuando se gira el transductor hacia el eje longitudinal (observar la imagen anterior y dibujar una línea imaginaria de la superficie de la piel a través del esternocleidomastoideo, arteria carótida interna y después arteria carótida externa).
En este caso, el ángulo que se requiere para obtener una imagen

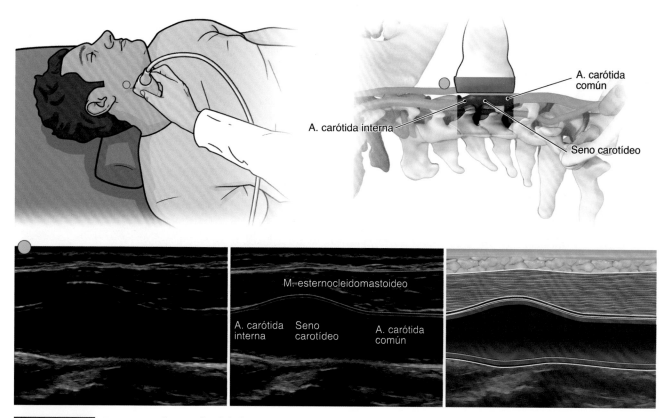

Figura 9-2 Proyección longitudinal de la arteria carótida común, seno carotídeo y arteria carótida interna.

de ambos vasos es bastante inclinado, de posterolateral a anteromedial. El transductor debe girarse hacia el eje longitudinal y el haz dirigirse a lo largo de la línea imaginaria. Se inclina/balancea y ajusta la posición del transductor hasta que puedan verse dentro de la imagen la arteria carótida común, el seno, la arteria carótida interna y la arteria carótida externa. Nótese que debido a que el haz está viajando de posterolateral a anteromedial, la cara del transductor está más cerca de la arteria carótida interna. Como resultado, la arteria carótida interna aparece en el campo cercano al centro de la imagen y la arteria carótida externa, que está más lejos de la cara del transductor, aparece más hacia la profundidad de la imagen (esta orientación de imagen en espejo puede ser confusa al inicio). Potencialmente podría obtenerse una imagen similar (de hecho, una imagen en espejo) al dirigir el haz de ecografía a lo largo de la misma línea pero de anteromedial a posterolateral, aunque el contorno del cuello y el borde anterior del esternocleidomastoideo pueden dificultar la obtención de la imagen. Una o la otra es inevitablemente más fácil de obtener con base en las posiciones relativas de la arteria carótida externa/arteria carótida interna en cada paciente.

ARTERIA VERTEBRAL
Longitudinal
FIG. 9-5

Se coloca al paciente en posición supina, se extiende su cuello con la cabeza volteando al lado opuesto al examinador y se inicia con una proyección longitudinal de la arteria carótida común (figura 9-2), manteniendo la misma inclinación y orientación del transductor. Lentamente se desliza la cara del transductor una corta distancia en sentido posterior a lo largo del cuello, observando con cuidado si aparecen reflexiones/sombras acústicas de los procesos transversos cervicales. Con cuidado se ajusta la inclinación/ángulo/posición del transductor hasta que pueda verse la arteria vertebral anecoica entre dos procesos transversos ("río bajo el puente"). Manteniendo el segmento de la arteria vertebral a la vista, se desliza con cuidado el transductor en sentido inferior hasta que pueda verse la arteria "clavándose" hacia el agujero transverso de VC6. En la mayoría de los pacientes, la arteria vertebral puede seguirse con facilidad aún más en sentido inferior hasta su origen desde la arteria subclavia. La vena vertebral puede verse anterior a la arteria en los espacios entre el agujero transverso adyacente (las sombras acústicas

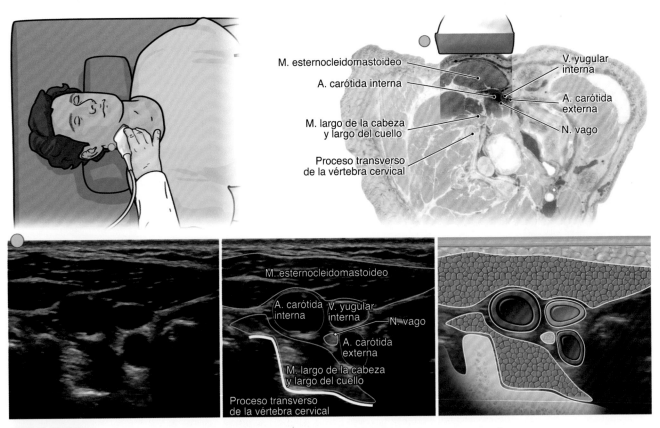

Figura 9-3 Proyección transversal de las arterias carótidas interna y externa justo superior a la bifurcación de la arteria carótida común.

de los procesos transversos impiden la obtención de imágenes ecográficas de los vasos vertebrales dentro del agujero transverso).

LINFONODO CERVICAL PROFUNDO
Transversal
FIG. 9-6

Se coloca al paciente en posición supina con el cuello extendido sobre un pequeño apoyo. Se orienta el transductor en sentido transversal con la arteria carótida común y la vena yugular interna a la vista (véase la figura 9-1). Se desliza lentamente el transductor en sentido posterior manteniendo la arteria carótida común y la vena yugular interna a la vista. Se busca la aparición de pequeños linfonodos ovoides ocasionales con una banda/cinta hiperecoica en el centro (rastros de grasa hacia el hilio a lo largo del vaso linfático aferente). Los linfonodos cervicales se observan a intervalos a lo largo de las superficies anterior (medial), posterior (lateral) y superficial de la vena yugular interna.

La imagen ecográfica muestra el típico aspecto hipoecoico de un linfonodo con una cinta/banda hiperecoica en el centro (rastro de grasa en el hilio a lo largo de un vaso linfático aferente) que se observa en la cara medial de la vena yugular interna.

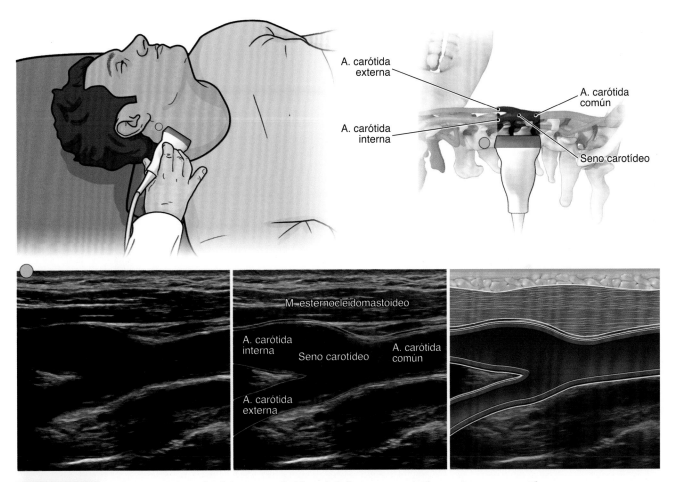

Figura 9-4 Proyección longitudinal (parasagital oblicua) de la arteria carótida común, seno carotídeo, arteria carótida interna y arteria carótida externa.

APLICACIONES CLÍNICAS

Para pacientes que se encuentran en choque hipovolémico o muy enfermos, una de las prioridades es establecer un acceso vascular después de asegurar la respiración por vías aéreas. En casos en que no es posible el acceso venoso periférico, se recurre al acceso venoso central para permitir la reanimación con líquidos, la medición de factores hemodinámicos y el suministro de medicamentos y apoyo nutricional.

El punto de acceso más frecuente para la cateterización venosa central es la vena yugular interna. También pueden usarse otras venas, como la vena femoral. La ecografía se usa para identificar la vena yugular interna a través de un abordaje supraclavicular que visualice la vena yugular interna en el borde lateral de la cabeza clavicular del esternocleidomastoideo. La vena también puede visualizarse entre las dos cabezas del músculo esternocleidomastoideo. Las arterias carótidas pueden evaluarse mediante ecografía Doppler a color para la detección de estenosis y placas ateroscleróticas. La ecografía carotídea puede describir con precisión las características internas, así como los detalles de superficie de las arterias carótidas. Específicamente, el grosor de la íntima-media es un índice medible para el grado de aterosclerosis en las arterias carótidas y se relaciona con un aumento de los factores de riesgo para accidente vascular cerebral. De forma similar, el Doppler color permite visualizar el flujo sanguíneo en los vasos carotídeos e identificar segmentos estenósicos. Específicamente, cuando se explora la arteria vertebral, la dirección del flujo es un aspecto importante en el diagnóstico de estenosis proximal de la arteria subclavia. El flujo en la arteria vertebral puede revertirse en caso de síndrome de robo de la subclavia debido a estenosis proximal de la arteria subclavia.

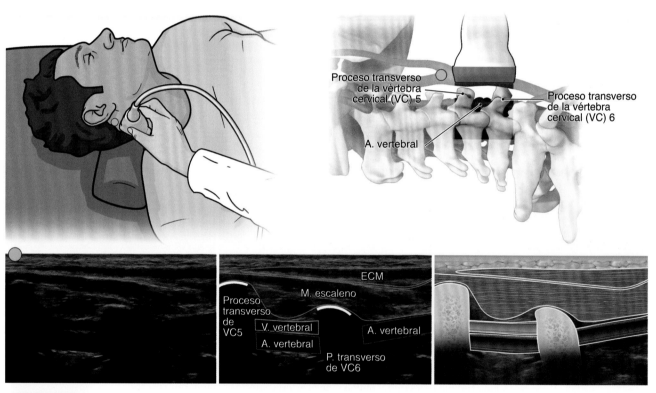

Figura 9-5 Proyección longitudinal de la arteria vertebral que entra en el agujero transverso de la sexta vértebra cervical y después entre los agujeros transversos sexto y quinto.

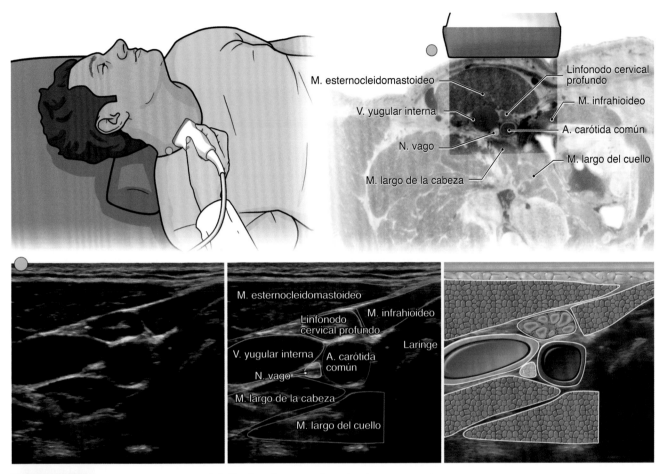

M. esternocleidomastoideo

Linfonodo cervical profundo

V. yugular interna

M. infrahioideo

N. vago

A. carótida común

M. largo de la cabeza

M. largo del cuello

M. esternocleidomastoideo

M. infrahioideo

Linfonodo cervical profundo

Laringe

V. yugular interna

A. carótida común

N. vago

M. largo de la cabeza

M. largo del cuello

Figura 9-6   Proyección transversal del linfonodo cervical profundo, vena yugular interna y arteria carótida común.

Vísceras del cuello

Las vísceras del cuello incluyen la glándula submandibular, laringe, tráquea, faringe, esófago y glándulas tiroides y paratiroides.

Glándula submandibular

Esta segunda glándula salival más grande se encuentra en el estrato superior del vientre posterior de los músculos digástrico y estilohioideo. También se encuentra una porción más pequeña y profunda en el área superior del músculo milohioideo. En ocasiones, la glándula se conecta con la glándula parótida o sublingual a través de un proceso glandular. El conducto de la glándula submandibular (conducto de Wharton) avanza de su cara profunda o hilio glandular a nivel del músculo milohioideo hacia la cara medial de la glándula sublingual. La arteria facial suele ir en un surco o atravesar la porción superficial de esta glándula en su camino a la cara. La arteria y la vena linguales avanzan en su lado medial. A nivel autónomo, la glándula submandibular recibe su inervación a través de una rama del nervio facial, el nervio craneal VII.

Glándula sublingual

La glándula sublingual se encuentra en el piso de la boca, cubierta por la mucosa oral (pequeños conductos abiertos en la base del pliegue sublingual), entre los músculos geniohioideos intrínsecos de la lengua, el músculo hiogloso (en sentido medial) y el músculo milohioideo. Su lado medial está envuelto alrededor de la parte terminal del conducto submandibular. Recibe fibras parasimpáticas posganglionares del ganglio submandibular.

Laringe/tráquea

La laringe está compuesta por nueve cartílagos, tres en pares y tres impares. Los cartílagos sin pares, de mayor tamaño, son el tiroides, cricoides y la epiglotis. Los cartílagos en pares, de menor tamaño, son los aritenoides, corniculados y cuneiformes. La epiglotis protege la entrada de la laringe y los cartílagos restantes proporcionan apoyo y, en relación con los aritenoides, giran y por lo tanto causan tensión o relajación de las cuerdas vocales. El nervio laríngeo recurrente inerva todos los músculos de la laringe con excepción del músculo cricotiroideo, que está inervado por la rama laríngea externa del nervio laríngeo superior. La laringe termina en la sexta vértebra cervical y se convierte en la tráquea, que continúa en sentido inferior en la línea media justo anterior al esófago en el cuello.

Faringe/esófago

La faringe, un delgado semicilindro de músculo esquelético, inicia en la base del cráneo y desciende hasta la sexta vértebra cervical, donde se convierte en el esófago, que es más estrecho. La faringe es común al aire que respiramos y los alimentos que consumimos. Está compuesta de una mucosa interna, una fascia faringobasilar y músculos esqueléticos, que se dividen en fibras semicirculares conocidas como constrictores faríngeos y músculos longitudinales como el estilofaríngeo. La faringe está recubierta en sentido posterolateral por la fascia bucofaríngea. Esta fascia está en contacto íntimo en sentido posterior con la fascia prevertebral. El plano fascial entre estas dos fascias se extiende en sentido inferior al mediastino superior; por lo tanto, las infecciones que penetran la pared posterior de la faringe pueden extenderse al mediastino y provocan mediastinitis o endocarditis.

La faringe es común a las cavidades nasal y oral y la laringe, y recolecta e impulsa los alimentos hacia el esófago. La faringe está inervada por el plexo faríngeo, cuya entrada motora primaria es a través del nervio vago. La entrada sensorial y simpática a este plexo que se encuentra sobre todo en la cara posterior del músculo constrictor faríngeo medio es a través del tronco glosofaríngeo y cervical simpático, respectivamente.

La faringe se divide en nasofaringe, orofaringe y laringofaringe (hipofaringe) al pasar posterior a estas regiones. Estructuras importantes que se encuentran en la nasofaringe incluyen la amígdala faríngea y la abertura medial de la tuba auditiva (trompa de Eustaquio). La orofaringe contiene las amígdalas lingual y palatina, y la laringofaringe alberga el receso piriforme, que es un sitio común para que queden atrapados objetos extraños (p. ej., pastillas).

Glándula tiroides

La glándula tiroides, contenida en su propia cápsula fibrosa, está compuesta por los lóbulos laterales izquierdo y derecho, que están unidos a través de la línea media por el istmo que se encuentra en el estrato superior del segundo al cuarto anillo traqueal. La glándula tiroides regula la tasa del metabolismo en el organismo al secretar tiroxina y tirocalcitonina. Está cubierta en sentido superolateral por el músculo esternotiroideo y puede tener una extensión cefálica llamada lóbulo piramidal, que por lo general es del lóbulo lateral izquierdo. También pueden encontrarse remanentes del conducto tirogloso que se extienden de este lóbulo piramidal en sentido superior a través del hueso hioides e incluso al agujero ciego de la lengua. Pueden desarrollarse quistes a lo largo de este conducto y requieren extirpación quirúrgica. Su irrigación arterial proviene de las arterias tiroideas inferior y superior y su drenaje es por las venas tiroideas superior, media e inferior.

Glándulas paratiroides

Normalmente ubicadas en la cara posterior de la glándula tiroides, las paratiroides se dividen en dos glándulas superiores y dos inferiores. Estas estructuras mantienen las concentraciones de calcio sérico y se derivan del cuarto y tercero arcos faríngeos, respectivamente. Las paratiroides inferiores pueden en ocasiones encontrarse en el tórax.

Técnica

GLÁNDULA SALIVAL SUBMANDIBULAR
Longitudinal (parasagital oblicua)
FIG. 9-7

Se coloca al paciente en posición supina con el cuello extendido sobre un pequeño apoyo. Se orienta el transductor aproximadamente paralelo al margen inferior del cuerpo de la mandíbula cerca del ángulo. Se ajusta la posición del transductor hasta que pueda identificarse la glándula submandibular hiperecoica de grano fino. Se desliza el transductor en sentido medial y lateral, así como anterior y posterior para ubicar la glándula en relación con el borde libre posterior del milohioideo. La masa de mayor tamaño de la glándula es superficial (inferior) al milohioideo, pero una pequeña parte de la glándula que alberga el conducto submandibular se curva hacia arriba sobre el borde libre posterior del milohioideo para entrar a la cavidad oral. En la imagen ecográfica mostrada, la glándula estaba secretando de forma activa y el líquido anecoico dentro del conducto se observa con claridad en el borde

superior del milohioideo, rodeado por una pequeña cantidad de tejido glandular.

GLÁNDULA SALIVAL SUBMANDIBULAR
Longitudinal (coronal oblicua)
FIG. 9-8

Se coloca al paciente en posición supina con el cuello extendido sobre un pequeño apoyo. Se orienta el transductor en sentido perpendicular al borde inferior del cuerpo de la mandíbula, con el lado del marcador reposando en el borde inferior de la mandíbula. El resto del transductor debe mirar a la piel del cuello y el haz se dirige en sentido superior hacia la cavidad oral. Se identifica el aspecto hiperecoico de grano fino de la glándula submandibular y la reflexión y sombra acústica del cuerpo de la mandíbula. Se desliza el transductor en sentido anterior y posterior a lo largo del borde de la mandíbula y se identifica la delgada capa de músculo milohioideo en la superficie profunda de la glándula y

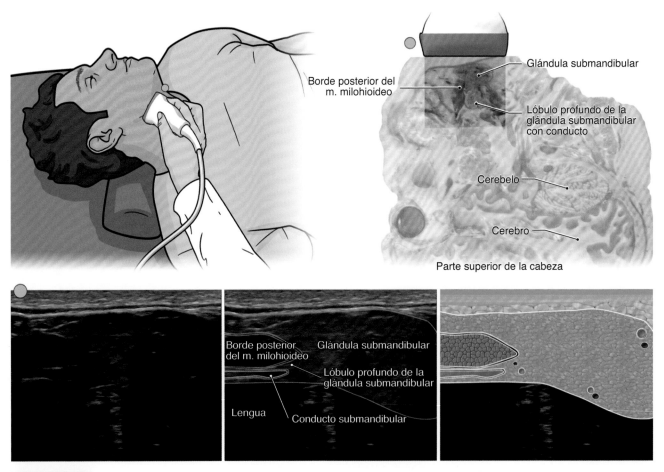

Figura 9-7 Proyección longitudinal (parasagital oblicua) de la glándula salival submandibular y el conducto submandibular en relación con el borde libre posterior del músculo milohioideo.

el óvalo hipoecoico del tendón del digástrico, entre el milohioideo y la superficie profunda de la glándula. Se buscan pulsaciones de la arteria facial en la profundidad hacia la sustancia de la glándula, por lo general cerca de la cara posterior de la glándula. En su proyección transversal, la tortuosidad de la arteria se observa como múltiples secciones de la arteria.

GLÁNDULAS
SALIVALES
SUBLINGUALES
Longitudinal (coronal)
FIG. 9-9

Se coloca al paciente en posición supina con el cuello extendido sobre un pequeño apoyo. Se orienta el transductor en sentido transversal (con el marcador a la derecha) con la cara del transductor contra la piel del cuello justo posterior a la superficie inferior de la región mentoniana de la mandíbula, con el haz dirigido en sentido superior hacia el piso de la boca. Se identifican de superficial (inferior) a profundo (superior) los vientres anteriores

derecho e izquierdo del digástrico (las reflexiones y sombras acústicas de los márgenes inferiores de los cuerpos mandibulares están justo más allá de los bordes de la imagen en ambos lados) y la delgada capa de los músculos milohioideo, geniohioideo y geniogloso, con las glándulas sublinguales derecha e izquierda ocupando los espacios grasos justo laterales al geniohioideo/geniogloso. Se inclina/balancea la cara del transductor para ver las glándulas ovoides, que son ligeramente hipoecoicas a la grasa/tejido conectivo que las rodea.

GLÁNDULA TIROIDES
TRÁQUEA
Transversal
FIG. 9-10

Se coloca al paciente en posición supina con el cuello extendido sobre un pequeño apoyo. Se coloca el transductor en sentido transversal sobre la piel del cuello, unos cuantos centímetros por arriba de la escotadura esternal. Se ajusta la posición del transductor hasta que puedan identificarse

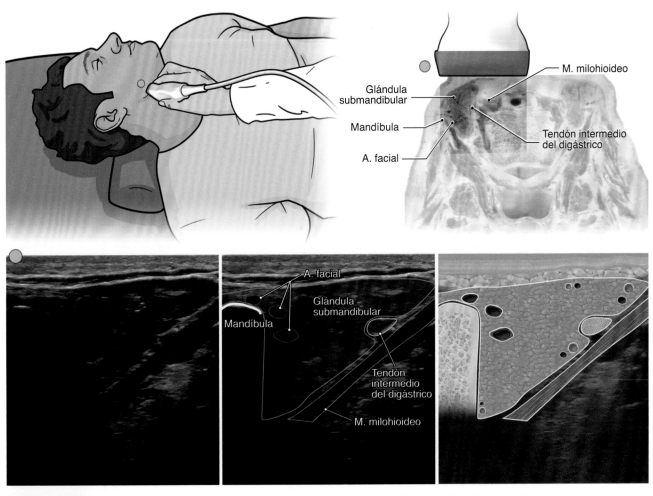

Figura 9-8   Proyección longitudinal (coronal oblicua) de la glándula salival submandibular, mandíbula, músculo milohioideo, tendón intermedio del músculo digástrico y arteria facial.

los lóbulos laterales de la glándula tiroides (aspecto hiperecoico granular con múltiples vasos anecoicos pequeños que se observan en su extensión) y el delgado istmo (anterior a la tráquea). La tráquea aparece hipoecoica con una brillante reflexión en sentido anterior donde el haz ecográfico deja el área acústica de la mucosa tiroidea y entra a la columna de aire tiroidea (interfaz aire-mucosa) y se ven múltiples bandas hiperecoicas delgadas (artefacto de reverberación). Se observan los delgados músculos infrahioideos (en cinta) en la superficie superficial del istmo tiroideo y los lóbulos laterales. Los bordes mediales del esternocleidomastoideo pueden verse superficiales a los músculos infrahioideos en cualquier lado de la imagen, justo a la izquierda de la tráquea (posición frecuente), en la cara posteromedial del lóbulo tiroideo izquierdo. Suele tener un aspecto de diana de tiro con anillos hipoecoicos/hiperecoicos concéntricos. Se pide al paciente que trague para observar un "destello" hiperecoico de un artefacto de aire.

LÓBULO TIROIDEO LATERAL ARTERIA CARÓTIDA COMÚN VENA YUGULAR INTERNA FIG. 9-11

Se coloca al paciente en posición supina con el cuello extendido sobre un pequeño apoyo. El transductor se desliza en sentido lateral (desde la línea media de la tiroides donde se encontraba previamente) hasta que puedan identificarse varias estructuras: de medial a lateral, en la profundidad hacia el músculo esternocleidomastoideo (y en este sitio en la profundidad hacia los músculos omohioideo y esternohioideo), lóbulo lateral de la glándula tiroides, arteria carótida común, vena yugular interna y músculo escaleno anterior (de medial a lateral, puntos de referencia útiles para navegación, como el intervalo escaleno para el plexo braquial). El músculo omohioideo (vientre inferior) puede identificarse entre la superficie profunda del músculo esternocleidomastoideo y la vena yugular interna.

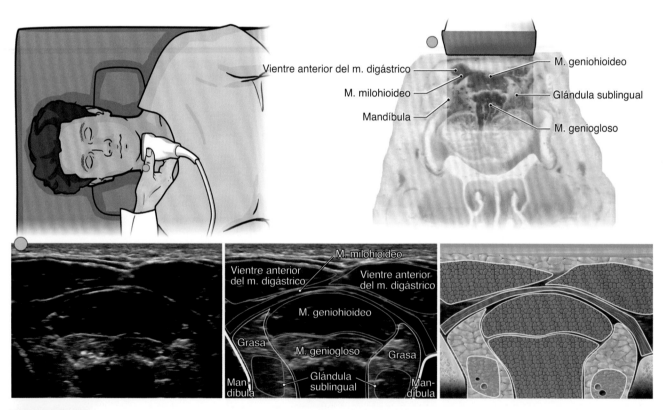

Figura 9-9   Proyección longitudinal (coronal) de las glándulas salivales, vientres anteriores de los músculos digástrico, milohioideo, geniohioideo y geniogloso.

APLICACIONES CLÍNICAS

Los **cálculos salivales** se ubican más a menudo en la glándula submandibular (60 a 90% de los casos) y pueden ser múltiples, causando **sialolitiasis.** La sialolitiasis puede causar obstrucción total o parcial del conducto salival. Los cálculos salivales o sialolitos cuando están presentes en la parte distal del conducto submandibular (conducto de Wharton) pueden ser palpables en el piso de la boca.

Una enfermedad autoinmunitaria, el **síndrome de Sjögren,** afecta sobre todo a mujeres mayores de 40 años de edad y se caracteriza por una intensa infiltración de linfocitos y plasmocitos y destrucción de las glándulas salivales y lagrimales que provoca boca y ojos secos. Las neoplasias malignas más frecuentes que ocurren en las glándulas salivales son el carcinoma mucoepidermoide y el carcinoma adenoideo quístico.

Los **nódulos tiroideos** son el dato más frecuente en la exploración ecográfica (hasta en 50%). Aproximadamente 60 a 70% de estos nódulos son de naturaleza benigna y son nódulos foliculares benignos o tiroiditis. Hay neoplasias en 5 a 7% de los nódulos tiroideos (carcinomas papilares foliculares anaplásicos y medulares); sin embargo, el riesgo de por vida de cáncer tiroideo es menor al 1% en Estados Unidos.

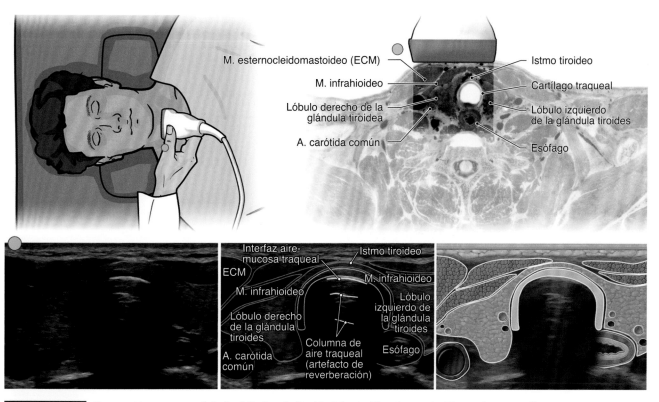

Figura 9-10 Proyección transversal de los lóbulos de la glándula tiroides, istmo tiroideo, tráquea, esófago y músculos en cinta.

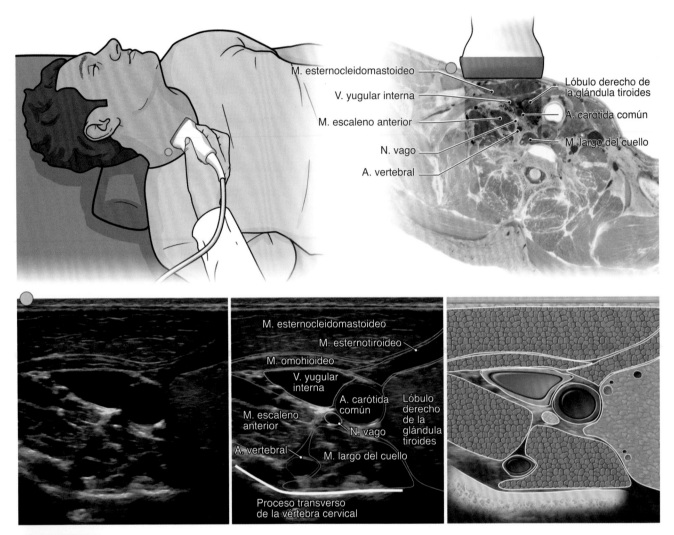

Figura 9-11 Proyección transversal del lóbulo tiroideo derecho, arteria carótida común, vena yugular interna, nervio vago, músculos esternocleidomastoideo, esternotiroideo, omohioideo y escaleno anterior.

Cara

En términos generales, la cara es la región de la parte anterior de la cabeza en sentido superior al hueso frontal, en sentido posterior pero sin incluir el pabellón auricular y en sentido inferior al borde inferior de la mandíbula No solo se localizan aquí muchos de los órganos de los sentidos (ojos, nariz y cavidades orales), sino también los músculos que de forma única permiten a los seres humanos comunicar sus emociones (es decir, músculos de las expresiones faciales). En la cara también se encuentran porciones de las glándulas (parótidas, lagrimales) y los músculos de la masticación.

Fascia/tejido conectivo

La fascia difiere del resto del cuerpo en que su grasa subcutánea está completamente separada de los músculos subyacentes por fascia intermedia, que envuelve los músculos. Este sistema aponeurótico superficial es una red fibrosa, organizada y continua que conecta los músculos faciales con la dermis en el área de la frente y la región de las parótidas, cigomático, infraorbital, pliegue nasolabial y labio inferior o los llamados ligamentos faciales. Capas de tejido conectivo/faciales definidas adicionales de la cara incluyen:

- **Gálea aponeurótica:** este tendón aplanado del cuero cabelludo conecta los músculos frontal y occipital y termina en el arco cigomático.
- **Fascia cervical profunda:** continúa en sentido cefálico para cubrir la glándula parótida y el músculo masetero.
  - *Fascia parotídea:* se divide en una capa profunda y una superficial para encapsular la glándula parótida. La capa profunda forma un engrosamiento conocido como el ligamento estilomandibular que se inserta en el ángulo de la mandíbula. Este ligamento separa las glándulas parótida y submandibular. La fascia parotídea se extiende en sentido cefálico hasta el arco cigomático.
  - *Fascia masetérica:* continua con la capa más profunda de la fascia temporal y, específicamente, su lámina más profunda que se une a la cara lateral del arco cigomático.

Músculos

Aunque algunos animales tienen músculos que mueven la piel en estratos superiores, los humanos son los únicos que tienen una concentración de estos músculos debajo de la piel de la cara. Estos músculos se usan para transmitir expresiones faciales/emoción y cerrar/abrir los orificios (ojos, nariz y cavidades orales) y todos están inervados por el nervio facial. Algunos de los músculos más grandes de la expresión facial se encuentran en la tabla 9-1. Los dos últimos músculos de la tabla (temporal y masetero) no son músculos de la expresión facial, sino más bien músculos de la masticación que tienen una posición superficial en la cara. Por lo tanto, no están inervados por el nervio facial, sino por la división mandibular del nervio trigémino, que inerva todos los músculos de la masticación.

Vasos

Los principales vasos de sangre arterial de la cara se derivan de la arteria carótida. Ramas más pequeñas de la arteria carótida interna también se encuentran en la cara alrededor de la órbita exterior. En general, las venas de nombre similar viajan con estas ramas carotídeas externas. A continuación se describen las ramas arteriales:

- **Arteria facial:** la arteria facial se extiende de la arteria carótida externa, a través o por la glándula submandibular, sobre la mandíbula justo anterior al músculo masetero donde su pulso es palpable, y termina como la arteria angular que avanza hacia el canto medial de la órbita. Después de cruzar la mandíbula, la arteria facial da origen a varias ramas.
  - *Labial inferior:* alimenta el labio inferior.
  - *Labial superior:* alimenta el labio superior y el tabique nasal.
  - *Nasal lateral:* alimenta el ala y el dorso de la nariz.
  - *Angular:* alimenta el orbicular del ojo y el saco lagrimal.
- **Arteria temporal superficial:** una de las dos ramas terminales de la arteria carótida externa. Da origen a ramas pequeñas hacia la glándula parótida y el oído anterior, y después avanza hacia el cuero cabelludo como una rama parietal y frontal terminal. Ramas más grandes antes de esta terminación incluyen las siguientes:
  - *Rama facial transversa:* avanza superficial al masetero superior al arco cigomático. Alimenta la glándula parótida y el músculo masetero.
  - *Rama cigomaticoorbital:* avanza al ángulo lateral de la órbita y alimenta el músculo orbicular del ojo.
- **Arteria supraorbital:** una rama de la arteria oftálmica. En la cara, alimenta los músculos regionales y se anastomosa con la arteria angular y la rama frontal de las arterias temporales superficiales.

TABLA 9-1 Músculos grandes de la expresión facial

Músculo	Origen	Inserción	Acción
Frontal	Aponeurosis epicraneal	Piel de las cejas y raíz de la nariz	Arruga en sentido horizontal la piel de la frente (es decir, eleva las cejas)
Corrugador superciliar	Arco superciliar medial	Piel sobre la parte medial de la ceja	Arruga en sentido vertical la piel entre los arcos superciliares
Orbicular del ojo	Borde orbital	Piel en el estrato superior del borde orbital, placas tarsianas	Ambas partes (orbital/palpebral) cierran los párpados
Prócer	Fascia de los huesos nasales y cartílagos adyacentes	Piel entre los arcos superciliares	Arruga la piel sobre el nasión en sentido horizontal
Nasal	Hueso maxilar	Ala de la nariz	La porción transversal constriñe el ala y la porción alar amplía el ala
Depresor del tabique nasal	Fosa incisiva del hueso maxilar	Ala y tabique de la nariz	Amplía la abertura nasal
Elevador del labio superior y el ala nasal	Proceso frontal del hueso maxilar	Piel del ala y labio superior	Eleva el ala y el labio superior
Elevador superior de los labios	Hueso maxilar	Piel del labio superior	Eleva el labio superior
Cigomático menor	Hueso cigomático	Labio superior	Eleva el labio superior
Cigomático mayor	Hueso cigomático	Ángulo de la boca	Eleva el labio superior
Orbicular de la boca	Hueso maxilar	Piel de los labios	Cierra la boca
Elevador del ángulo de la boca	Hueso maxilar	Ángulo de la boca	Eleva el ángulo de la boca
Risorio	Fascia masetérica	Ángulo de la boca	Mueve el ángulo de la boca en sentido lateral
Depresor del ángulo de la boca	Línea oblicua de la mandíbula	Ángulo de la boca	Deprime el ángulo de la boca
Depresor del labio inferior	Línea oblicua de la mandíbula	Piel del labio inferior	
Mentoniano	Fosa incisiva de la mandíbula	Piel de la barbilla	Eleva y lleva el labio inferior hacia adelante
Buccinador	Mandíbula, hueso maxilar y pterigomandibular	Ángulo de la boca	Tensa la piel sobre la mejilla y mantiene los alimentos entre las superficies oclusales de los dientes molares
Temporal	Huesos y fascia de la fosa temporal	Proceso coronoides y en sentido distal a lo largo de la rama anterior al triángulo retromolar de la mandíbula	Retrae y eleva la mandíbula
Masetero	Hueso cigomático y su arco	Ángulo de la mandíbula	Eleva

- **Arteria supratroclear:** una rama terminal de la arteria oftálmica. Alimenta la piel de la región orbital medial.
- **Arteria nasal dorsal:** una rama terminal de la arteria oftálmica. Alimenta el saco lagrimal y el dorso de la nariz.
- **Arteria lagrimal:** una rama de la arteria oftálmica. En la cara, alimenta la glándula lagrimal y el párpado superior.
  - *Arteria cigomática:* una rama de la arteria lagrimal que alimenta la piel sobre la mejilla.
  - *Arteria cigomaticotemporal:* una rama de la arteria lagrimal que alimenta la piel sobre la fosa temporal (es decir, parte lateral de la frente anterior a la línea del pelo).
- **Arteria infraorbital:** una rama de la arteria maxilar que en la cara alimenta la piel y los músculos relacionados en las regiones infraorbital, nasal lateral y labial superior.
- **Arteria bucal:** una rama de la arteria maxilar que alimenta los músculos buccinadores y la piel, y membrana mucosa de la mejilla.
- **Arteria mentoniana:** una rama de la arteria alveolar inferior, que es una rama de la arteria maxilar. Sale del agujero mentoniano para alimentar la piel adyacente y los tejidos blandos.
- **Vasos/linfonodos:** en general, el drenaje linfático de la conjuntiva, párpados, parte central de la frente y lateral de las mejillas pasa a los linfonodos parótidos superficiales y profundos y auricular anterior. El drenaje de la parte externa de la nariz, las mejillas, labio superior y partes laterales del labio inferior drenan directamente en los linfonodos supramandibulares. La parte central del labio inferior y la barbilla drenan en los linfonodos submentonianos.
- **Vena facial**
  - *Rama facial profunda:* esta rama avanza en la profundidad y se conecta con el plexo venoso pterigoideo, que después tiene conexiones intracraneales.
  - *Retromandibular:* este vaso está formado dentro de la glándula parótida en el borde posterior de la rama de la mandíbula por las venas temporales maxilar y superficial. En sentido inferior, tiene una división anterior y posterior. La división anterior contribuye a la vena facial común, al igual que la vena facial para después entrar a la vena yugular interna. La división posterior se une con la vena auricular posterior para formar la vena yugular externa.

Nervios

Nervios cutáneos

Los nervios cutáneos de la cara se derivan sobre todo del nervio trigémino y las ramas de sus tres divisiones (oftálmica, maxilar y mandibular). Estas divisiones también se abrevian como V1, V2 y V3, respectivamente. Una pequeña área sobre el ángulo de la mandíbula es inervada por las ramas del plexo cervical.

- **Nervio oftálmico (VI)**
  - *Nervio supraorbital:* esta rama inerva las ramas al párpado superior y después se distribuye a la piel de la frente en sentido posterior al vértice del cráneo.
  - *Nervio supratroclear:* este nervio da origen a ramas del párpado superior y la piel adyacente de la parte central de la frente.
  - ***Nervio infratroclear:*** inerva la piel de los párpados y parte lateral de la nariz.
  - *Nervio lagrimal:* después de inervar la glándula lagrimal, se distribuye al párpado superior.
  - *Nervio nasal externo:* una extensión del nervio etmoidal anterior que inerva la piel sobre la mitad inferior de la nariz.
- **Nervio maxilar (V2)**
  - *Nervio infraorbital:* inerva el párpado inferior, el labio superior y la parte lateral de la nariz.
  - *Nervio cigomaticofacial:* inerva la piel sobre la prominencia de la mejilla.
  - *Nervio cigomaticotemporal:* inerva la cara anterior de la región temporal (es decir, la región lateral de la frente).
- **Nervio mandibular (V3)**
  - *Nervio mentoniano:* inerva la piel sobre la barbilla y el labio inferior.
  - *Nervio bucal:* inerva la piel en el estrato superior del buccinador, así como la mucosa gingival bucal y adyacente.
  - *Nervio auriculotemporal:* inerva la piel de la región temporal y también transporta fibras "pasajeras" parasimpáticas posganglionares del ganglio ótico que dejan el nervio auriculotemporal y viajan a la glándula parótida. Estas fibras también se encuentran viajando al pabellón auricular anterior y a la articulación temporomandibular.
- **Gran nervio auricular:** deriva de las fibras de C2 y C3 del plexo cervical y se distribuye de forma primaria a la piel sobre la glándula parótida y el lóbulo de la oreja. Además, algunas fibras inervan la piel sobre el ángulo de la mandíbula.

Nervios motores

De forma clásica, todos excepto dos músculos de la cara reciben su inervación a través del nervio facial, aunque el nervio trigémino inerva los músculos temporal y masetero que se encuentran superficialmente en la cara.

- **Nervio facial:** en la base del cráneo, el nervio facial deja el agujero estilomastoideo y avanza en sentido medial hacia la cara. Este nervio avanza a través de la glándula parótida y forma una división **temporofacial** superior y **cervicofacial** inferior. Cinco ramas emanan de estas divisiones e inervan los músculos de la expresión facial. Estas ramas coalescen al acercarse a los músculos de la expresión facial formando la llamada **pata de ganso.**

- *Ramas temporales:* inervan los músculos frontal, orbicular del ojo y corrugador superciliar.
  - *Ramas cigomáticas:* inervan los músculos orbicular del ojo y cigomático mayor.
  - *Ramas bucales:* inervan el prócer, el elevador del labio superior del ala nasal, elevador del labio superior, elevador del ángulo de la boca, cigomático menor (cuando está presente), cigomático mayor, buccinador, risorio, elevador del ángulo de la boca, orbicular de la boca, nasal y depresor del ángulo de la boca.
  - *Ramas mandibulares marginales:* cruzan superficiales a los vasos faciales sobre la mandíbula e inervan el depresor del ángulo de la boca, el depresor del labio inferior, el mentoniano y el orbicular de la boca.
  - *Rama cervical:* inerva el músculo platisma.
- **Nervio trigémino: nervio mandibular (V3)**
  - *Nervio masetérico:* inerva el músculo masetero y la articulación temporomandibular.
  - *Nervios temporales profundos:* dos a tres en número inervan el músculo temporal en estratos superiores.
- **Simpáticos**
  - *Plexo carotídeo externo:* estas fibras simpáticas posganglionares derivadas del ganglio cervical superior del tronco simpático dentro del cuello avanzan a lo largo de las ramas de la arteria carótida externa que están destinadas a la cara (p. ej., arterias temporales facial y superficial). Estas fibras son de naturaleza vasoconstrictora, secretora y pilomotora.

Vísceras

Las vísceras de la cara incluyen las glándulas parótida y lagrimal, la cara externa del globo ocular y la abertura de la cavidad oral.

- **Glándula parótida:** es la más grande de las glándulas salivales y está situada anterior al oído e inferior al arco cigomático, y se hunde inferior al nivel de la mandíbula en la fosa retromandibular. Está revestida con una densa cápsula fibrosa, la vaina parótida. El trayecto del nervio facial a través de la glándula parótida divide artificialmente la glándula parótida en sus partes superficial y profunda. Esta glándula recibe su inervación de fibras posganglionares derivadas del nervio glosofaríngeo (noveno nervio craneal) que han formado sinapsis en el ganglio ótico y después han avanzado a lo largo del nervio auriculotemporal, que es una rama de la división mandibular (V3) del nervio trigémino. La glándula parótida contiene un conducto parótido (conducto de Stensen) que avanza inferior al arco cigomático y después se vacía en el vestíbulo de la boca, entre la mejilla y el segundo diente molar superior. Una glándula parótida accesoria (*socia parotidis*) puede verse extendiéndose en sentido medial a lo largo del conducto parotídeo, que entra en la cavidad oral adyacente al segundo diente molar superior después de perforar el músculo buccinador. A nivel regional, se observa la almohadilla de grasa bucal y separa el músculo masetero del buccinador. La pérdida o ausencia de esta almohadilla resulta en la formación de un hoyuelo en la piel de la mejilla.
- **Glándula lagrimal:** es la glándula secretora de lágrimas del cuerpo ubicada en la cara superolateral de la órbita. La cara superficial de esta glándula se observa desde la perspectiva facial. Las porciones superficial y profunda de la glándula lagrimal están separadas por el tendón del músculo elevador del párpado superior. La inervación a la glándula lagrimal se deriva del nervio facial. Las fibras posganglionares dejan el ganglio ptrigopalatino y avanzan con ramas de las divisiones maxilar y oftálmica del nervio trigémino para terminar en la glándula lagrimal.
- **Ojo:** la cara externa del globo ocular se observa en la cara como la córnea, esclerótica y conjuntiva bulbar en el estrato superior.
- **Labios:** estas extensiones de la cavidad oral están compuestas sobre todo por piel, músculos, mucosa, vasos interpuestos y nervios y de glándulas salivales menores. **El borde bermellón** es la demarcación entre el borde vascular enrojecido del borde de los labios y la piel adyacente.

Técnica

GLÁNDULA PARÓTIDA
GLÁNDULA SALIVAL
Transversal
FIG. 9-12

Se coloca al paciente en posición supina con el cuello extendido sobre un pequeño apoyo. Se gira la cabeza del paciente al lado opuesto al que se está examinando. Se orienta el transductor en sentido transversal debajo del lóbulo de la oreja. Se coloca el borde anterior del transductor sobre la mandíbula (sombra acústica), masetero (típico aspecto hipoecoico del músculo con bandas hiperecoicas de tejido conectivo),

y el borde posterior sobre el músculo esternocleidomastoideo. Se inclina/balancea el transductor para obtener una mejor imagen del tejido de la glándula parótida que se observa como un grano fino ligeramente hiperecoico. Debido a que la glándula parótida tiende a atenuar la energía ecográfica, a menudo no es posible observar su superficie profunda. Sin embargo, la arteria carótida externa y la vena retromandibular a menudo pueden observarse en la cara profunda de la glándula parótida.

APLICACIONES CLÍNICAS

Las imágenes ecográficas de la glándula parótida se obtienen sobre todo cuando hay inflamación de la glándula parótida. Las enfermedades inflamatorias son las patologías que afectan con mayor frecuencia las glándulas salivales. En la inflamación aguda, las glándulas salivales se encuentran agrandadas e hipoecoicas. Las infecciones virales de las glándulas salivales son más frecuentes en los niños. La **parotiditis** es una infección viral (paperas) de la glándula parótida, que produce inflamación glandular. Esta estira la cápsula y la fascia de la glándula parótida, causando un dolor considerable.

Las neoplasias benignas como los **adenomas pleomórficos** (tumor mixto) y los tumores de Warthin (adenolinfoma,

cistadenolinfoma, cistadenoma papilar linfomatoso) son masas indoloras de crecimiento lento de la glándula parótida. Las neoplasias malignas más frecuentes que ocurren son el carcinoma mucoepidermoide y el carcinoma adenoideo quístico. Las glándulas salivales también pueden verse afectadas por un linfoma que se manifiesta como una inflamación progresiva indolora. Suelen relacionarse con enfermedad autoinmunitaria, más a menudo síndrome de Sjögren. Los pacientes positivos a virus de la inmunodeficiencia humana a menudo presentan sialolitiasis e inflamación de las glándulas parótidas.

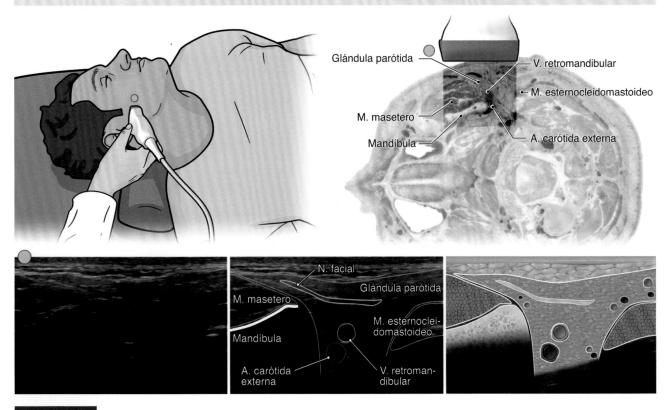

Figura 9-12   Proyección transversal de la glándula salival parótida, masetero y mandíbula.

Ojos y órbitas

Revisión de la anatomía

El globo ocular se ubica en sentido anterior en la órbita ósea, cubierto en sentido anterior por los párpados. La mayor parte del resto de la órbita está ocupada por grasa orbital. Numerosos nervios y vasos que sirven al ojo, párpados y la cara alrededor de la órbita, más los músculos extraoculares que mueven el ojo, todos atraviesan la grasa orbital para alcanzar el ojo y otros objetivos dentro y alrededor de la órbita.

Las superficies profundas del párpado están cubiertas por **conjuntiva,** que después se refleja sobre la **esclerótica** (la capa externa blanca del ojo) y se une a lo largo de la unión corneoescleral. La conjuntiva forma un saco cuando los ojos están cerrados, el cual contiene una delgada capa de secreciones de la glándula lagrimal.

La pared del globo ocular consta de tres capas. La capa fibrosa externa está constituida sobre todo por la esclerótica, más la (normalmente) transparente córnea en sentido anterior. La capa vascular media consiste en la coroides en sentido posterior, que es continua con el cuerpo ciliar y el iris en sentido anterior. El cuerpo ciliar, que se extiende en sentido anterior desde la coroides, es una elevación triangular circunferencial que consiste en músculos ciliares, procesos ciliares y epitelio ciliar. El iris pigmentado se extiende en sentido anterior del cuerpo ciliar sobre la superficie anterior del lente (cristalino) con una abertura central, la pupila. La capa interna consta de la retina visual (neural) en sentido posterior y la retina no visual en sentido anterior. La capa coroides está unida a la retina en sentido interno y la esclerótica en sentido externo.

El **lente (cristalino),** un disco biconvexo normalmente transparente, se encuentra suspendido detrás del iris mediante un sistema circunferencial de fibras zonulares unidas a la cápsula del lente en sentido central y proyecciones (procesos ciliares) del cuerpo ciliar en sentido periférico. De forma colectiva, las fibras zonulares constituyen el ligamento suspensorio del lente.

El interior del ojo se describe como con tres cámaras: la cámara anterior, la cámara posterior y la cámara vítrea. La cámara anterior está ubicada entre la superficie posterior (interna) de la córnea en sentido anterior y la superficie anterior del iris y el lente en sentido posterior. La pequeña cámara posterior está ubicada entre la superficie posterior del iris y la superficie anterior del lente. Las cámaras anterior y posterior contienen humor acuoso. El **humor acuoso** se secreta del epitelio ciliar hacia la cámara posterior y fluye hacia la cámara anterior a través de la pupila. La cámara vítrea, ocupada por el humor vítreo gelatinoso, está ubicada en el resto del globo ocular entre la superficie posterior del cristalino en sentido anterior y la retina en sentido posterior.

El proceso central de la células del ganglio de la retina convergen en el disco óptico para formar el nervio óptico (NC II), que sale de la cara posteromedial del ojo y atraviesa la grasa orbital para salir de la órbita en sentido posterior a través del canal óptico. El nervio óptico está rodeado por una vaina que consta de tres capas meníngeas: duramadre, subaracnoidea y piamadre. El espacio subaracnoideo de la vaina del nervio óptico es continuo con el espacio subaracnoideo intracraneal.

Técnica

OJO Y NERVIO ÓPTICO
Transversal
FIG. 9-13

Debe seleccionarse un transductor ecográfico de matriz lineal de alta resolución para la exploración del ojo y el nervio óptico. El paciente debe estar en posición supina y la exploración se realiza con los ojos cerrados. Debe aplicarse una cantidad generosa de gel ecográfico hidrosoluble estándar a los párpados cerrados, de modo que la cara del transductor se aísle del contacto con los párpados y se aplique presión mínima al ojo a través de la cara del transductor. En algunos pacientes puede estar indicado el gel ecográfico estéril (por la presencia de cortes o laceraciones de los párpados, por ejemplo) y, además, puede colocarse un apósito oclusivo estéril sobre los párpados cerrados antes de aplicar el gel.

Los ojos del paciente deben estar cerrados. Se le pide que mire al frente. Se coloca el transductor en sentido transversal sobre los párpados/ojo con el marcador del transductor dirigido a la derecha. Se ajusta la profundidad de rastreo de modo que la totalidad del globo ocular y 1 a 1.5 cm anteriores a la grasa orbital detrás del globo ocular sean visibles en la imagen. Se ajusta la posición del transductor con cuidado y se inclina según sea necesario (recuerde al paciente que mire de frente) para identificar, de anterior a posterior, el párpado, la delgada tira anecoica de líquido en el saco conjuntival, la superficie curva hiperecoica de la córnea paralela al párpado, el iris y la pupila, las reflexiones hiperecoicas anterior y posterior de la cápsula del lente (junto con el lente normalmente anecoico en medio) y el cuerpo ciliar que se extiende en sentido posterior desde el iris. Se identifica el humor acuoso anecoico dentro de las cámaras anterior y posterior y el humor vítreo anecoico dentro de la cámara vítrea. Las capas retiniana y coroides no pueden distinguirse por separado con la exploración ecográfica, observándose como una delgada tira hipoecoica que recubre el interior del globo ocular justo por fuera de la cámara vítrea (a menudo hay una línea hiperecoica en la superficie interna de la retina donde es perpendicular al haz ecográfico). Se ajusta la posición del transductor y se inclina según se requiera hasta que pueda observarse el nervio hipoecoico saliendo del globo ocular en sentido posterior.

APLICACIONES CLÍNICAS

La exploración ecográfica del ojo suele usarse en las salas de urgencias para la exploración de estructuras oculares en pacientes con lesiones traumáticas que afectan la órbita/ojo. La exploración ecográfica está contraindicada cuando se sospecha en clínica la rotura del globo ocular, ya que cualquier presión que se aplique al ojo roto puede causar una mayor extrusión de los contenidos/humores oculares.

La ecografía puede usarse para examinar el ojo cuando no son factibles la exploración directa y la funduscopia debido a edema o hematoma de los párpados o hemorragia en la cámara anterior (hifema). La exploración ecográfica del ojo puede usarse para detectar perforación de la pared del globo ocular, cuerpos extraños intraoculares, dislocación/subluxación del lente, cataratas, hemorragia del vítreo, desprendimiento de retina, desprendimiento hialoide/vítreo y desprendimiento coroideo. También hay técnicas ecográficas para analizar el reflejo de luz pupilar cuando la pupila no puede examinarse de forma directa.

La medición ecográfica del nervio óptico/diámetro de la vaina del nervio óptico se usa cuando se sospecha presión intracraneal elevada, como en pacientes con lesiones de la cabeza, alteración de la consciencia o posible hemorragia intracraneal. Se ha mostrado que se desarrollan inflamación/aumento de tamaño del nervio óptico y su vaina más temprano en la evolución de la presión intracraneal elevada que la inflamación del disco óptico/edema de papila. La exploración ecográfica también se usa en la evaluación de la pared posterior (retiniana/coroidea) o masas en la vaina del nervio óptico, como tumores primarios benignos o malignos, o metástasis.

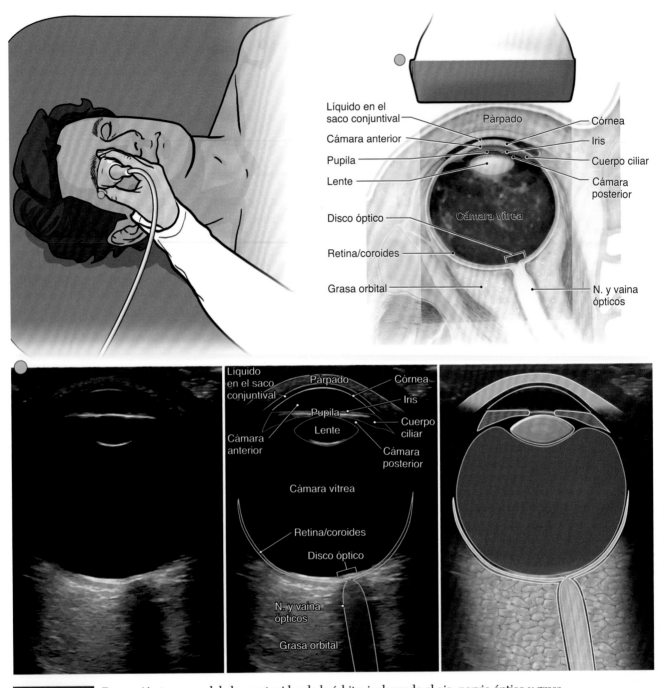

Figura 9-13 Proyección transversal de los contenidos de la órbita, incluyendo el ojo, nervio óptico y grasa orbital. Corte transversal de una órbita/ojo cadavérico del NIH Visible Human Project.

10

Pelvis femenina

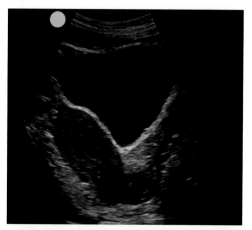

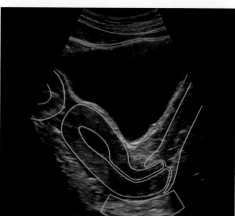

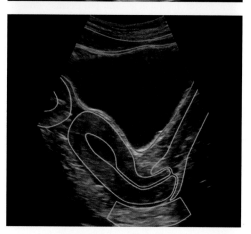

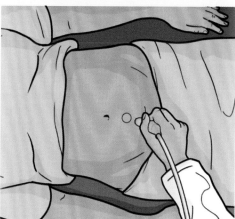

Revisión de la anatomía

La presentación anatómica general de la pelvis se describe en el capítulo 11. Este capítulo se enfoca específicamente en los elementos de la pelvis femenina. Sin embargo, hay algunas diferencias que se aprecian al comparar las pelvis de hombres y mujeres. En las mujeres, la pelvis suele ser de un tamaño más pequeño, más densa y menos gruesa que la de los hombres. En comparación, la cavidad pélvica femenina tiene menos profundidad y ancho, el **arco púbico** (también conocido como el ángulo suprapúbico) tiene un mayor tamaño y la escotadura ciática mayor es más ancha. Cuando se detalla la entrada pélvica, los hombres tienen un aspecto con forma de corazón, en tanto que la pelvis femenina se describe como con una entrada de forma oval. La salida pélvica, por otro lado, también es más grande en las mujeres como resultado de la protuberancia externa de las tuberosidades isquiáticas. Por último, el agujero obturador se describe como triangular o con forma de huevo en mujeres en comparación con la forma más redondeada que se encuentra en los hombres.

En las mujeres, los **uréteres** y los vasos ováricos se encuentran avanzando en conjunto a lo largo del borde pélvico (línea terminal) y los atraviesan a nivel superficial las arterias uterinas. Como resultado de esta disposición anatómica, existe un riesgo potencial de lesión a los uréteres cuando se realiza una ooforectomía o histerectomía. En los hombres, los uréteres entran a la vejiga en la superficie posterolateral al avanzar por detrás y en sentido inferior de los conductos deferentes y en sentido anterior a las vesículas seminales. En mujeres, la uretra es corta en cuanto a su longitud, apenas unos 4 cm, y se observa en su paso a través del piso pélvico hacia el perineo y abriéndose hacia el vestíbulo de la vagina.

Útero

El útero es un órgano muscular y el mayor órgano reproductivo femenino. Está apoyado y se mantiene en su lugar por poderosos ligamentos, como el ligamento redondo, ancho y transverso (cardinal), así como los ligamentos rectouterino, pubocervical y uterosacro (que se describen más adelante). En mujeres, el útero ocupa el espacio entre la vejiga y el recto a nivel de la línea media pélvica. El útero permite la implantación del ovocito fertilizado y mantiene la vida del feto en desarrollo hasta el momento del parto. La principal fuente arterial es la arteria uterina, con contribuciones de la arteria ovárica.

El útero está anatómicamente agrupado en un cuello uterino, istmo, cuerpo y fondo. El cuello uterino se ubica en la porción más inferior del útero y sirve como conexión entre la vagina y el útero. El istmo es una porción ahusada (aproximadamente 1 cm) del útero entre el cuerpo y el cuello uterino. El cuerpo, que es el segmento mayor del útero, contiene la cavidad uterina. El fondo es una estructura redondeada ubicada en la región superior del útero. La cavidad uterina se une con el canal cervicouterino, que se abre hacia el canal vaginal. La posición normal del útero es en **anteversión** (el canal cervicouterino está girado en sentido anterior en ángulos aproximadamente rectos en relación con el canal vaginal) y en **anteflexión** (la cavidad uterina está ligeramente inclinada hacia adelante en relación con el canal cervicouterino). Cuando la vejiga urinaria está llena, desplaza el útero en sentido posterior, abriendo el ángulo entre los canales vaginal y cervicouterino.

Ligamentos

Hay varios bordes peritoneales prominentes o ligamentos que se encuentran dentro de la pelvis de las mujeres, incluyendo el ligamento ancho del útero, el ligamento redondo del útero, el ligamento ovárico, el ligamento suspensorio del ovario, el ligamento cervicouterino lateral, el transverso; el ligamento pubocervical, el ligamento pubovesical y el ligamento uterosacro.

El ligamento ancho del útero se origina en el borde lateral del útero y alcanza la pared pélvica lateral. Está integrado por dos capas de peritoneo y actúa manteniendo el útero en su sitio. Dentro del ligamento se encuentran muchas estructuras, incluyendo las tubas uterinas, vasos, ligamento redondo del útero, ligamento ovárico, nervio del plexo uterovaginal, linfáticos y parte inferior del uréter. El ligamento ancho se subdivide en el mesovario, mesosálpinx y mesometrio. El mesovario se extiende desde el frente del ovario al borde posterior del ligamento ancho; es importante observar que el mesovario no contiene al ovario. El mesosálpinx ayuda en la suspensión de la tuba de Falopio (tuba uterina). El mesometrio es inferior al mesosálpinx y el mesovario, y es un importante contribuyente al ligamento ancho.

El ligamento redondo del útero avanza dentro de la capa (anterior/superior) del ligamento ancho. Su función consiste en sostener el útero en anteversión y anteflexión al apoyar el fondo del útero hacia adelante. El ligamento se une al útero en sentido anterior por debajo de las tubas uterinas. El ligamento redondo pasa a través del canal inguinal en el anillo inguinal profundo y sale en el anillo inguinal superficial. El ligamento ovárico y el ligamento suspensorio se unen al ovario. El ligamento ovárico se encuentra por debajo de las tubas uterinas y se une del ovario al útero. Consiste en un cordón fibromuscular que avanza dentro del ligamento ancho. Por otro lado, el ligamento suspensorio del ovario es una banda de peritoneo que une el ovario con la pared pélvica. Lleva los vasos, nervios y linfáticos ováricos.

El ligamento transverso se extiende del cuello uterino y la vagina a las paredes pélvicas, avanzando inferior a la base del ligamento ancho. El ligamento transverso está compuesto por fascia pélvica fibromuscular y su función es proporcionar apoyo al útero.

El ligamento pubocervical está compuesto por bandas de tejido conectivo y une el borde posterior del pubis con el cuello del útero. El ligamento pubovesical avanza del cuello de la vejiga al hueso pélvico, en tanto que el ligamento uterosacro, una firme banda fibromuscular de fascia pélvica, se une a la porción inferior del sacro y se extiende al cuello uterino y la porción superior de la vagina.

El ligamento rectouterino mantiene la posición anatómica del cuello uterino hacia arriba y en sentido posterior. En ocasiones, el ligamento rectouterino puede crear un pliegue de peritoneo, que se conoce como el pliegue rectouterino. Este pliegue se extiende a través del istmo del útero y se une en sentido lateral con el recto en la pared posterior de la pelvis.

En la entrada pélvica, las porciones inferiores del peritoneo abdominal envuelven las vísceras pélvicas. En las mujeres, el peritoneo abdominal cubre el fondo y el cuerpo del útero y se extiende en sentido lateral sobre las tubas uterinas a las paredes pélvicas, formando el ligamento ancho del útero. El peritoneo que se extiende de la cara anterior/inferior del útero se refleja en la vejiga urinaria, formando un espacio relativamente poco profundo conocido como receso vesicouterino. El peritoneo que cubre la cara posterior/superior del útero y el cuello uterino desciende al borde superior del fórnix vaginal posterior y después se refleja en la superficie anterior del recto, formando un espacio potencial profundo conocido como receso rectouterino (de Douglas). El receso rectouterino es el espacio peritoneal más profundo en posición supina.

Ovarios

Los ovarios son los órganos reproductivos femeninos cubiertos por epitelio germinal, que está estrechamente relacionado con el peritoneo embriológico. Los ovarios no están insertados dentro del ligamento uterino ancho. Cada ovario está suspendido por el **mesovario,** que une los ovarios con la capa posterior/superior del ligamento ancho. El ligamento suspensorio (infundibulopélvico) está anclado en la pared lateral de la pelvis y se conecta con los ovarios y, por tanto, mantiene también la posición de los ovarios junto con el mesovario. El ligamento ovárico une los ovarios al útero. Los ovarios están rodeados por los vasos iliacos externos e internos en las paredes laterales de la pelvis. Las arterias ováricas son la principal irrigación arterial a los ovarios y también forman una anastomosis con la arteria uterina. Las arterias ováricas pueden encontrarse dentro de la arteria uterina. Las arterias ováricas pueden encontrarse dentro del ligamento suspensorio (infundibulopélvico). La sangre venosa de los ovarios es recolectada por las venas ováricas izquierda y derecha; la vena ovárica derecha drena en la vena cava inferior, en tanto que la vena ovárica izquierda drena en la vena renal izquierda.

Tubas uterinas (trompas de Falopio)

Las tubas uterinas se proyectan en sentido lateral de la unión del fondo y el cuerpo del útero, y se abren hacia la cavidad peritoneal adyacente a los ovarios. Las tubas uterinas tienen apéndices similares a dedos que se conocen como fimbrias en la terminación cercana a los ovarios. Las tubas uterinas pueden dividirse en cuatro partes: infundíbulo, ampolla, istmo y parte uterina. Se expulsa un ovocito hacia la cavidad abdominal desde los ovarios durante la ovulación y se transfiere al útero mediante las tubas uterinas. El transporte de ovocitos se debe a movimientos de barrido de las fimbrias de las tubas uterinas, la contracción muscular de las tubas uterinas y los movimientos ciliares de los cilios que recubren las células epiteliales internas de las tubas uterinas.

Vagina

El canal vaginal se extiende en sentido inferior del cuello uterino y termina en el vestíbulo de la vagina en el perineo. Sirve para excretar los productos menstruales y recibe al pene y la eyaculación durante el coito. El vestíbulo está parcialmente rodeado por el himen, que es un pliegue membranoso que se degenera después del primer coito. La vagina recibe su irrigación de las ramas vaginales de las arterias uterina e iliaca interna. Está apoyada en la pelvis por el músculo elevador del ano, el diafragma urogenital y el cuerpo perineal. Los nervios que inervan los tres cuartos superiores de la vagina provienen del plexo uterovaginal, en tanto que el cuarto inferior está inervado por la rama perineal profunda del nervio pudendo. Los nodos iliacos internos drenan líquidos linfáticos de los tres cuartos superiores de la vagina, en tanto que los nodos inguinales superficiales drenan líquidos linfáticos del cuarto inferior de la vagina.

Técnica

Proyecciones transabdominales (suprapúbicas)

PELVIS FEMENINA SUPRAPÚBICA
Longitudinal (sagital/parasagital)
FIG. 10-1

Esta exploración se realiza mejor cuando la vejiga urinaria de la paciente está llena. Si la vejiga urinaria no está al menos parcialmente llena, las sombras del gas intestinal pueden interferir de manera sustancial con la exploración ecográfica en esta área. Una vejiga llena desplaza las asas intestinales en sentido superior y proporciona una excelente ventana acústica para la exploración ecográfica de las estructuras pélvicas detrás de la vejiga.

Con la paciente en posición supina y adecuadamente cubierta, se coloca la parte posterior de un transductor de matriz curva (el lado que no tiene marcador) justo sobre (o justo por arriba) de la sínfisis del pubis, con el lado del marcador dirigido hacia la cabeza. Se ajusta la posición del transductor y se inclina hasta que puedan identificarse puntos de referencia y estructuras de la pelvis. La orina, como todos los líquidos, se ve anecoica y la pared vesical se ve hiperecoica. En las proyecciones longitudinales, la vejiga llena tiene una forma casi triangular, con el vértice apuntando en sentido superior.

Posterior a la vejiga se identifican el **fondo** y el cuerpo del útero, la cinta endometrial hiperecoica y el cuello uterino. El **miometrio** suele tener un aspecto hipoecoico moteado. Se registra la forma y posición del útero, que cambian con el llenado vesical. El endometrio se observa como una cinta hiperecoica, que varía de grosor según la fase del ciclo menstrual. A menudo puede identificarse una delgada cinta vaginal hiperecoica que se extiende en sentido inferior del cuello uterino posterior a la vejiga.

Se identifica la ubicación de los espacios potenciales y de los recesos rectouterino y vesicouterino.

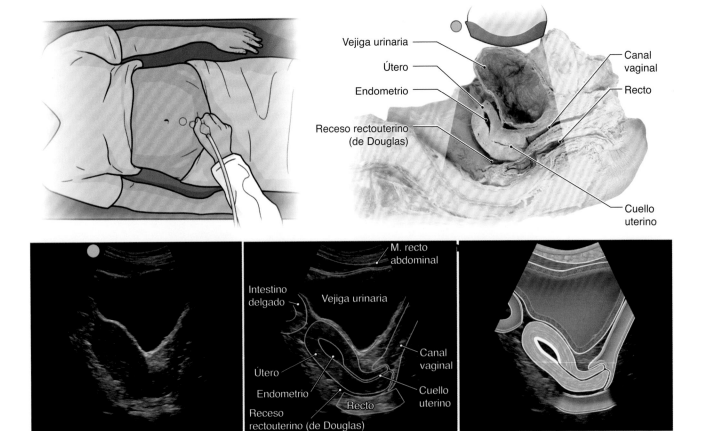

Figura 10-1   Proyección suprapúbica longitudinal (sagital/parasagital) normal de la pelvis femenina.

**PELVIS FEMENINA
SUPRAPÚBICA**
Transversal
FIG. 10-2

Después de completar la exploración suprapúbica de la pelvis en el plano longitudinal, se gira el transductor 90 grados en sentido contrario a las manecillas del reloj de modo que el lado del marcador se dirija a la derecha y se coloca la cara del transductor justo superior a la sínfisis púbica. Se ajusta la posición del transductor y se inclina hasta que puedan identificarse los puntos de referencia y las estructuras de la pelvis. En proyecciones transversales, la vejiga llena tiene una forma casi triangular.

Se identifican la **vejiga,** el útero y la **cinta endometrial.** Se rastrea cuidadosamente en sentido superior e inferior a lo largo del útero y del cuello uterino. Se hace el intento de identificar los ovarios derecho e izquierdo, que suelen encontrarse a lo largo del cuerpo del útero y posterior/inferior a los vasos iliacos externos. Los ovarios a menudo se describen como con una apariencia ecográfica de "galleta de chispas de chocolate", donde las "chispas" son los folículos ováricos anecoicos/hipoecoicos y la "galleta" es el estroma ovárico más ecógeno.

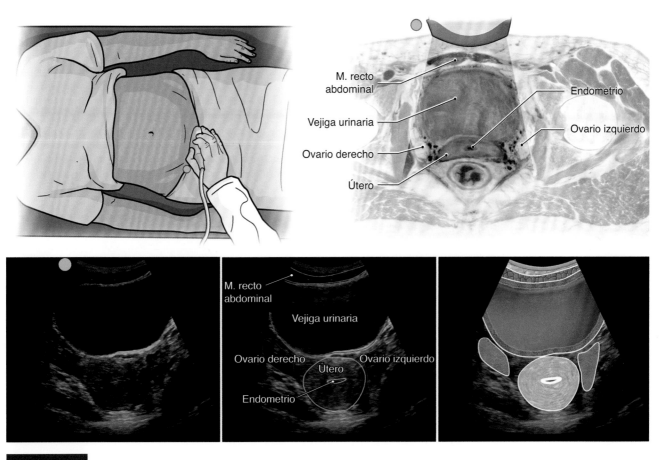

Figura 10-2   Proyección suprapúbica transversal normal de la pelvis femenina.

APLICACIONES CLÍNICAS

Exploración con evaluación enfocada con ecografía para traumatismos (FAST) para la detección de sangrado intraperitoneal

En la paciente en posición supina, suele acumularse líquido intraperitoneal libre o grandes cantidades de sangre de las vísceras abdominales en los siguientes lugares: receso hepatorrenal (bolsa de Morrison), espacio esplenorrenal y pelvis, en el receso rectouterino (fondo de saco de Douglas) en mujeres y en el receso rectovesical en hombres. En el capítulo 12 se describe la exploración FAST realizada para identificar estos espacios con ejemplos de acumulación de líquido.

Embarazo ectópico

El **embarazo ectópico** se define como un embarazo en el que el embrión está implantado fuera de su ubicación intrauterina normal. Esto se presenta en alrededor de 2% de los embarazos en Estados Unidos, aunque aumenta a 18% en pacientes con sangrado durante el primer trimestre. Las ubicaciones ectópicas más frecuentes incluyen la tuba uterina, abdomen, ovario, intersticio uterino, cicatrices quirúrgicas previas y el cuello uterino. Alrededor de 95% de todos los embarazos ectópicos ocurren en las tubas uterinas. Una exploración ecográfica revela una masa extraovárica en el anexo y un útero vacío.

Fibromioma (leiomioma)

Los **fibromiomas** o **leiomiomas** son los tumores benignos más frecuentes del útero. Están compuestos sobre todo por músculo liso y tejido conectivo. Son la causa más frecuente de dismenorrea, dolor, sangrado y ciclos menstruales abundantes. Suelen identificarse por medio de ecografía y se extirpan mediante cirugía, entre otros métodos terapéuticos.

Endometriosis y cáncer endometrial

La **endometriosis** es una masa de tejido endometrial como estroma y glándulas y ocurre en diferentes sitios extraendometriales, como las paredes uterinas (adenomiosis) y los ovarios. Sin embargo, la mayoría de las masas de los anexos son masas benignas.

El tipo más frecuente de cáncer uterino en aproximadamente 90% de los casos es un **cáncer endometrial.** Se desarrolla a partir del endometrio del útero. Los síntomas son similares a la endometriosis, como sangrado vaginal, dolor y cólicos pélvicos. Una exploración ecográfica puede detectar tanto endometriosis como cáncer endometrial. En contraste, los tumores ováricos suelen evaluarse mediante ecografía endovaginal con Doppler color para identificar específicamente el tejido vascularizado, las tabicaciones gruesas y las partes sólidas del tumor.

11

Pelvis masculina

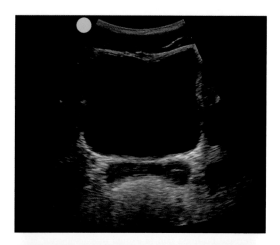

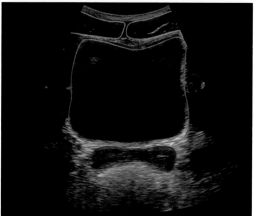

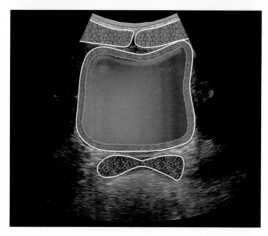

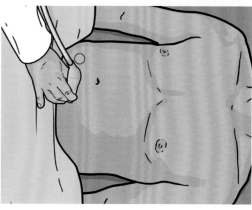

Revisión de la anatomía

La pelvis (del latín para "vasija") es una estructura ósea con forma de recipiente que se ubica superior a las extremidades inferiores e inferior al abdomen. Los huesos de la pelvis son los **huesos coxales** (dos huesos), el **sacro** y el **coxis.** La pelvis está dividida por la línea terminal (borde pélvico) en la pelvis mayor por arriba y la menor por abajo. La salida pélvica está situada en la pelvis menor y está sellada por la musculatura del piso pélvico, el coccígeo y el elevador del ano. La pelvis reposa en una posición angular, con el eje vertical en línea con la espina iliaca superior anterior y los tubérculos púbicos, y el eje horizontal que contiene el coxis y el margen superior de la sínfisis del pubis. Así, la cavidad pélvica se encuentra paralela a la curvatura del sacro.

La pelvis también se subdivide en una porción de entrada y una de salida. La entrada pélvica, también conocida como la abertura pélvica superior, es el borde superior de la cavidad pélvica y está constituida por tres partes, la porción del sacro, la iliaca y la púbica. Tiene un margen casi completamente óseo (línea terminal) a lo largo del promontorio del sacro, el ala del sacro, la línea arqueada, la línea pectínea, la cresta del pubis y la sínfisis del pubis. El sacro, junto con el borde anterior del ala del sacro, constituye la porción del sacro, formando el borde posterior de la entrada pélvica. La porción iliaca corresponde al borde lateral de la entrada pélvica, que está confinado por la línea arqueada o iliopectínea del ilion. Por último, la porción púbica de la entrada pélvica es el borde superior e incluye el margen superior de la sínfisis del pubis. En los hombres, la entrada pélvica es en su mayor parte estrecha y con forma de corazón. En la entrada pélvica, las vísceras pélvicas están cubiertas por la cara inferior del peritoneo abdominal. El peritoneo que cubre la vejiga urinaria se refleja en la superficie anterior del recto, dando origen a un receso, un espacio que contiene líquido peritoneal y algunas partes de intestino delgado. El receso rectovesical también es el área más dependiente de la cavidad peritoneal cuando se posiciona en orientación supina.

La salida pélvica es una abertura con forma de diamante que conduce al perineo. Tiene márgenes óseos (ramas isquiopúbicas) y ligamentosos (sacrotuberosos) asegurados en su sitio por los diafragmas pélvico y urogenital. Específicamente, la salida pélvica está confinada en sentido lateral por las tuberosidades isquiáticas y ligamentos sacrotuberosos, en sentido posterior por el sacro y el coxis, y en sentido anterior por la sínfisis del pubis, ligamento púbico arqueado y ramas del pubis y el isquion.

La musculatura del piso pélvico, conocida como el **diafragma pélvico,** está compuesta sobre todo por los músculos elevadores del ano derecho e izquierdo, y completada en sentido posterior por los músculos coccígeos y su fascia perineal. El diafragma pélvico actúa como apoyo de todas las vísceras pélvicas para flexionar

la unión anorrectal durante la excreción y ayudar en la micción voluntaria.

Las paredes pélvicas están constituidas por huesos (huesos coxales y sacro), ligamentos (sacroespinoso y sacrotuberoso) y músculos (obturador interno y piriforme). Hay agujeros en las paredes pélvicas, los agujeros ciáticos mayor y menor en sentido posterior, y el agujero obturador en sentido anterior. La mayor parte del agujero obturador está recubierta por la membrana obturadora, aunque un pequeño canal permanece abierto en sentido anterosuperior.

Las articulaciones de la pelvis incluyen las articulaciones lumbosacra, sacroiliaca, sacrococcígea y la sínfisis del pubis. La articulación lumbosacra se ubica entre la vértebra L5 y la base del sacro. La articulación está acompañada por el disco intervertebral y apoyada por los ligamentos iliolumbares. La articulación sacroiliaca está situada entre las superficies articulares del sacro y el ilion. Es una articulación sinovial y cartilaginosa combinada, rodeada por cartílago y sostenida por los ligamentos anterior, posterior y sacroiliaco interóseo. La articulación sacrococcígea se ubica entre el sacro y el coxis. Es una articulación cartilaginosa que está reforzada por los ligamentos sacrococcígeos anterior, posterior y lateral. Por último, la sínfisis del pubis, una articulación cartilaginosa o fibrocartilaginosa, se encuentra entre los huesos púbicos en el plano medio.

En los hombres, los ligamentos pélvicos incluyen el ligamento puboprostático, que es una condensación de la fascia pélvica y se une de la glándula prostática y continúa al hueso pélvico. El ligamento púbico inferior o púbico arqueado se encuentra tanto en hombres como en mujeres. Este ligamento se estira a través de la cara inferior de la sínfisis del pubis para conectarse con la superficie medial de la rama púbica inferior.

Uréteres y vejiga urinaria

Los **uréteres** son conductos musculares para la orina que se extienden de los riñones a la vejiga urinaria. Los uréteres consisten en músculo liso y epitelio transicional y expulsan la orina por medio de ondas peristálticas. Los uréteres cruzan el borde pélvico superior a la bifurcación de la arteria iliaca común, después de lo cual descienden en sentido lateral hacia la pared pélvica. Los uréteres viajan mediales a la arteria umbilical y a los vasos obturatrices, en sentido posteroinferior a los conductos deferentes, y anteriores a las vesículas seminales antes de fluir hacia la superficie posterolateral de la vejiga. A lo largo de su trayecto hay tres puntos de constricción: en la unión ureteropélvica, cuando viajan a través del borde pélvico; en el punto en que cruzan la arteria iliaca común; y en su entrada a la vejiga.

Los uréteres entran a la vejiga en su base de forma inclinada. Poseen un orificio similar a una rendija que funciona como válvula, en tanto que la porción intramural de los uréteres tiene fibras circulares que actúan como un esfínter. Por tanto, cuando se distiende la vejiga, la válvula y el esfínter evitan el reflujo de orina de regreso a los uréteres.

La **vejiga urinaria** está situada en la línea media de la pelvis en sentido anterior y el recto ocupa la línea media de la pelvis en sentido posterior. Está constituida por haces de músculo liso conocidos como el músculo detrusor y se ubica inferior al peritoneo. Mientras que se llena la vejiga, se extiende hacia el borde pélvico. A nivel anatómico, el vértice de la vejiga se ubica en sentido anterior y el fondo de la vejiga forma la cara triangular posteroinferior. En el fondo de la vejiga urinaria hay una sección triangular (trígono vesical) donde la mucosa de la vejiga está estrechamente unida a la capa de músculo liso subyacente que recubre la base de la vejiga. El trígono vesical está rodeado por dos aberturas de los uréteres y el orificio uretral interno que tiene el esfínter interno. El cuello de la vejiga, que se encuentra en el fondo, conduce a la uretra. La irrigación de sangre arterial para la vejiga proviene de las arterias vesicales superior e inferior. El plexo vesical (o prostático) drena la sangre venosa hacia la vena iliaca interna. Los plexos nerviosos vesical y prostático inervan la vejiga. Los nervios esplácnicos pélvicos parasimpáticos (S2-S4) actúan contrayendo la vejiga y el músculo detrusor, y también relajan el esfínter uretral interno para iniciar el vaciado de la vejiga. Los nervios simpáticos relajan las paredes de la vejiga y constriñen el esfínter uretral interno.

La vejiga urinaria se vacía hacia la uretra, que expulsa la orina al exterior. En los hombres, la uretra funciona también para el paso del semen. La uretra atraviesa la próstata, la bolsa perineal profunda (parte membranosa) y el pene (uretra peneana o esponjosa), por lo que contiene tres partes: prostática, membranosa y esponjosa o peneana.

El proceso de la micción se inicia con el llenado vesical, que hace que los músculos detrusores se estiren. Al inicio los nervios simpáticos se activan, lo que evita el vaciado al relajar la vejiga y constreñir el esfínter uretral interno. A continuación, los aferentes viscerales generales de la pared vesical, debido a los receptores de estiramiento, entran a la médula espinal a través de los nervios esplácnicos pélvicos (S2-S4). Esto envía una señal a las fibras preganglionares parasimpáticas para que formen sinapsis en el plexo hipogástrico inferior y a las fibras posganglionares para que inicien la contracción y relajación vesical del esfínter uretral interno. Las fibras eferentes somáticas generales en el nervio pudendo permiten la relajación voluntaria del esfínter uretral externo, lo que permite el vaciamiento de la vejiga. Al final de la micción, el esfínter uretral externo se contrae.

Testículos

Los testículos son los órganos reproductivos masculinos responsables de la producción de espermatozoides y hormonas sexuales. Están cubiertos por una estructura membranosa conocida como túnica albugínea, que está ubicada debajo de una capa visceral conocida como túnica vaginal. Su desarrollo ocurre en el retroperitoneo, después de lo cual descienden hacia el escroto.

La irrigación sanguínea de los testículos corresponde a la arteria testicular, que surge de la aorta abdominal y la sangre venosa a través del plexo venoso pampiniforme. El drenaje linfático de los testículos es a los nodos lumbares (aórticos), en tanto que la linfa del escroto drena a los nodos inguinales superficiales.

El **epidídimo** es un conducto contorneado que se extiende del testículo al vaso deferente. Su objetivo principal es almacenar los espermatozoides y permitir su maduración antes de su liberación. El epidídimo está constituido por una cabeza, cuerpo y cola. Es en la cabeza y en el cuerpo del epidídimo donde los espermatozoides se almacenan y proceden a su maduración.

El **conducto deferente** entra en la pelvis en el anillo inguinal profundo lateral a la arteria epigástrica inferior. En su trayecto, se superpone con la cara medial de la arteria umbilical y el haz neurovascular obturatriz. Entonces viaja en sentido superior al uréter, posterior a la la vejiga, y se dilata para convertirse en la ampolla en su unión terminal. El conducto deferente contiene fructosa, una fuente de nutrientes para los espermatozoides. El plexo hipogástrico superior (simpático) y los nervios esplácnicos pélvicos (parasimpáticos) inervan el conducto deferente.

Vesículas seminales

Las **vesículas seminales** consisten en estructuras glandulares lobulilladas que se originan en los divertículos del conducto deferente. Se encuentran inferolaterales a las ampollas de los conductos deferentes. Las vesículas seminales, que se extienden en sentido superior de la glándula prostática entre la vejiga y el recto, se unen al conducto deferente cerca de su extremo, formando los conductos eyaculatorios. Los conductos eyaculatorios pasan a través de la glándula prostática y se abren en la uretra prostática en el colículo seminal. El conducto deferente y los conductos eyaculatorios realizan contracciones peristálticas de sus capas musculares que empujan a los espermatozoides con el líquido seminal hacia la uretra. El **líquido seminal** secretado por las vesículas seminales contribuye a la calidad del semen y es rico en fructosa, colina y otras proteínas que proporcionan nutrientes a los espermatozoides. Los conductos de las vesículas seminales se unen con el conducto deferente, formando los conductos eyaculatorios.

Próstata

La **próstata** está situada inmediatamente inferior a la vejiga, posterior a la sínfisis del pubis y anterior al recto. Tiene una base en el cuello de la vejiga donde la uretra sale de la vejiga y entra a la próstata y a un vértice que reposa en el piso pélvico.

La próstata está anatómicamente dividida en cinco lóbulos: los lóbulos anterior, medio, posterior y lateral derecho e izquierdo. El tejido glandular es el componente principal de la próstata, junto con músculo liso y tejido fibroso. La próstata también contribuye con el semen y secreta el **antígeno prostático específico,** prostaglandinas y otras proteínas. Las secreciones de la próstata añaden alcalinidad al eyaculado y producen el olor distintivo del semen. Los conductos prostáticos reciben semen de los conductos eyaculatorios, que se vacían en un surco llamado seno prostático, situado entre la cresta uretral y la uretra prostática.

Cresta uretral

La cresta uretral se ubica en la cara posterior de la uretra prostática, con varias aberturas bilaterales para recibir líquido seminal de los conductos prostáticos. El colículo seminal, también conocido como el verumontanum, es un agrandamiento de la cresta uretral que sirve como abertura para los conductos eyaculatorios y el utrículo prostático.

Erección y eyaculación

La **erección** es un proceso que está influenciado por el sistema nervioso parasimpático y la contracción muscular. Las fibras parasimpáticas de los nervios esplácnicos de la pelvis causan dilatación arterial del tejido eréctil, que conduce a aumento de tamaño de los cuerpos cavernosos y el cuerpo esponjoso. La contracción de los músculos bulboesponjoso e isquiocavernoso permite que se mantenga la erección. Una nemotecnia útil que permite recordar esta relación es *apunta* (erección) para los parasimpáticos y *dispara* (eyaculación) para los simpáticos.

La estimulación de las fibras simpáticas causa contracción de los músculos lisos del tracto eyaculatorio, lo que resulta en la expulsión del semen. La **eyaculación** se inicia con la estimulación del glande del pene, que induce contracciones de los músculos bulboesponjosos que comprimen la uretra para expulsar el eyaculado. La estimulación simpática evita la mezcla de semen y orina al contraer el esfínter de la vejiga.

Técnica

Proyecciones transabdominales (suprapúbicas) del abdomen/pelvis

PELVIS MASCULINA SUPRAPÚBICA
Longitudinal (sagital/parasagital)
FIG. 11-1

Esta exploración se realiza mejor cuando la vejiga urinaria del paciente está llena. Si la vejiga urinaria no está al menos parcialmente llena, las sombras del gas intestinal pueden interferir de forma sustancial con la exploración ecográfica en esta área. Una vejiga llena desplaza las asas de intestino en sentido superior y proporciona una excelente ventana acústica para la exploración ecográfica de estructuras pélvicas detrás de la vejiga.

Con el paciente en posición supina y adecuadamente cubierto, la parte posterior de un transductor de matriz curva (lado sin marcador) debe colocarse justo sobre (o justo por arriba) de la sínfisis del pubis, con el lado del marcador dirigido hacia la cabeza. Se ajusta la posición del transductor y se inclina hasta que los puntos de referencia y estructuras de la pelvis puedan identificarse. La orina, al igual que todos los líquidos, se observa anecoica y la pared vesical es hiperecoica. En las proyecciones longitudinales, las vejigas llenas son casi triangulares en su forma con el vértice apuntando en sentido superior. Posterior a la vejiga se identifica el aspecto de panal de abejas de las vesículas seminales y la próstata. Se rastrea con cuidado a través de la próstata de derecha a izquierda y de regreso, tratando de identificar la abertura uretral hacia la próstata en el cuello de la vejiga.

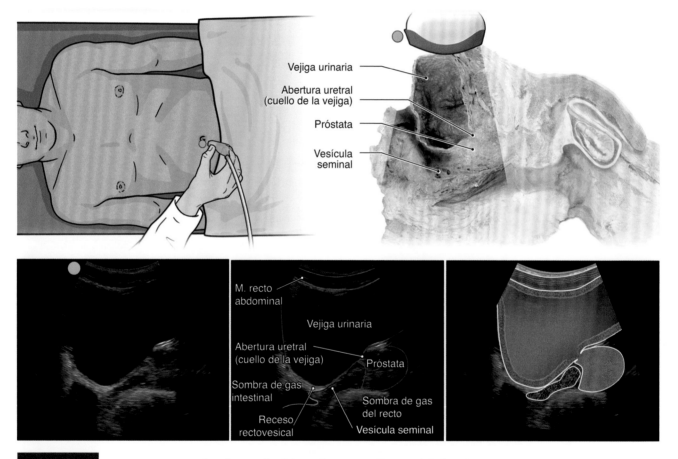

Figura 11-1   Proyección suprapúbica longitudinal (sagital/parasagital) normal de la pelvis masculina.

Después de completar la exploración suprapúbica de la pelvis en el plano longitudinal, se gira el transductor 90 grados en sentido contrario a las manecillas del reloj, de modo que el lado del marcador se dirija a la derecha y se coloque la cara del transductor justo superior a la sínfisis del pubis. Se ajusta la posición del transductor y se inclina hasta que los puntos de referencia y estructuras de la pelvis puedan identificarse. En las proyecciones transversales, la vejiga llena es casi rectangular en cuanto a su forma. Se rastrea con cuidado en sentido superior e inferior, se identifica la vejiga y el aspecto hipoecoico de "corbata de moño" de las vesículas seminales posterior a la vejiga.

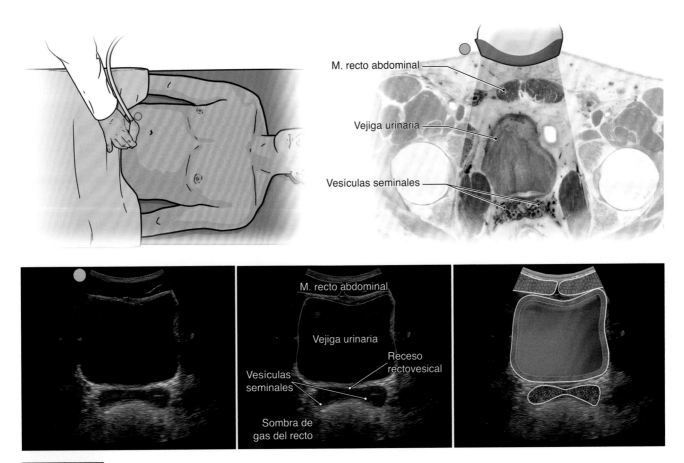

M. recto abdominal

Vejiga urinaria

Vesículas seminales

M. recto abdominal

Vejiga urinaria

Receso
rectovesical

Vesículas
seminales

Sombra de
gas del recto

Figura 11-2   Proyección suprapúbica transversal normal de la pelvis masculina.

APLICACIONES CLÍNICAS

Exploración con evaluación enfocada con ecografía para traumatismos (FAST) para la detección de sangrado intraperitoneal

En el paciente en posición supina, el líquido intraperitoneal libre o grandes cantidades de sangre de las vísceras abdominales suelen acumularse en los siguientes sitios: receso hepatorrenal (bolsa de Morrison), receso esplenorrenal y en la pelvis en el receso rectouterino en mujeres y la bolsa rectovesical en hombres. En el capítulo 12 se describe la exploración con FAST que se realiza para identificar estos espacios, con ejemplos de acumulación de líquido.

Rotura de la vejiga urinaria

Las fracturas de la pelvis o las lesiones en la porción inferior de la pared abdominal anterior pueden romper una vejiga urinaria distendida. La orina puede escapar por vía extraperitoneal o intraperitoneal. En casos en que la rotura tiene lugar en la porción superior de la vejiga urinaria, esto causa extravasación de orina hacia la cavidad peritoneal. La rotura posterior de la vejiga urinaria provoca extravasación de orina por vía extraperitoneal hacia el perineo.

Engrosamiento vesical

El engrosamiento vesical es relativo al grado de distensión vesical urinaria. Varía de > 3 mm cuando se distiende a > 5 mm cuando no está distendida. Si la vejiga está bien distendida, entonces el engrosamiento difuso de la pared vesical se debe a obstrucción de la vejiga urinaria, vejiga neurógena e infecciones (cistitis). El engrosamiento focal de la vejiga urinaria suele deberse a neoplasias como el carcinoma de células transicionales.

Colocación suprapúbica de catéter

La colocación suprapúbica de catéter se refiere al procedimiento en que se inserta una sonda de drenaje en la vejiga urinaria bajo guía ecográfica. Esto se debe a que la colocación de un catéter uretral está contraindicada o no tiene éxito. Las indicaciones típicas para las colocaciones de catéteres suprapúbicos incluyen la retención urinaria, hiperplasia prostática benigna grave, obesidad patológica, estenosis uretrales y traumatismos, entre otros.

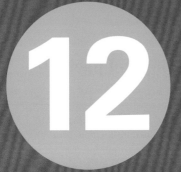

Evaluación enfocada con ecografía para traumatismos (FAST)

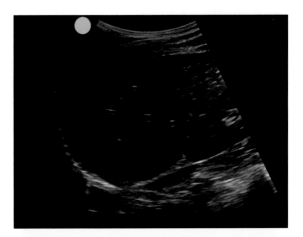

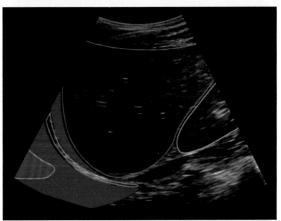

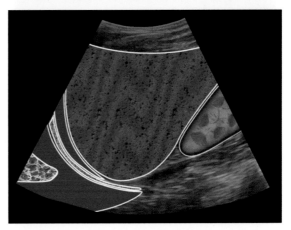

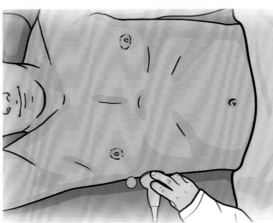

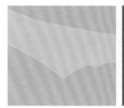

12 FAST

Panorama general de la evaluación enfocada con ecografía para traumatismos (FAST)

La **evaluación enfocada con ecografía para traumatismos (FAST)** se usa en caso de traumatismos toracoabdominales contusos o penetrantes, a fin de detectar la presencia de líquido libre (que se asume es sangre en pacientes con traumatismos, hasta que se demuestre lo contrario) en el espacio pericárdico, los espacios pleurales, los cuadrantes superiores derecho e izquierdo del abdomen y la pelvis. En la exploración con FAST extendida (FASTe), los campos pulmonares se exploran de forma adicional en busca de la presencia de neumotórax. La exploración con FAST (o la FASTe) no es invasiva y se realiza con el paciente en cama en la sala de urgencias. Los enfermos pueden vigilarse de forma continua y tratarse en la sala de urgencias cuando no se requiere transportarlos, y las exploraciones negativas o equívocas pueden repetirse a medida que cambia su estado hemodinámico. Aunque en ocasiones durante la exploración pueden observarse lesiones orgánicas, como laceraciones hepáticas o esplénicas, la FAST no está diseñada para este fin y no es un método sensible para detectar lesiones orgánicas/de tejidos blandos. La exploración con FAST es precisa y sensible para un fin, es decir, detectar líquido libre en los sitios anatómicos previamente mencionados.

Colocación del paciente

En la sala de urgencias, los pacientes que se presentan con un traumatismo toracoabdominal suelen colocarse en posición supina para observación, vigilancia y tratamiento. La **posición de Trendelenburg** (inclinando la cama 15 a 30 grados de modo que la cabeza esté más abajo que los pies) aumenta la acumulación de líquido intraperitoneal en los cuadrantes superiores, lo que incrementa la sensibilidad de la exploración con FAST en estos sitios. La posición de Trendelenburg inversa (inclinar la cama de modo que los pies estén más abajo que la cabeza) aumenta la acumulación de líquido en las partes inferiores de los espacios pleurales (**recesos costodiafragmáticos**) y en la pelvis, aumentando la sensibilidad de la exploración en estos sitios.

Selección del transductor

Para la exploración con FAST debe elegirse ya sea un transductor de matriz de fase microconvexo (cardiaco) o uno de matriz curva (abdominal).

Revisión de la anatomía

La anatomía y las técnicas de rastreo para la exploración con FAST son iguales que la anatomía y las técnicas usadas para el rastreo ecográfico del corazón (proyecciones subxifoidea de cuatro cámaras o del eje largo paraesternal), los cuadrantes superiores derecho e izquierdo del abdomen y las proyecciones suprapúbicas de la pelvis. El conocimiento y las habilidades adicionales requeridos para la exploración con FAST son la capacidad de reconocer el aspecto del líquido libre (anecoico) y la comprensión de los sitios en que se acumula el líquido libre en relación con las estructuras principales en cada una de estas ubicaciones.

Cuadrante superior derecho

Técnica

CUADRANTE SUPERIOR DERECHO
Longitudinal (intercostal oblicua)
FIG. 12-1

Si el paciente puede cooperar, debe colocarse su palma de la mano derecha detrás de la cabeza, con el brazo en abducción, ayudando a abrir los espacios intercostales a la derecha. El transductor debe colocarse a lo largo de la línea medioaxilar cerca del nivel horizontal de la unión xifoesternal con el marcador del transductor dirigido en sentido superior. La cara del transductor debe girarse hasta que esté paralela a los espacios intercostales (orientación intercostal oblicua), lo que minimiza la sombra de las costillas sobre las estructuras de interés y que lleva el transductor en una alineación más cercana con la orientación típica del riñón derecho. Se identifica la apariencia moteada del hígado y la línea hiperecoica que representa el diafragma sobre la superficie curveada superior del hígado. La cara del transductor debe inclinarse en sentido posterior hasta que puedan

observarse la interfaz entre la superficie visceral del hígado y el riñón derecho. El espacio potencial en el receso hepatorrenal suele denominarse **receso o fondo de saco de Morrison**. Este es el sitio más dependiente en el espacio peritoneal por arriba del mesocolon transverso y por tanto es un sitio frecuente para que se acumule el líquido libre en la parte superior del abdomen. El receso hepatorrenal debe rastrearse con cuidado y por completo para cualquier acumulación de líquido anecoico.

CUADRANTE SUPERIOR DERECHO
Longitudinal (intercostal oblicua)
FIG. 12-2

A continuación se desliza el transductor en sentido superior (uno o dos espacios intercostales) hasta que la superficie superior del hígado, el diafragma y la parte inferior del hemitórax derecho puedan verse en la imagen. En presencia de un pulmón con aireación normal,

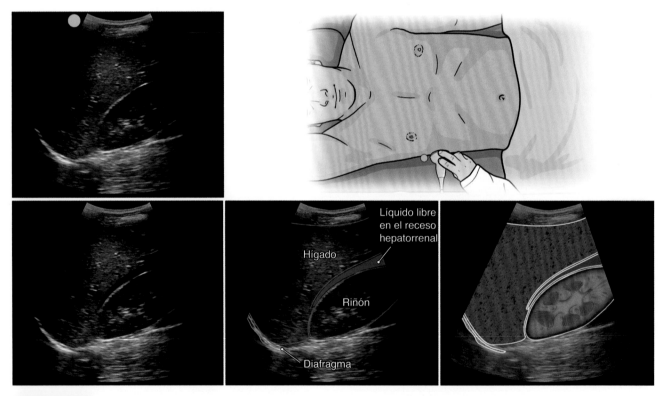

Figura 12-1   Paneles superiores: proyección ecográfica normal del cuadrante superior derecho que incluye la mayor parte de la interfaz hepatorrenal. Paneles inferiores: representación artística de la misma proyección con acumulación de líquido libre en el espacio potencial en el receso hepatorrenal (fondo de saco de Morrison).

el diafragma hiperecoico crea un **artefacto** de imagen en espejo (una estructura habitualmente ausente pero visible en una imagen) sobre los campos pulmonares, de modo que el aspecto moteado del hígado se muestra en espejo sobre el hemitórax derecho/espacio pleural. La presencia de líquido libre en el espacio pleural (hemotórax o derrame pleural) elimina el artefacto de imagen en espejo y el espacio por arriba del diafragma se observa anecoico, a menudo con un pulmón atelectásico que flota dentro y fuera de la imagen con los esfuerzos respiratorios. Además, se busca cuidadosamente cualquier acumulación de líquido libre en el espacio subfrénico derecho, el espacio potencial entre el diafragma y la superficie superior del hígado.

CUADRANTE SUPERIOR DERECHO
Longitudinal (intercostal oblicua)
FIG. 12-3

A continuación, se desliza el transductor en sentido inferior hasta que el borde inferior del hígado (punta del hígado) y el polo inferior del riñón derecho puedan observarse en la imagen. Puede acumularse líquido libre alrededor del borde inferior del hígado antes de hacerse visible en el espacio potencial en el receso hepatorrenal (fondo de saco de Morrison).

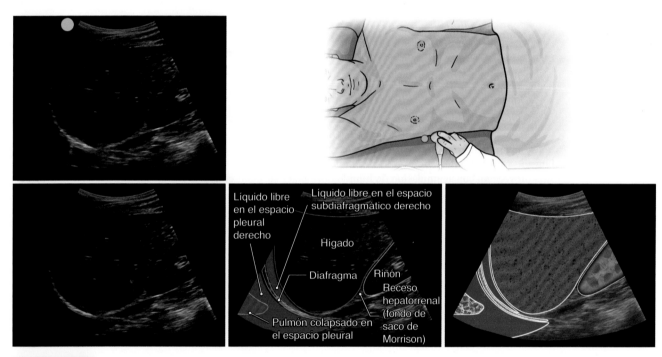

Figura 12-2 Paneles superiores: proyección ecográfica normal del cuadrante superior derecho, incluyendo hemitórax derecho, diafragma, hígado y parte superior del receso hepatorrenal. Paneles inferiores: representación artística que presenta la misma proyección con acumulaciones de líquido libre en los espacios pleural derecho y subdiafragmático derecho.

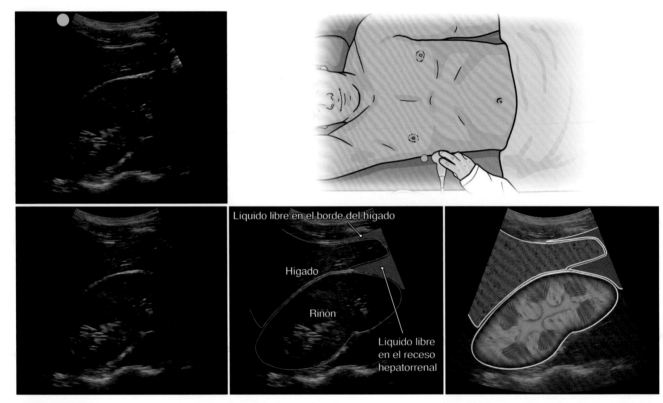

Figura 12-3 Paneles superiores: proyección ecográfica normal del cuadrante superior derecho, incluyendo el borde inferior del hígado y la parte inferior de la interfaz hepatorrenal. Paneles inferiores: representación artística de la misma proyección con acumulación de líquido libre en el borde inferior del hígado continuando hacia la parte inferior del receso hepatorrenal.

Cuadrante superior izquierdo

Técnica

Si el paciente puede cooperar, debe colocar su palma de la mano izquierda detrás de la cabeza, con el brazo en abducción y ayudando a abrir los espacios intercostales a la izquierda. El transductor debe colocarse a lo largo de la línea axilar posterior, uno o dos espacios intercostales por arriba del nivel de la unión xifoesternal, con el marcador del transductor dirigido en sentido superior. Obsérvese que la posición del transductor en el cuadrante superior izquierdo es tanto más posterior y más superior que en el caso de las proyecciones del cuadrante superior derecho. La cara del transductor debe girarse hasta que esté paralela a los espacios intercostales (la orientación intercostal oblicua), que minimiza las sombras de las costillas sobre el bazo y el riñón izquierdo. Se identifica el aspecto moteado del bazo y la línea hiperecoica del diafragma curveándose sobre la superficie superior del bazo. Se balancea la cara del transductor ligeramente en sentido anterior hasta que la interfaz entre el bazo y el riñón izquierdo puedan identificarse. En el cuadrante superior izquierdo, el líquido libre se acumula más a menudo en el espacio subfrénico izquierdo entre el diafragma y la superficie superior del bazo y en menor grado en el espacio potencial en el receso esplenorrenal. Se rastrea con cuidado el espacio subfrénico izquierdo y el receso esplenorrenal en busca de cualquier acumulación de líquido libre.

A continuación, se desliza el transductor en sentido superior (uno o dos espacios intercostales) hasta que puedan verse en la imagen el bazo, el diafragma y la parte inferior del hemitórax izquierdo. En presencia de un pulmón

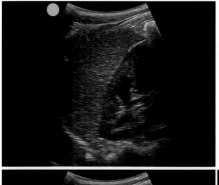
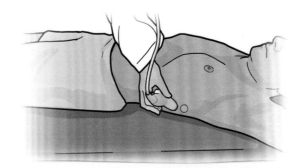
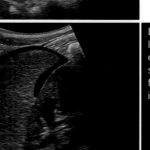
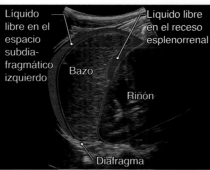
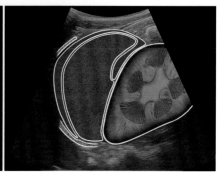

Líquido libre en el espacio subdiafragmático izquierdo

Líquido libre en el receso esplenorrenal

Bazo

Riñón

Diafragma

Figura 12-4 Paneles superiores: proyección ecográfica normal del cuadrante superior izquierdo incluyendo el diafragma, bazo y riñón izquierdo. Paneles inferiores: representación artística de la misma proyección con acumulación de líquido libre en el espacio subdiafragmático izquierdo y el receso esplenorrenal.

normalmente aireado, el diafragma hiperecoico crea un artefacto de imagen en espejo sobre los campos pulmonares, de modo que el aspecto moteado del bazo se ve reflejado como espejo sobre el espacio pleural/hemitórax izquierdo. La presencia de líquido libre en el espacio pleural (hemotórax o **derrame pleural**) cancela el

artefacto de imagen en espejo y el espacio por arriba del diafragma se ve anecoico, a menudo con un pulmón atelectásico que entra y sale de la imagen con los esfuerzos de la respiración. En esta posición se vuelve a buscar cualquier acumulación de líquido libre entre el diafragma y el bazo (espacio subfrénico izquierdo).

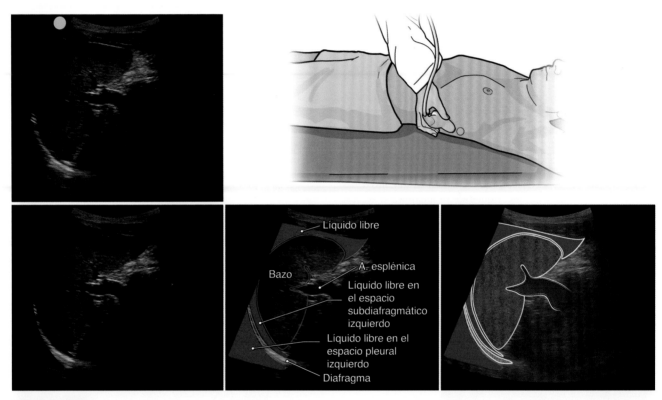

Figura 12-5 Paneles superiores: proyección normal del cuadrante superior izquierdo, incluyendo hemitórax izquierdo, diafragma y bazo. Paneles inferiores: representación artística de la misma proyección con acumulaciones de líquido libre en los espacios subdiafragmático y pleural izquierdos.

Proyecciones suprapúbicas del abdomen/pelvis

Técnica

SUPRAPÚBICA DE LA PELVIS FEMENINA
Longitudinal (sagital/parasagital)
FIG. 12-6

En la entrada pélvica, la extensión inferior del peritoneo abdominal envuelve las vísceras pélvicas. En mujeres, el peritoneo cubre el fondo y el cuerpo del útero y se extiende en sentido lateral sobre las tubas uterinas a las paredes pélvicas formando los ligamentos anchos. El peritoneo se extiende en sentido anterior a partir del útero y reflejándose en la vejiga urinaria forma un espacio relativamente poco profundo, el receso vesicouterino, entre la cara anterior/posterior del útero y la vejiga urinaria. El peritoneo que cubre la cara posterior/superior del útero y el cuello uterino desciende justo por arriba del fondo de saco posterior de la vagina y después se refleja hacia la superficie anterior del recto, formando un espacio potencial profundo, el receso rectouterino. El receso rectouterino suele denominarse en clínica como **fondo de saco de Douglas**.

El receso rectouterino es la parte más dependiente del espacio peritoneal en posición supina y por tanto la exploración ecográfica en estos sitios es sensible a cantidades relativamente pequeñas de líquido libre intraperitoneal. Debe considerarse que si la vejiga

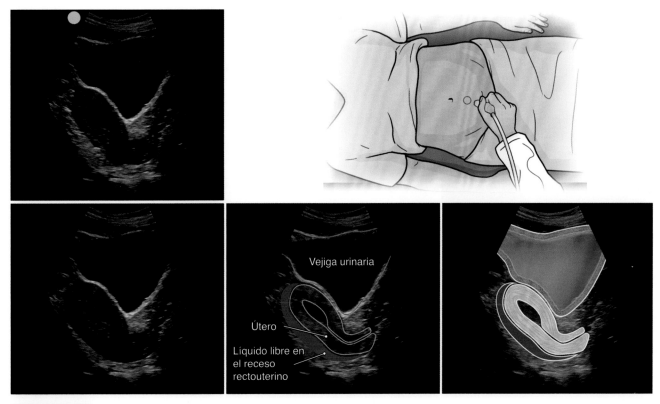

Vejiga urinaria

Útero

Líquido libre en el receso rectouterino

Figura 12-6 Paneles superiores: proyección suprapúbica longitudinal normal (sagital/parasagital) de la pelvis femenina. Panel inferior: representación artística de la misma proyección con líquido libre intraperitoneal acumulado en el receso rectouterino (fondo del saco de Douglas) y sobre el fondo del útero hacia el receso vesicouterino.

urinaria no está al menos parcialmente llena, las sombras del gas intestinal pueden interferir de forma sustancial con la exploración ecográfica en esta área. Una vejiga urinaria llena desplaza las asas intestinales en sentido superior y proporciona una excelente ventana acústica para la exploración ecográfica de las estructuras pélvicas detrás de la vejiga urinaria. Por lo antes expuesto, antes de colocar una sonda de Foley debe realizarse al menos una exploración FAST junto con la valoración inicial de los pacientes que se presentan con traumatismo toracoabdominal.

La parte posterior del transductor (lado que no tiene el marcador) debe colocarse justo sobre (o justo por arriba) de la sínfisis del pubis, con el lado del marcador dirigido hacia la cabeza. Se ajusta la posición del transductor y se inclina hasta que los puntos de referencia y estructuras pélvicas puedan identificarse. La orina, como todos los líquidos, se observa anecoica y la pared de la vejiga urinaria se aprecia hiperecoica. En las proyecciones longitudinales, la vejiga urinaria llena tiene una forma casi triangular, con el vértice apuntando en sentido superior.

Posterior a la vejiga urinaria, se identifican el fondo y el cuerpo del útero, la línea endometrial hiperecoica y el cuello uterino. Se rastrea con cuidado a la izquierda y la derecha de la línea media

en busca de cualquier acumulación de líquido libre en los recesos rectouterino y vesicouterino.

SUPRAPÚBICA DE LA PELVIS MASCULINA
Longitudinal (sagital/ parasagital)
FIG. 12-7

En la entrada pélvica, la extensión inferior del peritoneo abdominal se envuelve sobre las vísceras pélvicas. En los hombres, el peritoneo que se envuelve sobre la vejiga urinaria se refleja en la superficie anterior del recto, formando el receso rectovesical. Los polos superiores de las vesículas seminales están justo por debajo de la extensión inferior del fondo de saco rectovesical.

La parte posterior del transductor (lado que no tiene el marcador) debe colocarse justo sobre (o justo por arriba) de la sínfisis del pubis, con el lado del marcador dirigido hacia la cabeza. Se ajusta la posición del transductor y se inclina hasta que los puntos de referencia y estructuras pélvicas puedan ubicarse. Se identifican la vejiga urinaria, las vesículas seminales y la glándula prostática. Se rastrea cuidadosamente a lo largo de la cara superior/posterior de la vejiga urinaria en busca de cualquier acumulación de líquido libre en el receso rectovesical.

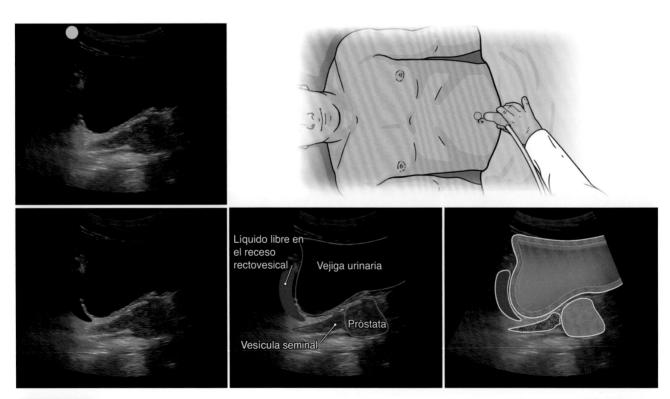

Figura 12-7 Paneles superiores: proyección suprapúbica longitudinal (sagital/parasagital) normal de la pelvis masculina. Panel inferior: representación artística de la misma proyección con líquido libre intraperitoneal que se acumula en el receso rectovesical.

SUPRAPÚBICA DE LA PELVIS FEMENINA
Transversal
FIG. 12-8

Después de completar la exploración suprapúbica de la pelvis en el plano longitudinal, se gira el transductor 90 grados en sentido contrario a las manecillas del reloj, de modo que el lado del marcador se dirija a la derecha, y se coloca la cara del transductor justo superior a la sínfisis del pubis. Se ajusta la posición del transductor y se inclina hasta que puedan identificarse los puntos de referencia y estructuras de la pelvis. En las proyecciones transversales, la vejiga urinaria llena tiene una forma casi rectangular.

Se identifican la vejiga urinaria, el útero y la línea endometrial. Se rastrea con cuidado en sentido superior e inferior a lo largo del útero, buscando cualquier acumulación de líquido libre en los fondos de saco rectouterino o vesicouterino.

SUPRAPÚBICA DE LA PELVIS MASCULINA
Transversal
FIG. 12-9

Después de completar la exploración suprapúbica de la pelvis en el plano longitudinal, se gira el transductor 90 grados en sentido contrario a las manecillas del reloj, de modo que el lado del marcador se dirija a la derecha, y se coloca la cara del transductor justo superior a la sínfisis del pubis. Se ajusta la posición del transductor y se inclina hasta que puedan identificarse los puntos de referencia y estructuras de la pelvis. En las proyecciones transversales, la vejiga urinaria llena tiene una forma casi rectangular.

Se ubican la vejiga urinaria y las vesículas seminales. Se rastrea con cuidado a lo largo de la cara superior/posterior de la vejiga urinaria justo superior a las vesículas seminales para identificar cualquier acumulación de líquido libre en el fondo de saco rectovesical.

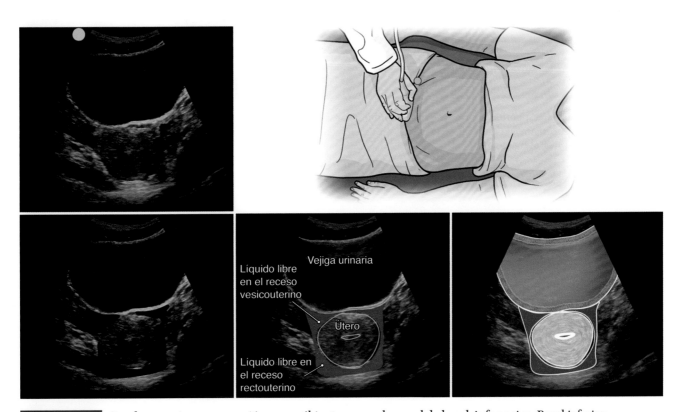

Figura 12-8 Paneles superiores: proyección suprapúbica transversal normal de la pelvis femenina. Panel inferior: representación artística de la misma proyección con líquido libre intraperitoneal que se acumula en el receso rectouterino (fondo de saco de Douglas) y el receso vesicouterino.

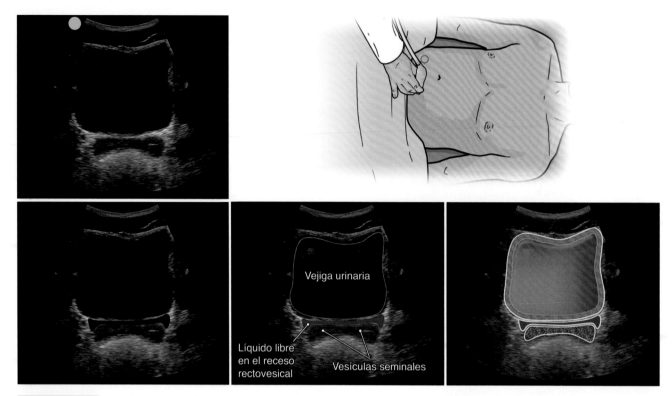

Figura 12-9 Paneles superiores: proyección suprapúbica transversal normal de la pelvis masculina. Panel inferior: representación artística de la misma proyección con líquido libre intraperitoneal que se acumula en el receso rectovesical.

Labels within figure: Vejiga urinaria; Líquido libre en el receso rectovesical; Vesículas seminales

Corazón y espacio pericárdico

PROYECCIÓN SUBXIFOIDEA DE CUATRO CÁMARAS FIG. 12-10

La **proyección subxifoidea de cuatro cámaras** usa el hígado como ventana ecográfica para observar el corazón y el pericardio. Si el paciente puede cooperar, se le pide que flexione las rodillas a 90 grados, coloque las plantas de los pies sobre la cama y relaje la musculatura abdominal. Para obtener esta proyección, se coloca la cara del transductor justo a la derecha de la línea media, 2 a 4 cm por debajo del proceso xifoides, dependiendo del ancho del arco subcostal. El transductor debe estar lo bastante lejos por debajo del proceso xifoides, de modo que la cara del transductor no presione contra las costillas/cartílagos costales. A continuación, se ejerce presión directamente en sentido posterior y después con un movimiento arqueado se aplana el transductor contra la pared abdominal, dirigiendo el haz ecográfico hacia arriba y ligeramente hacia el hombro izquierdo. Se ajusta la posición del transductor y se inclina hasta que puedan identificarse el hígado, las cámaras cardiacas y el **pericardio**. De ser necesario, se aumenta el ajuste de profundidad hasta que el pericardio posterior adyacente a la pared libre del ventrículo izquierdo pueda verse con claridad en el campo lejano. De ser posible, se pide al paciente que respire profundamente, lo que lleva el corazón más cerca del transductor y mejora la calidad de la imagen. Se rastrea con cuidado a lo largo del corazón y el pericardio, buscando cualquier líquido libre o sangre que se acumule entre el miocardio de apariencia moteada y el pericardio hiperecoico.

Nota: cuando se usa un **transductor de matriz de fase microconvexo (cardiaco),** muchas unidades de ecografía automáticamente colocan el punto del marcador de la pantalla a la derecha de la imagen más que a la izquierda de la misma, como en todas las demás aplicaciones. Si el punto marcador de la pantalla está a la izquierda de la imagen como suele ser (como debe ser cuando se usa un transductor de matriz curva o abdominal), entonces el lado del marcador del transductor debe dirigirse hacia la axila derecha del paciente para obtener una imagen como se muestra en la figura 12-10. Si el punto del marcador está a la derecha de la imagen en la pantalla, entonces el lado del marcador del transductor debe dirigirse hacia el flanco izquierdo del paciente para obtener la misma orientación de la imagen que en la pantalla.

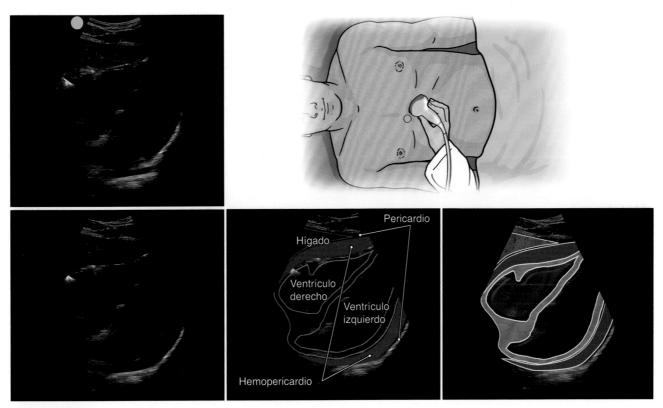

Figura 12-10 Paneles superiores: proyección subxifoidea de cuatro cámaras normal del corazón y el pericardio. Paneles inferiores: representación artística de la misma proyección con líquido libre en el espacio pericárdico.

PROYECCIÓN DEL EJE LARGO PARAESTERNAL
FIG. 12-11

Para obtener la proyección del eje largo paraesternal se coloca la cara del transductor justo a la izquierda del esternón en el tercero, cuarto o quinto espacios intercostales, aproximadamente a lo largo de la línea que conecta el hombro derecho y el pezón izquierdo. Esto orienta el transductor/haz ecográfico a lo largo del eje largo del ventrículo izquierdo. Se ajusta la posición del transductor un espacio intercostal hacia arriba o hacia abajo a la vez según se requiera, hasta que se observe mejor una imagen del corazón, como se muestra en la figura 12-11. En el campo lejano debe identificarse la pared libre posterior del ventrículo izquierdo y el pericardio posterior adyacente. Deben identificarse la aurícula izquierda, la válvula mitral, la vía de entrada del ventrículo izquierdo, la vía de salida del ventrículo izquierdo, la válvula aórtica y la aorta ascendente. El tabique interventricular y el flujo de salida del ventrículo derecho deben observarse en el campo cercano. La aorta torácica descendente a menudo puede verse justo posterior a la aurícula izquierda, cerca de la posición del anillo de la válvula mitral. El vértice del ventrículo izquierdo debe estar a la izquierda, más allá del borde de la imagen de la pantalla. Con cuidado se rastrea a lo largo del corazón y el pericardio en busca de cualquier líquido libre que se hubiera acumulado entre el miocardio de aspecto moteado del ventrículo izquierdo y el pericardio hiperecoico, y se continúa alrededor del vértice del ventrículo izquierdo y entre la pared libre del ventrículo derecho y el pericardio anterior.

Nota: cuando se usa un transductor de matriz de fase microconvexo (cardiaco), muchas unidades de ecografía automáticamente colocan el punto del marcador de la pantalla a la derecha de la imagen más que a la izquierda de la misma, como en todas las demás aplicaciones. Si el punto marcador de la pantalla está a la izquierda de la imagen como suele ser (como debe ser cuando se usa un transductor de matriz curva o abdominal), entonces el lado del marcador del transductor debe dirigirse hacia el flanco izquierdo del paciente para obtener una imagen como se muestra en la figura 12-11. Si el punto del marcador está a la derecha de la imagen en la pantalla, entonces el lado del marcador del transductor debe dirigirse hacia el hombro derecho del paciente para obtener la misma orientación de la imagen que en la pantalla.

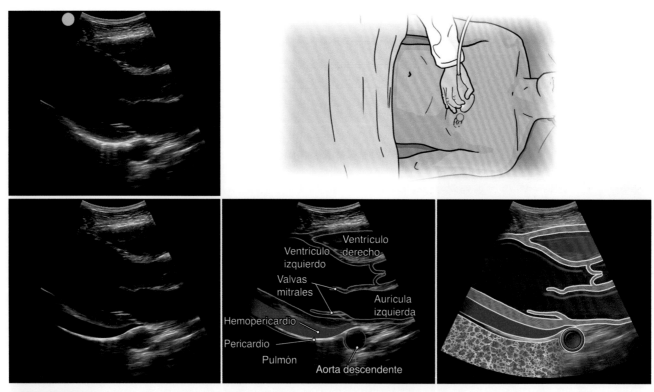

Figura 12-11 Paneles superiores: proyección normal del eje paraesternal largo del corazón y el pericardio. Paneles inferiores: representación artística de la misma proyección con líquido libre en el espacio pericárdico.

Preguntas de opción múltiple

3 Espalda

1. Una mujer de 50 años de edad llega a la sala de urgencias con un antecedente de 5 días de fiebre elevada y cefaleas. Es positiva al VIH y se sospecha meningitis micótica. Se somete a una punción lumbar guiada con ecografía. ¿Cuál de las siguientes estructuras o espacios se penetrarán/atravesarán justo antes de que la aguja entre a la cisterna lumbar?

  a) Aracnoides
  b) Duramadre
  c) Espacio epidural
  d) Ligamento amarillo
  e) Ligamento longitudinal posterior

2. Una mujer de 29 años de edad está sometiéndose a una colocación guiada con ecografía de un catéter para anestesia epidural durante el parto. ¿Cuál de las siguientes estructuras se penetrará justo antes de que el catéter entre al espacio epidural?

  a) Ligamento longitudinal anterior
  b) Ligamento interespinoso
  c) Ligamento amarillo
  d) Músculo multífido
  e) Fascia toracolumbar

4 Extremidad superior

1. Un jugador de cricket de 27 años de edad se está sometiendo a bloqueo del plexo braquial interescaleno guiado con ecografía, previo a la reparación quirúrgica del ligamento colateral radial del codo. ¿En cuál de las siguientes estructuras es pro-bable que el paciente requiera de anestesia regional adicional si es necesario expandir el campo quirúrgico?

  a) Ligamento anular
  b) Epicóndilo lateral del húmero
  c) Origen del músculo braquiorradial
  d) Músculo supinador
  e) Ligamento colateral ulnar

2. Después de un choque en un vehículo automotor que le produjo una fractura conminuta de la clavícula derecha, un hombre de 25 años de edad ha desarrollado debilidad/parálisis extensa en la extremidad superior derecha. En la exploración física se encuentra debilidad tanto de la abducción como de la aducción del brazo, extensión del codo y extensión de la muñeca y los dedos. Hay una disminución de la sensación sobre el hombro, cara posterior y lateral del brazo, cara posterior del antebrazo y dorso de la mano en sentido lateral. Una exploración ecográfica de la axila probablemente mostrará más cambios postraumáticos, ¿en cuál de los siguientes componentes?

  a) Parte superior del tronco
  b) Parte inferior del tronco
  c) Parte lateral de la médula espinal
  d) Parte posterior de la médula espinal
  e) Parte medial de la médula espinal

3. Una jugadora de tenis universitaria de 20 años de edad se presenta para atención médica debido al antecedente de un dolor progresivo en el hombro durante 6 meses, en especial durante los saques. La exploración física muestra que la flexión del hombro a 90 grados acompañada de rotación interna le produce un dolor intenso debajo del proceso acromion. Una exploración ecográfica del hombro mostrará más, probablemente una lesión, ¿de cuál de los siguientes tendones?

a) Bíceps del brazo, cabeza mayor
b) Infraespinoso
c) Subescapular
d) Supraespinoso
e) Redondo menor

4. Una mujer de 60 años de edad se presenta al médico debido a un profundo dolor persistente en la parte anterior del hombro durante las últimas semanas. A la exploración física se detecta hipersensibilidad a la palpación sobre la parte anterior del hombro, y el dolor puede reproducirse mediante supinación del antebrazo contra resistencia y mediante la flexión del hombro contra resistencia con el antebrazo en extensión y supinación. Una exploración ecográfica del hombro más probablemente muestre cambios inflamatorios, ¿en cuál de los siguientes tendones?

a) Bíceps del brazo, cabeza mayor
b) Infraespinoso
c) Subescapular
d) Supraespinoso
e) Redondo menor

5. Una mujer de 78 años de edad con nefropatía en etapa terminal y una fístula arteriovenosa de vena basílica/arteria braquial izquierda es ingresada al hospital debido a antecedentes de 2 meses de dolor en la extremidad superior. La exploración física muestra adormecimiento y cosquilleo en la palma de la mano y la cara palmar del pulgar y el índice, así como los dedos medios de la mano izquierda. Una exploración ecográfica muestra un aneurisma de la arteria braquial en el tercio distal del brazo. ¿Cuál de los siguientes músculos es más probable que presente debilidad?

a) Aductor del pulgar
b) Braquial
c) Extensor ulnar del carpo
d) Flexor ulnar del carpo
e) Pronador redondo

6. Una mujer de 82 años de edad ingresa a la sala de urgencias debido a un dolor intenso en la extremidad superior derecha después de caer hacia adelante sobre sus manos y rodillas al levantarse de una silla. Una radiografía del brazo muestra una fractura oblicua a la mitad de la diáfisis en el húmero derecho. Inmediatamente después de una reducción cerrada de la fractura, presentó adormecimiento y cosquilleo de la extremidad. Una exploración ecográfica probablemente mostrará una lesión, ¿de cuál de los siguientes nervios?

a) Nervio radial profundo
b) Nervio cutáneo posterior del antebrazo
c) Nervio interóseo posterior
d) Nervio radial
e) Nervio radial superficial

7. Después de una pelea en un bar, un hombre de 26 años de edad ingresa a la sala de urgencias con heridas lacerantes defensivas a lo largo de la superficie anterior del antebrazo izquierdo y la superficie medial del codo y el brazo. Una exploración ecográfica muestra un hematoma unos cuantos centímetros por debajo del codo, entre los músculos flexor superficial de los dedos y flexor profundo de los dedos. ¿Cuál de los siguientes nervios tiene más probabilidades de verse afectado por un hematoma en este lugar?

a) Nervio radial profundo
b) Nervio cutáneo medial del antebrazo
c) Nervio mediano
d) Nervio radial superficial
e) Nervio ulnar

8. Un hombre de 45 años de edad se presenta al médico debido a antecedentes de 5 semanas de adormecimiento y cosquilleo en los dedos anular y meñique de la mano derecha. Ahora está preocupado porque al parecer está perdiendo fuerza en la mano. A la exploración física se encuentra sensación alterada de la cara palmar de los dedos anular y meñique en la derecha, así como debilidad de la aducción de todos los dedos de su mano derecha. La fuerza de flexión en las articulaciones interfalángicas proximal y distal de todos los dedos es normal e igual bilateralmente. Una exploración ecográfica muestra una compresión del nervio ulnar. ¿En cuál de los siguientes sitios es más probable que esté ocurriendo la compresión?

a) Túnel cubital
b) Músculo supinador
c) Entre las cabezas del músculo pronador redondo
d) Canal de Guyon
e) Túnel del carpo

9. Una mujer de 23 años de edad se presenta al médico debido al antecedente de 1 mes con adormecimiento y cosquilleo sobre el lado lateral de la muñeca, pulgar y dorso de la mano. Un mes antes se había sometido a la colocación de un clavo fijador para una fractura complicada en la parte distal del radio. La exploración física no muestra una pérdida de la función motora en la muñeca o en la mano. Una exploración ecográfica muestra atrapamiento de un nervio. ¿Cuál de los siguientes nervios es más probable que esté atrapado?

a) Nervio interóseo anterior
b) Rama cutánea dorsal del nervio ulnar
c) Nervio cutáneo posterior del antebrazo
d) Nervio interóseo posterior
e) Nervio radial superficial

5 Extremidad inferior

1. Una mujer de 75 años de edad se presenta al médico debido a antecedentes de 6 meses con el pie derecho frío y pálido. La exploración física encuentra el pie frío, doloroso y cianótico. La exploración ecográfica Doppler muestra una oclusión trombótica de la arteria poplítea y un flujo mínimo en la arteria tibial posterior. La exploración física más probablemente muestra ausencia de pulso, ¿en cual de los siguientes sitios?

   a) Lateral al abductor del dedo gordo del pie
   b) Posteroinferior al cóndilo femoral medial
   c) A la mitad entre el maléolo lateral y el calcáneo
   d) A la mitad entre el maléolo medial y el calcáneo
   e) Entre las dos cabezas del gastrocnemio

2. Una mujer de 80 años de edad se presenta al médico debido a antecedentes de 6 meses con dificultad progresiva para caminar. Una exploración ecográfica Doppler muestra oclusión de la arteria femoral en la parte proximal del canal aductor y circulación colateral bien establecida. ¿Cuál de las siguientes arterias más probablemente sea responsable de la circulación colateral?

   a) Rama descendente de la circunfleja femoral
   b) Genicular descendente
   c) Circunfleja femoral medial
   d) Primera rama perforante de la femoral profunda
   e) Arteria obturadora

3. Un hombre de 85 años de edad acude al médico debido a un antecedente de 6 meses con dificultades progresivas para caminar. 25 años antes se le diagnosticó osteoartritis. La exploración física encuentra dolor y tirantez en la parte posterior hacia su rodilla derecha. Una exploración ecográfica muestra un gran quiste en la fosa poplítea que comprime el nervio adyacente que desciende a la fosa en sentido vertical. ¿Cuál de los siguientes movimientos tiene más probabilidades de estar afectado durante la exploración física?

   a) Dorsiflexión del pie
   b) Flexión del muslo
   c) Extensión de los dedos
   d) Extensión de la pierna
   e) Flexión plantar del pie

6 Tórax: pared torácica y pleura

1. Un hombre de 19 años de edad llega a la sala de urgencias 35 minutos después de haber estado involucrado en un accidente de vehículo automotor. A la exploración física se encuentra inflamación, hinchazón y deformación de la pared torácica causadas por el impacto contra el volante durante la colisión vehicular. Una radiografía de tórax muestra una fractura del esternón en la articulación manubrioesternal. ¿Cuál de las siguientes costillas estaría más probablemente involucrada en una lesión de este tipo?

   a) Primera
   b) Segunda
   c) Tercera
   d) Cuarta
   e) Quinta

2. Un hombre de 19 años de edad es llevado a la sala de urgencias 35 minutos después de haber estado involucrado en un accidente de vehículo automotor. La exploración física muestra una herida en el cuello justo por arriba de la clavícula derecha y la primera costilla. Una radiografía de tórax muestra el colapso del pulmón derecho y un neumotórax a tensión. ¿La lesión a cuál de las siguientes estructuras produjo el neumotórax?

   a) Pleura costal
   b) Pleura parietal mediastínica
   c) Pleura parietal diafragmática
   d) Cúpula
   e) Fascia endotorácica

3. Un hombre de 19 años de edad es llevado a la sala de urgencias 35 minutos después de haber estado involucrado en un accidente de vehículo automotor. La exploración física muestra una herida en el cuello justo por arriba de la mitad de la clavícula derecha y la primera costilla. Una radiografía torácica muestra el colapso del pulmón derecho y un neumotórax a tensión. Se inserta una sonda torácica y se administra anestesia local adecuada de la pared torácica antes de insertar la sonda. De las siguientes capas, ¿cuál es la más profunda que debe infiltrarse con anestésico local para lograr una anestesia adecuada?

   a) Pleura parietal
   b) Pleura visceral
   c) Fascia endotorácica
   d) Músculos intercostales
   e) Grasa subcutánea

4. Un hombre de 19 años de edad es llevado a la sala de urgencias 35 minutos después de haber estado involucrado en un accidente de vehículo automotor. La exploración física muestra una herida en el cuello justo por arriba de la mitad de la clavícula derecha y la primera costilla. Una radiografía torácica muestra colapso del pulmón derecho y un neumotórax a tensión. Se inserta una sonda torácica y se administra anestesia local adecuada antes de insertar la sonda torácica. ¿Entre cuál de las capas tendrá que colocarse la sonda torácica para aliviar el neumotórax?

a) Entre la pleura mediastínica y el pericardio fibroso
b) Entre las capas visceral y parietal del pericardio
c) Entre las capas serosa y fibrosa del pericardio
d) Entre la fascia endotorácica y la pleura parietal
e) Entre las capas parietal y visceral de la pleura

5. Una mujer de 55 años de edad es llevada a la sala de urgencias debido a un antecedente de 2 días con dolor intenso y localizado sobre la pared torácica cuando tose. Una radiografía de tórax muestra un derrame pleural. Se inserta una sonda torácica para drenar el derrame a través de un espacio intercostal. ¿En cuál de los siguientes lugares es más factible que se inserte la sonda torácica?

a) Entre los músculos intercostales interno y externo
b) Inferior al borde inferior de la costilla
c) Superior al borde superior de la costilla
d) En la mitad del espacio intercostal
e) Entre los músculos intercostales y la membrana intercostal posterior

7 Corazón

1. Un hombre de 72 años de edad ingresa a la sala de urgencias debido a signos y síntomas de insuficiencia cardiaca congestiva. Se realiza una ecocardiografía transesofágica y el transductor de ecografía se coloca a través de la boca y hasta su esófago para reposar directamente en sentido posterior al corazón. Colocando el transductor en esta posición, ¿cuál de las siguientes válvulas cardiacas se observará mejor?

a) Válvula de la vena cava inferior
b) Tricúspide
c) Pulmonar
d) Mitral
e) Aórtica

2. Un hombre de 65 años de edad es llevado a la sala de urgencias 30 minutos después de presentar un episodio de dolor torácico intenso. Describe el dolor como retroesternal, que irradia al lado izquierdo de su cuello y el hombro y desciende por la cara medial del brazo izquierdo. No hay antecedentes familiares de cardiopatía. Su temperatura es de 37 °C, el pulso es de 100/min, las respiraciones son de 22/min y la presión arterial de 130/80 mm Hg. La exploración física también muestra una ligera pulsación rítmica en la pared torácica en el quinto espacio intercostal izquierdo que se nota en la línea medioclavicular. ¿Cuál de las siguientes estructuras es más probablemente el origen de esta pulsación?

a) Arco aórtico
b) Válvula mitral
c) Aurícula derecha
d) Aurícula izquierda
e) Vértice del corazón

3. Un hombre de 60 años de edad es llevado a la sala de urgencias por su esposa debido al antecedente de 3 semanas con dificultad para respirar, que ha empeorado de forma progresiva. No tiene antecedentes previos de hospitalizaciones o enfermedades mayores. La exploración física muestra dificultad respiratoria moderada. En la exploración ecográfica cardiaca se encuentra prolapso grave de la válvula aórtica. ¿En cuál de los siguientes lugares se realiza mejor la auscultación de esta válvula?

a) Directamente sobre la mitad del manubrio
b) Quinto espacio intercostal izquierdo, justo debajo del pezón
c) Parte inferior derecha del cuerpo del esternón
d) Segundo espacio intercostal derecho cerca del borde lateral del esternón
e) Segundo espacio intercostal izquierdo cerca del borde lateral del esternón

4. Un hombre de 65 años de edad es llevado a la sala de urgencias 30 minutos después de haber presentado un episodio de dolor torácico intenso. Describe el dolor como retroesternal, que irradia al lado izquierdo del cuello y el hombro, y desciende por la cara medial de su brazo izquierdo. No tiene antecedentes familiares de cardiopatía. Su temperatura es de 37 °C, el pulso es de 100/min, las respiraciones son de 22/min y la presión arterial es de 130/80 mm Hg. El electrocardiograma muestra un infarto de miocardio de la pared anterior del ventrículo derecho. ¿Cuál de las siguientes arterias es más probable que esté ocluida?

a) Arteria interventricular anterior
b) Arteria interventricular posterior
c) Circunfleja
d) Rama marginal aguda de la arteria coronaria derecha
e) Arteria del cono

5. Una mujer de 42 años de edad es llevada a la sala de urgencias debido a antecedentes de 2 días de dolor torácico intenso, disnea, taquicardia, tos y fiebre. Una exploración ecográfica muestra derrame pericárdico y se realiza una pericardiocentesis a través del ángulo infraesternal. La paciente está agitada y se mueve constantemente. La aguja perfora el pericardio visceral y entra al corazón. ¿Cuál de las siguientes cámaras cardiacas sería la primera en ser penetrada por la aguja?

a) Ventrículo derecho
b) Ventrículo izquierdo
c) Aurícula derecha
d) Aurícula izquierda
e) Vértice cardiaco izquierdo

8 Abdomen

1. Un hombre de 70 años de edad es llevado a la sala de urgencias debido a un antecedente de 2 horas con dolor intenso que irradia de la parte baja de la espalda hacia la sínfisis del pubis. La exploración ecográfica muestra un cálculo renal obstruyendo su uréter derecho. ¿En cuál de los siguientes lugares es más probable que esté alojado el cálculo?

a) Cáliz mayor
b) Cáliz menor
c) Borde pélvico
d) Punto medio del uréter
e) Entre el borde pélvico y la vejiga urinaria

2. Un hombre de 70 años de edad es llevado a la sala de urgencias debido a antecedentes de 2 horas con dolor intenso que irradia de la parte baja de su espalda a la sínfisis del pubis. La exploración ecográfica muestra un cálculo biliar que obstruye el uréter derecho. ¿Cuál de los siguientes nervios es probablemente el responsable de la sensación de dolor?

a) Cutáneo femoral lateral
b) Ilioinguinal
c) Obturador
d) Subcostal
e) Iliohipogástrico

3. Un hombre de 45 años de edad es llevado a la sala de urgencias debido a antecedentes de 2 días con dolor abdominal, vómito y fiebre. El dolor inició mal localizado al epigastrio pero se hizo de naturaleza progresivamente más aguda e irradió a la región hipocondríaca derecha. El dolor ahora se irradia al hombro derecho. La exploración física muestra un tinte amarillo en la esclerótica, abdomen suave y sensible, y signo de Murphy positivo. La exploración ecográfica del abdomen muestra una vesícula biliar engrosada, con varios cálculos biliares ecógenos y dilatación del árbol biliar. Los estudios de laboratorio muestran elevación de la bilirrubina sérica, aminotransferasa de alanina (ALT), aminotransferasa de aspartato (AST), fosfatasa alcalina (ALP) y glutamil transferasa gamma (GGT), así como prolongación del tiempo de protrombina. La colangiopancreatografía endoscópica retrógrada muestra una obstrucción a lo largo del árbol biliar extrahepático con

un flujo normal del conducto pancreático. ¿Qué estructura es más probable que esté obstruida?

a) La ampolla hepatopancreática
b) El conducto cístico
c) El colédoco
d) El conducto hepático izquierdo
e) El infundíbulo de la vesícula biliar

4. Un hombre de 45 años de edad es llevado a la sala de urgencias debido a antecedentes de 2 días con dolor abdominal, vómito y fiebre. El dolor inició mal localizado al epigastrio, pero se hizo de naturaleza progresivamente aguda e irradió a la región hipocondríaca derecha. El dolor ahora irradia al hombro derecho. La exploración física muestra un tinte amarillo de la esclerótica, abdomen suave y sensible, y signo de Murphy positivo. La exploración ecográfica de su abdomen muestra una vesícula biliar engrosada, con varios cálculos biliares ecógenos y dilatación del árbol biliar. Los estudios de laboratorio muestran elevación de la bilirrubina sérica, aminotransferasa de alanina (ALT), aminotransferasa de aspartato (AST), fosfatasa alcalina (ALP) y glutamil transferasa gamma (GGT), así como prolongación del tiempo de protrombina. Se realiza una colecistectomía laparoscópica usando el triángulo de Calot como punto de referencia. ¿Cuáles de los siguientes son los límites del triángulo de Calot?

a) Arteria cística, conducto hepático común, conducto biliar
b) Vesícula biliar, conducto hepático, conducto biliar
c) Borde inferior del hígado, conducto cístico, conducto hepático común
d) Borde inferior del hígado, conducto biliar, conducto hepático común
e) Arteria cística, borde inferior del hígado, conducto biliar

5. Un hombre de 45 años de edad es llevado a la sala de urgencias debido a antecedentes de 2 días con dolor abdominal, vómito y fiebre. El dolor empezó mal localizado al epigastrio, pero se hizo de naturaleza progresivamente más aguda e irradió a la región hipocondríaca derecha. El dolor ahora irradia al hombro derecho. La exploración física muestra un tinte amarillo de la esclerótica, abdomen suave y sensible, y signo de Murphy positivo. Una exploración ecográfica del abdomen muestra una vesícula biliar engrosada, con varios cálculos biliares ecógenos y dilatación del árbol biliar. Los estudios de laboratorio muestran elevación de la bilirrubina sérica, aminotransferasa de alanina (ALT), aminotransferasa de aspartato (AST), fosfatasa alcalina (ALP) y glutamil transferasa gamma (GGT), así como prolongación del tiempo de protrombina. Se realiza una colecistectomía laparoscópica usando el triángulo de Calot como punto de referencia. ¿Cuál de las siguientes estructuras es más probable que se identifique y encuentre ligada dentro del triángulo?

a) Arteria cística
b) Arteria hepática derecha
c) Conducto biliar
d) Conducto cístico
e) Conducto hepático derecho

6. Un hombre de 45 años de edad es llevado a la sala de urgencias debido a un antecedente de 2 días con dolor abdominal, vómito y fiebre. El dolor inició mal localizado al epigastrio, pero se hizo de naturaleza progresivamente más aguda e irradió a la región hipocondríaca derecha. El dolor ahora irradia al hombro derecho. La exploración física muestra un tinte amarillo de la esclerótica, abdomen suave y sensible, y signo de Murphy positivo. Una exploración ecográfica del abdomen muestra una vesícula biliar engrosada, con varios cálculos biliares ecógenos y dilatación del árbol biliar. Los estudios de laboratorio muestran elevación de la bilirrubina sérica, aminotransferasa de alanina (ALT), aminotransferasa de aspartato (AST), fosfatasa alcalina (ALP) y glutamil transferasa gamma (GGT), así como prolongación del tiempo de protrombina. Se realiza una colecistectomía laparoscópica usando el triángulo de Calot como punto de referencia. Durante la colecistectomía laparoscópica, el laringoscopio se pasa al saco mayor a través de un pequeño puerto en la pared abdominal anterior. ¿Qué órgano no puede observar el cirujano de forma directa?

a) Íleon
b) Yeyuno
c) Páncreas
d) Estómago
e) Colon transverso

9 Cuello, cara, ojo

1. Una mujer de 55 años de edad se presenta al médico debido a un antecedente de 6 meses con hinchazón progresiva del lado izquierdo de la cara. A la exploración física se encuentra una hinchazón indolora sobre la glándula parótida y la biopsia con aguja guiada con ecografía muestra un tumor maligno de la parótida. Se realiza una parotidectomía. En el posoperatorio, la exploración física detecta debilidad en la porción inferior del orbicular de la boca. ¿Cuál de los siguientes nervios es más factible que esté lesionado?

a) División mandibular del trigémino
b) Rama mandibular marginal del facial
c) Rama cigomática del facial
d) Rama bucal del facial
e) Nervio bucal

2. Una mujer de 45 años de edad se presenta al médico debido a un antecedente de 6 meses con hinchazón progresiva de la porción anterior del cuello. La exploración física muestra una glándula tiroides con aumento de tamaño. La biopsia con aguja guiada con ecografía de la glándula tiroides muestra un tumor benigno que mide 3 × 6 cm. Se realiza una tiroidectomía parcial. En el posoperatorio, durante la exploración física se encuentra ronquera y dificultad para respirar con el esfuerzo. ¿Cuál de los siguientes nervios es más probable que se haya lesionado durante la tiroidectomía?

a) Rama interna del laríngeo superior
b) Rama externa del laríngeo superior
c) Laríngeo recurrente
d) Asa cervical
e) Vago

3. Un hombre de 68 años de edad es llevado a la sala de urgencias debido a un antecedente de 2 días de sentirse mareado y experimentar caídas. Su pulso es de 110/min, la presión arterial es de 190/110 mm Hg, y las respiraciones son de 21/min. La exploración física muestra soplos carotídeos de forma bilateral. La exploración con ecografía Doppler muestra una oclusión de 90% en ambas arterias carótidas comunes, proximal a su división en las arterias carótidas interna y externa. Se coloca un *stent* en ambas arterias carótidas y el flujo se restaura de forma bilateral. En el posoperatorio, la exploración física muestra que la lengua se desvía a la derecha cuando se le pide que la saque. ¿Cuál de los siguientes nervios es más probable que se haya lesionado durante el procedimiento?

a) Lingual derecho
b) Hipogloso derecho
c) Hipogloso izquierdo
d) Glosofaríngeo derecho
e) Vago derecho

4. Un hombre de 59 años de edad es llevado a la sala de urgencias después de caerse de un andamio en el tercer piso. Al llegar, el paciente está inconsciente y presenta una fractura de la mandíbula, dientes rotos, laceraciones faciales y una fractura abierta de la tibia, con choque hipovolémico. Se inserta una línea venosa central de urgencia en la vena yugular interna. ¿Cuál de los siguientes es un punto de referencia confiable para obtener acceso a la vena?

a) El intervalo entre las cabezas esternal y clavicular del músculo esternocleidomastoideo
b) El borde lateral del músculo esternocleidomastoideo
c) La línea medioclavicular
d) La línea paraesternal
e) La escotadura yugular

5. Una mujer de 45 años de edad se presenta al médico debido a un antecedente de 6 meses con hinchazón progresiva de la porción anterior del cuello. La exploración física muestra una glándula tiroides con aumento de tamaño. La biopsia con

aguja guiada con ecografía de la glándula tiroides muestra un tumor benigno que mide 3×6 cm. Se realiza una tiroidectomía parcial. En el posoperatorio, durante la exploración física se encuentra ronquera y dificultad para respirar con el esfuerzo. ¿Cuál de los siguientes vasos acompaña al nervio lesionado durante el procedimiento de tiroidectomía?

a) Arteria tiroidea inferior
b) Arterias tiroideas superior e inferior
c) Arteria y vena tiroideas superiores
d) Venas tiroideas superior y media
e) Venas tiroideas superior, media e inferior

6. Un hombre de 65 años de edad es llevado a la sala de urgencias 45 minutos después de haber estado involucrado en un accidente de vehículo automotor. Se encuentra en choque hipovolémico. La exploración física muestra un paciente inconsciente con múltiples laceraciones de la cara y sangre dentro de la cavidad oral. Se establece una vía aérea de urgencia con cricotiroidotomía y se inserta una línea venosa central en la vena subclavia a través de un abordaje supraclavicular. Se lesiona una arteria durante el procedimiento de cricotiroidotomía, lo que retrasa el establecimiento de la vía área. ¿Cuál de las siguientes arterias fue más probable que se lesionara?

a) Tiroidea inferior
b) Una rama del tronco costocervical
c) Cervical transversa
d) Cricotiroidea
e) Laríngea superior

7. Un hombre de 40 años de edad se presenta en la sala de urgencias debido a un antecedente de 2 meses con hinchazón progresiva del lado derecho de la cara debajo de la mandíbula. A la exploración física se encuentra una masa dura y no hipersensible en la región submandibular derecha. Una biopsia guiada con ecografía de la masa muestra un carcinoma mucoepidermoide de la glándula submandibular. Se realiza una submandibulectomía retirando la glándula y su conducto. ¿Cuál de los siguientes nervios es necesario identificar y conservar durante el procedimiento?

a) Nervio al milohioideo
b) Lingual
c) Alveolar inferior
d) Bucal
e) Glosofaríngeo

⑩ Pelvis femenina

1. Una mujer de 55 años de edad es llevada a la sala de urgencias debido a que presenta un abdomen doloroso, con aumento de tamaño. Ha padecido insuficiencia renal crónica durante los últimos 3 años. La exploración ecográfica muestra ascitis en la cavidad peritoneal. Se pasa una aguja guiada con ecografía a través del fórnix vaginal posterior para drenar el líquido. ¿Cuál de los siguientes espacios/recesos penetrará la aguja para drenar el líquido?

a) Fondo de saco uterovesical
b) Espacio pararrectal
c) Espacio paravesical
d) Receso rectouterino
e) Receso perineal superficial

2. Una mujer de 38 años de edad es ingresada al hospital para una ligadura tubaria programada. Dos días después del procedimiento presenta fiebre elevada y síntomas de choque hipovolémico. La exploración ecográfica de su pelvis muestra un gran hematoma adyacente a la arteria iliaca externa. ¿Cuál de las siguientes arterias es más probable que se haya lesionado durante el procedimiento?

a) Arterias ováricas
b) Rama ascendente de la uterina
c) Rama descendente de la uterina
d) Vesical superior
e) Vesical inferior

3. Una mujer de 39 años de edad se somete a una ooforectomía bilateral con ligadura de los vasos ováricos. Tres años antes se sometió a una mastectomía bilateral profiláctica debido a un diagnóstico reciente de BRCA1. Tanto su madre como su hermana mayor han sido diagnosticadas con cáncer mamario. ¿Cuál de las siguientes estructuras tiene mayores probabilidades de riesgo de lesión cuando se ligan los vasos ováricos?

a) Arteria uterina
b) Nervio pudendo
c) Arteria pudenda interna
d) Arteria vaginal
e) Uréter

4. Una mujer de 42 años de edad se presenta al médico debido a un antecedente de 6 meses con sangrado menstrual abundante y doloroso. Ha tenido periodos menstruales muy abundantes acompañados de dolor abdominal, lo que le ha causado anemia. La exploración ecográfica revela varios leiomiomas uterinos de gran tamaño. Se realiza una histerectomía y se identifica y liga la arteria uterina. ¿Cuál de las siguientes estructuras adyacentes es más susceptible a una lesión yatrógena durante la ligadura de esta arteria?

a) Nervio obturador
b) Arteria iliaca interna
c) Tronco lumbosacro
d) Uréter
e) Vena iliaca interna

11 Pelvis masculina

1. Un hombre de 25 años de edad se presenta al médico debido a un antecedente de 2 meses con una inflamación indolora en su escroto del lado derecho. A la exploración física se encuentra una masa no sensible y palpable en el testículo derecho. La exploración ecográfica del lado derecho del escroto muestra una masa intratesticular de 3 × 3 cm. Se realiza una orquiectomía radical. La biopsia de la masa muestra un seminoma testicular. ¿Cuál de los siguientes ganglios linfáticos tiene más probabilidades de recibir primero células metastásicas?

   a) Iliaco externo
   b) Inguinal superficial
   c) Inguinal profundo
   d) Iliaco interno
   e) Lumbar

2. Una mujer de 24 años de edad es llevada a la sala de urgencias tras haber sido víctima de un ataque sexual 24 horas antes. Informa que un hombre que conoció en una fiesta en la universidad la acompañó de regreso a su departamento, donde la atacó y la violó, lo que incluyó penetración vaginal. No informó a la policía sobre el ataque pero sí le contó a una amiga, que la convenció de buscar atención médica. Al recolectar muestras para evidencia, se utilizan dos hisopos estériles con punta de algodón de forma simultánea para obtener las muestras. Se recolectan líquidos vaginales para exámenes de ADN y fructosa. ¿Cuál de los siguientes órganos es más probable que sea responsable de la producción de fructosa?

   a) Riñones
   b) Glándula prostática
   c) Testículos
   d) Vesículas seminales
   e) Glándulas bulbouretrales (de Cowper)

3. Un hombre de 75 años de edad se presenta al médico debido a un antecedente de 6 meses con disuria progresiva, nicturia y urgencia urinaria. Los estudios de laboratorio muestran concentraciones elevadas de antígeno prostático específico y la biopsia transuretral revela cáncer de próstata. Se realiza una prostatectomía radical. En el posoperatorio, experimenta incontinencia urinaria secundaria a parálisis del esfínter uretral externo. ¿Cuál de los siguientes nervios es más probable que se haya lesionado durante la operación?

   a) Preganglionar parasimpático
   b) Esplácnico pélvico (S2–S4)
   c) Eferente somático general del pudendo
   d) Fibras sintomáticas del plexo hipogástrico superior
   e) Visceral general aferente

12 Evaluación enfocada con ecografía para traumatismos (FAST)

1. Una mujer de 63 años de edad es llevada a la sala de urgencias debido a una caída que sufrió desde un balcón de 3 m de altura en su departamento. Presenta dolor torácico intenso, disnea, taquipnea, taquicardia y tos. Una radiografía de la cadera y las extremidades inferiores revela múltiples facturas en espiral. Después de 2 horas presenta signos de triada de Beck. ¿Cuál de las siguientes proyecciones ecográficas tendrá más probabilidades de identificar líquido en la cavidad pericárdica?

   a) Eje largo paraesternal
   b) Eje corto paraesternal
   c) Apical
   d) Subcostal de la vena cava inferior

2. Una mujer de 55 años de edad es llevada a la sala de urgencias debido al antecedente de 1 semana con dolor progresivo en el lado derecho de la parte inferior del abdomen. Experimenta sensación de plenitud y molestias abdominales. Tampoco puede recostarse con facilidad. Se le realiza una exploración con evaluación enfocada con ecografía para traumatismos (FAST) y una tomografía computarizada del abdomen. Se establece diagnóstico de tumor ovárico. ¿Cuál de las siguientes proyecciones ecográficas tendrá más probabilidades de identificar líquido en la cavidad abdominal en esta paciente?

   a) Hepatorrenal
   b) Subfrénica izquierda
   c) Esplenorrenal izquierda
   d) Suprapúbica longitudinal
   e) Suprapúbica transversal

3. Un hombre de 55 años de edad es llevado a la sala de urgencias 45 minutos después de haber estado involucrado en un accidente de vehículo automotor. A la exploración física se encuentra una herida en el cuello, justo por arriba de la mitad de la clavícula derecha en la primera costilla. Una radiografía de tórax muestra colapso del pulmón derecho y un neumotórax a tensión. ¿Cuál de los siguientes es el dato ecográfico típico para el diagnóstico de neumotórax?

   a) Ausencia de deslizamiento pleural
   b) Presencia de líneas A
   c) Presencia de líneas B
   d) Presencia de líneas E
   e) Presencia de pulso pulmonar

4. Una mujer de 35 años de edad es ingresada a la sala de urgencias 45 minutos después de haber estado involucrada en un accidente de vehículo automotor. La exploración física encuentra que la parte inferior de su espalda está inflamada y presenta hematomas. Experimenta un dolor agudo durante la respiración. Una radiografía de tórax revela una fractura en la undécima costilla del lado izquierdo. ¿Cuál de los siguientes órganos es más probable que haya sufrido una lesión?

   a) Riñón
   b) Páncreas
   c) Pulmón
   d) Bazo
   e) Hígado

5. Una mujer de 75 años de edad es llevada a la sala de urgencias debido a un antecedente de 2 horas con dolor torácico intenso, disnea, taquicardia, tos y fiebre. Una exploración ecográfica revela derrame pericárdico importante. Se realiza una pericardiocentesis y la aguja se inserta usando un abordaje subxifoideo. La inserción de la aguja es demasiado profunda, lo que causa la perforación del pericardio visceral y entra al corazón. ¿Cuál de las siguientes cámaras sería la primera en ser perforada por la aguja?

   a) Ventrículo izquierdo
   b) Vértice cardiaco izquierdo
   c) Aurícula derecha
   d) Ventrículo derecho
   e) Aurícula derecha

6. Una mujer de 28 años de edad es llevada a la sala de urgencias debido a un antecedente de 3 horas con dolor agudo en el cuadrante inferior izquierdo. Una exploración ecográfica muestra la rotura de un embarazo ectópico, cercano al ovario izquierdo. Hay una pequeña cantidad de líquido en la cavidad abdominal por sangrado desde el sitio de la rotura. ¿En cuál de los siguientes sitios es más probable que esté presente el líquido?

   a) Receso rectouterino (de Douglas)
   b) Receso hepatorrenal (de Morrison)
   c) Receso vesicouterino
   d) Espacio subdiafragmático derecho
   e) Correderas paracólicas

Respuestas

Capítulo 3

1. a) Aracnoides
2. c) Ligamento amarillo

Capítulo 4

1. e) Ligamento colateral ulnar
2. d) Parte posterior de la médula espinal
3. d) Supraespinoso
4. a) Bíceps del brazo, cabeza mayor
5. e) Pronador redondo
6. d) Nervio radial
7. c) Nervio mediano
8. d) Canal de Guyon
9. e) Nervio radial superficial

Capítulo 5

1. d) A la mitad entre el maléolo medial y el calcáneo
2. a) Rama descendente de la circunfleja femoral
3. e) Flexión plantar del pie

Capítulo 6

1. b) Segunda
2. d) Cúpula
3. a) Pleura parietal
4. e) Entre las capas parietal y visceral de la pleura
5. c) Superior al borde superior de la costilla

Capítulo 7

1. d) Mitral
2. e) Vértice del corazón
3. d) Segundo espacio intercostal derecho, cerca del borde lateral del esternón
4. e) Arteria del cono
5. a) Ventrículo derecho

Capítulo 8

1. d) Punto medio del uréter
2. b) Ilioinguinal
3. c) El colédoco
4. c) Borde inferior del hígado, conducto cístico, conducto hepático común
5. a) Arteria cística
6. c) Páncreas

Capítulo 9

1. b) Rama mandibular marginal del facial
2. c) Laríngeo recurrente
3. b) Hipogloso derecho
4. a) El intervalo entre las cabezas esternal y clavicular del músculo esternocleidomastoideo
5. a) Arteria tiroidea inferior
6. d) Cricotiroidea
7. b) Lingual

Capítulo 10

1. d) Receso rectouterino
2. a) Arterias ováricas
3. e) Uréter
4. d) Uréter

Capítulo 11

1. e) Lumbar
2. d) Vesículas seminales
3. c) Eferente somático general del pudendo

Capítulo 12

1. a) Eje largo paraesternal
2. a) Hepatorrenal
3. a) Ausencia de deslizamiento pleural
4. d) Bazo
5. d) Ventrículo derecho
6. a) Receso rectouterino (de Douglas)

Índice alfabético de materias

Nota: los números de página seguidos por una "f" indican figuras, "t" indica tablas y "r" indica recuadros.

Índice alfabético de materias

Índice alfabético de materias

Índice alfabético de materias

Adenomas pleomórficos: neoplasias benignas (tumores mixtos) de crecimiento lento que forman masas indoloras de crecimiento lento de la glándula parótida.

Amplitud: medida de la intensidad del sonido.

Anecoico: negro en la pantalla de ecografía. Con base en el grado de ecogenicidad, los tejidos o estructuras se describen como hiperecoicos (blancos en la pantalla de ecografía), hipoecoicos (grises en la pantalla de ecografía) o anecoicos (negros en la pantalla de ecografía).

Aneurisma aórtico abdominal: dilataciones de la aorta abdominal mayores a 50% de su segmento normal proximal (> 3 cm).

Aneurisma de la arteria esplénica: aneurisma más frecuente de las vísceras, más común en mujeres. Sin embargo, su rotura es más usual en hombres. Estas dilataciones focales de la arteria esplénica pueden ser aneurismas saculares o verdaderos. Su diagnóstico suele ser incidental, pero se relacionan más a menudo con aterosclerosis, diferentes tipos de vasculitis, displasia fibromuscular, hipertensión portal y cirrosis. La complicación más frecuente de un aneurisma esplénico es la rotura (5% de los casos), que se presenta con dolor en el cuadrante superior izquierdo.

Ángulo esternal de Louis: punto de referencia clínico palpable en la anatomía superficial, que también se conoce como unión manubrioesternal y es la articulación sinartrósica formada por la articulación del manubrio y el cuerpo del esternón. Los cartílagos costales de las segundas costillas se articulan con el esternón en el ángulo esternal.

Anteflexión: se refiere a la cavidad uterina que se encuentra ligeramente doblada hacia adelante en relación con el canal del cuello uterino.

Anteversión: en referencia al útero, cuando el canal del cuello uterino está flexionado en sentido anterior en ángulos aproximadamente rectos en relación con el canal vaginal.

Antígeno prostático específico (APE): proteína producida por células tanto normales como malignas de la glándula prostática. La prueba de APE mide la concentración de APE en la sangre de los hombres. Para esta prueba, se envía una muestra de sangre al laboratorio para su análisis. Los resultados suelen informarse en nanogramos de APE por mililitro (ng/mL) de sangre. La concentración en sangre del APE a menudo está elevada en hombres con cáncer de próstata. Además del cáncer prostático, hay otros trastornos benignos que pueden hacer que se eleve la concentración de APE en los hombres, como en la prostatitis (inflamación de la próstata) o en la hiperplasia prostática benigna (HPB) (aumento de tamaño de la próstata).

Aorta: arteria principal que se origina en el corazón y transporta la sangre fuera del mismo y hacia el resto del cuerpo.

Aorta abdominal: parte de la aorta descendente y la arteria más grande del abdomen.

Apendicitis aguda: la inflamación aguda del apéndice suele causar un bloqueo de la luz por un fecalito (una masa de heces dura como piedra que surge de las vías intestinales).

Aponeurosis: un tendón plano similar a una hoja que ancla un músculo o lo conecta con la parte que mueve ese músculo.

Aponeurosis plantar: banda de fascia profunda distintiva y engrosada que se une en sentido posterior al periostio del proceso medial del tubérculo del calcáneo y se extiende en sentido anterior a lo largo de la parte central de la planta del pie, a lo largo de la región superficial del músculo digital corto de los dedos. Cerca de la parte media del pie, la aponeurosis comienza a expandirse en sentido medial y lateral, dividiéndose en bandas separadas para cada uno de los dedos del pie que se unen a las cápsulas de la articulación metatarsofalángica y los ligamentos asociados.

Arco púbico: parte de la pelvis, el ángulo suprapúbico o arco púbico está formado por la convergencia de las ramas inferiores del isquion y el pubis en ambos lados, por debajo de la sínfisis del pubis. El ángulo en el que convergen se conoce como ángulo suprapúbico.

Artefacto: en referencia a elementos anatómicamente incorrectos o engañosos en las imágenes ecográficas con base en suposiciones del aparato sobre la formación de imágenes. Algunos ejemplos frecuentes incluyen artefactos de reverberación o de imagen en espejo en el perfil ecográfico.

Artefacto de reverberación: artefacto de ecografía frecuente que ocurre cuando un pulso de sonido reverbera de ida y vuelta entre dos fuertes reflectores paralelos, lo que resulta en la presentación en la imagen de un artefacto de "anillo hacia abajo" o una "cola de cometa".

Glosario

Arteria bucal: rama de la arteria maxilar que irriga los músculos buccinadores y la piel y membrana mucosa de la mejilla.

Arteria carótida común: las arterias carótidas comunes izquierda y derecha se originan en la aorta y la arteria braquiocefálica, respectivamente, y terminan al dividirse en las arterias carótidas externa e interna.

Arteria coronaria derecha: surge del seno aórtico anterior (derecho) de Valsalva. La arteria pasa a través del tronco pulmonar y el borde de la aurícula derecha y desciende en el surco coronario derecho.

Arteria coronaria izquierda: arteria corta que surge del seno de Valsalva aórtico posterior (izquierdo) y avanza entre el tronco pulmonar y la aorta ascendente antes de bifurcarse en las arterias circunfleja e interventricular anterior.

Arteria dorsal nasal: rama terminal de la arteria oftálmica. Irriga el saco lagrimal y el dorso de la nariz.

Arteria esplénica: gran vaso tortuoso que avanza sobre el contorno superior del páncreas antes de entrar en el ligamento esplenorrenal para ingresar al hilio del bazo. Esta arteria es la rama más grande del tronco celiaco y suele tener numerosas ramas terminales que incluyen las arterias gástricas cortas, la arteria gastroomental izquierda y las ramas pancreáticas.

Arteria facial: se extiende de la arteria carótida externa a través o por la glándula submandibular, sobre la mandíbula justo anterior al músculo masetero, donde su pulso es palpable y termina como la arteria angular que viaja hacia el canto medial de la órbita.

Arteria femoral: continuación de la arteria iliaca externa al pasar debajo del ligamento inguinal. Se encuentra justo medial al nervio femoral en el triángulo femoral.

Arteria hepática común: surge del tronco celiaco y avanza hacia el hígado a lo largo del borde superior del páncreas.

Arteria infraorbital: una rama de la arteria maxilar que, en la cara, irriga la piel y los músculos relacionados en las regiones infraorbital, nasal lateral y labial superior.

Arteria lagrimal: rama de la arteria oftálmica. En la cara, irriga la glándula lagrimal y el párpado superior.

Arteria mentoniana: rama de la arteria alveolar inferior que es una rama de la arteria maxilar. Surge del agujero mentoniano para irrigar la piel y los tejidos blandos adyacentes sobre el labio inferior y la barbilla.

Arteria mesentérica superior: surge de la aorta abdominal posterior al cuello del páncreas. Desciende a través de la tercera parte del duodeno y la vena renal izquierda, entra a la raíz del mesenterio posterior al colon transverso y continúa hacia la fosa iliaca derecha. La arteria mesentérica superior da origen a numerosas arterias intestinales (yeyunal e ileal), la arteria pancreaticoduodenal inferior, la arteria cólica media, la arteria cólica derecha y la arteria ileocólica.

Arteria poplítea: la arteria femoral se convierte en la arteria poplítea al dejar el canal subsartorio y entrar en la fosa poplítea a través del hiato aductor del aductor mayor.

Arteria renal: cada riñón es irrigado por una arteria renal, que se ramifica de la aorta abdominal y es drenada por una vena renal, que se abre hacia la vena cava inferior.

Arteria supraorbital: rama de la arteria oftálmica. En la cara, irriga los músculos regionales y se anastomosa con la arteria angular y la rama frontal de las arterias temporales superficiales.

Arteria supratroclear: rama terminal de la arteria oftálmica. Irriga la piel de la región orbital medial.

Arteria temporal superficial: una de las dos ramas terminales de la arteria carótida externa que proporciona pequeñas ramas a la glándula parótida y la parte anterior de la oreja, y después avanza hacia el cuero cabelludo como las ramas frontal terminal y parietal. Ramas mayores previas a esta terminación incluyen la rama facial transversa, que viaja superficial al masetero superior al arco cigomático e irriga la glándula parótida y el músculo masetero, y la rama cigomaticoorbital, que avanza al ángulo lateral de la órbita e irriga el músculo orbicular del ojo.

Arteria ulnar: arteria en el brazo que, acompañada por el nervio ulnar, viaja a través del compartimento anterior del antebrazo y cruza la muñeca a través del canal de Guyon, entre el hueso pisiforme y el gancho del ganchoso. La arteria braquial se divide en sus ramas terminales, las arterias radial y ulnar, en la fosa cubital. La arteria ulnar pasa en la profundidad hacia el músculo pronador redondo y se une al nervio ulnar entre el flexor ulnar del carpo y el flexor profundo de los dedos para el resto de su trayectoria en el antebrazo y después a través del canal de Guyon hacia la mano.

Arteria vertebral: primera rama de la arteria subclavia. Estos vasos irrigan aproximadamente un tercio de la sangre al cerebro y sus ramas irrigan la médula espinal cervical y los músculos adyacentes. Las arterias vertebrales pareadas entran al agujero transverso de las vértebras cervicales restantes para girar en sentido posterior y entrar a la bóveda craneal a través del agujero magno.

Arterias carótidas externas: irrigan múltiples ramas al exterior de la cabeza y el cuello. La arteria temporal superficial y la maxilar son las dos ramas terminales de la arteria carótida externa.

Arterias carótidas internas: hay una arteria carótida interna a cada lado de la cabeza y el cuello, que surgen de las arterias carótidas comunes en el sitio en que se bifurcan en las arterias carótidas interna y externa a nivel 3 o 4 de la vértebra cervical. La arteria carótida interna irriga el cerebro, mientras que la carótida externa nutre otras porciones de la cabeza, como la cara, el cuero cabelludo, el cráneo y las meninges.

Arterias intercostales: las arterias intercostales viajan entre las costillas. Cada espacio intercostal suele estar irrigado por una arteria intercostal posterior y un par de arterias intercostales anteriores. Las arterias intercostales anteriores y las arterias intercostales posteriores son ramas de las arterias torácicas internas y las arterias intercostales posteriores son ramas de la aorta torácica descendente.

Articulación acromioclavicular: pequeña articulación sinovial ubicada entre la superficie anteromedial del acromion y el extremo lateral de la clavícula. La articulación está cubierta por una cápsula, que está reforzada por un engrosamiento a lo largo de su superficie superior subcutánea, el ligamento acromioclavicular.

Articulación de la cadera: la cabeza del fémur se articula con el acetábulo del hueso pélvico para formar la articulación de la cadera.

Articulación del codo: consiste en tres articulaciones entre el húmero, el radio y la ulna, todas dentro de una cápsula articular y un espacio sinovial comunes.

Articulación del tobillo: formada entre los extremos distales de los huesos de la pierna, la tibia y la fíbula, y el talus.

Articulación glenohumeral: esta es la articulación del hombro, una articulación enartrósica entre la escápula y el húmero y la articulación mayor que conecta la extremidad superior al tronco.

Articulación humeroulnar: parte de la articulación del codo. Está compuesta por dos huesos, el húmero y la ulna, y su unión entre la escotadura troclear de la ulna y la tróclea del húmero.

Articulación metacarpofalángica: articulación de los dedos ubicada entre la cabeza del hueso metacarpiano y la base de la falange proximal (nudillo). Otras articulaciones de los dedos son la interfalángica proximal (cabeza de la falange proximal y la base de la falange media) y la interfalángica distal (cabeza de la falange media y base de la falange distal).

Articulación radiocapitular: articulación enartrósica que está compuesta por la cabeza del radio y el capítulo del húmero, y que se encuentra lateral a la articulación ulnohumeral. La articulación radiocapitular permite la supinación y pronación del antebrazo.

Atenuación: pérdida progresiva de energía a medida que los pulsos ecográficos se propagan a través de los tejidos, sobre todo debido a la absorción tisular de la energía sónica (que se convierte en calor) más una pérdida de energía adicional debido a reflexión y dispersión.

Aurícula derecha: una de las cuatro cámaras del corazón, con la pared más delgada. Dividida en dos partes, el seno venarum y la aurícula derecha en sí misma, la aurícula derecha recibe la sangre venosa mixta (desoxigenada) que regresa de los tejidos corporales. La superficie externa de la aurícula derecha es amplia, triangular y de forma piramidal. Dentro de la aurícula derecha hay dos grandes orificios para las venas cavas superior e inferior.

Aurícula izquierda: estructura ubicada en el sitio más posterior del corazón, con paredes más gruesas que la aurícula derecha y un endocardio más grueso que el de esta debido a mayores presiones. La aurícula izquierda recibe sangre oxigenada de los pulmones y se comunica con el ventrículo izquierdo a través de la válvula auriculoventricular (mitral).

Axila: cavidad, el área del brazo a través de la cual los vasos y nervios de la extremidad superior pasan después de dejar el cuello.

Balanceo: en relación con el transductor de ecografía, rotación e inclinación adecuadas (basculación) de la cara del transductor que son críticas para observar las estructuras de interés en su eje longitudinal o eje transversal verdadero (y para cambiar una proyección de longitudinal a transversal o viceversa) y para producir imágenes precisas de estructuras que no son paralelas a la superficie de la piel.

Basculación: en relación con el transductor de ultrasonido, la rotación y el balanceo de la cara del transductor son fundamentales para observar las estructuras de interés en su verdadero eje longitudinal o eje transverso (y para cambiar una proyección de longitudinal a transversa o viceversa) y para obtener imágenes precisas de estructuras que no son paralelas a la superficie de la piel.

Bazo: órgano linfático vascular ubicado por debajo del diafragma, entre la novena y undécima costillas en la región hipocondríaca izquierda, en sentido superior al polo superior del riñón izquierdo y la cola del páncreas. El bazo está sostenido por los ligamentos esplenorrenal y esplenogástrico, y se encuentra cubierto por peritoneo, excepto en el hilio.

Bifurcación: separación o ramificación de algo en dos partes.

Bioefectos: efecto o resultado biológico de energía ecográfica en este caso.

Bloqueo del plano abdominal transverso: bloqueo guiado con ecografía que por lo general se utiliza para bloquear los

3

Glosario

nervios T9-T10. Se usa para guiar con exactitud el bisel de la aguja en un plano entre los músculos oblicuo abdominal interno y abdominal transverso a fin de administrar anestesia local para las incisiones en la pared abdominal medial al bloqueo.

Borde bermellón: demarcación entre el borde vascular enrojecido de los labios y la piel adyacente.

Cabeza del páncreas: parte más ancha del páncreas, ubicada en el lado derecho del abdomen y enmarcada por el asa en C del duodeno.

Cálculos biliares (colelitiasis): se forman debido a la cristalización de los constituyentes de la bilis y están constituidos por cristales de colesterol mezclados con pigmentos de bilis y calcio. La bilis se cristaliza para formar arenilla, piedrecillas y finalmente cálculos. Los cálculos pueden ulcerarse a través de la pared de la vesícula biliar hacia el colon transverso y pasar de forma natural a través del recto. También pueden ulcerarse a través de la pared del cuerpo hacia el duodeno y se alojan en la unión iliocecal, lo que causa obstrucción. Los cálculos que se alojan en el conducto biliar interfieren con el flujo de bilis hacia el duodeno, lo que resulta en ictericia obstructiva. Por último, los cálculos alojados en la ampolla hepatopancreática bloquean los sistemas de conductos biliares y pancreáticos. En este caso, la bilis puede entrar al sistema de conductos pancreáticos, causando pancreatitis aséptica o no infecciosa.

Cálculos renales: los cálculos renales o nefrolitiasis se forman a partir de concentraciones elevadas de calcio y, como resultado, se detectan con facilidad mediante ecografía cuando se sospecha que los pacientes tienen nefrolitiasis debido a un cólico renal. Con base en el tamaño y la forma de los cálculos renales, puede presentarse un intenso dolor tipo cólico en el cáliz renal o al desplazarse hacia abajo por el uréter. Además, la hidronefrosis o la obstrucción de los uréteres por un cálculo puede constituir una urgencia quirúrgica. La urolitiasis es el trastorno en que los cálculos renales pueden presentarse en cualquier parte de las vías urinarias. Otro tipo de cálculo renal es el cálculo en "asta de ciervo" o "en coral". Estos cálculos llenan cada parte de la pelvis y los cálices renales. Su composición es de fosfato de amonio de magnesio, conocido como estruvita, o apatita de carbonato de calcio. Se forman más a menudo en mujeres debido a infecciones recurrentes. Los síntomas clínicos incluyen fiebre, dolor, hematuria y formación de abscesos.

Cálculos salivales: la mayoría suele ubicarse en la glándula submandibular (60 a 90% de los casos) y pueden ser múltiples, causando sialolitiasis, que puede provocar la obstrucción parcial o total del conducto salival. Los cálculos salivales (sialolitos) pueden palparse en el piso de la boca cuando están presentes en la parte distal del conducto submandibular (conducto de Wharton).

Canal de Guyon: un estrecho corredor anatómico en la muñeca justo por afuera del túnel del carpo, que lleva a la arteria y el nervio ulnares hacia la mano. El canal de Guyon es un sitio en que el nervio ulnar es vulnerable a una lesión por compresión. El síndrome del canal de Guyon es una neuropatía ulnar relativamente rara, que incluye lesión a la porción distal del nervio ulnar en su trayecto por el canal de Guyon.

Canal espinal: la médula espinal, incluyendo el cono medular, la cauda equina y las meninges espinales vecinas, se alberga dentro del canal vertebral (espinal), que está formado por los agujeros vertebrales alineados y tejidos blandos relacionados, incluyendo el ligamento amarillo, los discos intervertebrales y el ligamento longitudinal posterior.

Canal inguinal: inicia en el anillo inguinal profundo y continúa hacia el anillo superficial, donde termina. Este canal lleva el cordón espermático o el ligamento redondo del útero y la rama genital del nervio genitofemoral. Estas dos estructuras viajan a través del anillo inguinal profundo y el canal inguinal.

Cáncer endometrial: tipo de cáncer uterino más frecuente, que se desarrolla a partir del endometrio del útero. Los síntomas son similares a la endometriosis, incluyendo sangrado vaginal, dolor y cólicos pélvicos. Una exploración ecográfica puede detectar tanto endometriosis como cáncer endometrial.

Cartílago cricoides: cartílago en forma de anillo de la laringe que se encuentra anterior a la sexta vértebra cervical y que marca la transición de la laringe a la tráquea y de la faringe al esófago.

Cartílago tiroideo: uno de los nueve cartílagos de la laringe y el más grande de ellos. Esta estructura se ubica anterior a las vértebras C4 y C5. El cartílago tiroides está conectado en sentido superior al hueso hioideo por medio de la membrana tirohioidea y en sentido inferior al cartílago cricoides por el ligamento cricotiroideo.

Cóccix: hueso triangular formado por la fusión de las últimas vértebras espinales. Se ubica en parte inferior de la espalda y se articula con el sacro.

Compartimento lateral de la pierna: la pierna está separada en los compartimentos anterior, lateral y posterior por tabiques intermusculares y rodeados por fascia profunda de la pierna. El compartimento lateral de la pierna, también conocido como *compartimento fibular*, es uno de los tres compartimentos de la pierna entre la rodilla y el pie. Los músculos dentro de este compartimento producen de forma primaria la eversión del pie en la articulación del tobillo.

Compartimento posterior: en el muslo, los músculos del compartimento posterior son los isquiotibiales: bíceps femoral, semitendinoso y semimembranoso.

Compartimentos extensores de la muñeca (I-VI): los tendones extensores se dividen en seis compartimentos extensores: I:

extensor corto del pulgar, abductor largo del pulgar; II: extensor largo radial del carpo, extensor corto radial del carpo; III: los compartimentos I y II del extensor largo del pulgar están divididos por el tubérculo de Lister del radio distal; IV: extensor de los dedos, extensor del índice; V: extensor del dedo meñique; VI: el extensor del carpo ulnar se encuentra en el surco de la cabeza ulnar.

Cóndilo femoral lateral: una de las dos proyecciones de la parte inferior del fémur. La otra es el cóndilo femoral medial. El cóndilo medial es mayor que el cóndilo lateral debido a que apoya más peso medial a la rodilla.

Cóndilo femoral medio: una de dos proyecciones de la parte inferior del fémur. La otra es el cóndilo lateral. El cóndilo medial es más grande que el cóndilo lateral debido a que apoya más peso medial a la rodilla.

Conducto deferente: conductos musculares que conectan los epidídimos de los testículos con los conductos de las vesículas seminales, formando los conductos eyaculatorios, que pasan a través de la glándula prostática y se abren hacia la uretra prostática, transportando los espermatozoides de los testículos y el líquido seminal de las vesículas seminales a la uretra, donde se combinan con el líquido prostático para formar el semen.

Conducto torácico: canal linfático primario en el cuerpo, que drena la totalidad del cuerpo con excepción de la mitad derecha superior del tórax, extremidad superior derecha y mitad derecha de la cabeza. Inicia en el abdomen y avanza sobre todo en el tórax. Su terminación está hacia la unión de la vena subclavia izquierda y la vena yugular interna izquierda (ángulo venoso); por lo tanto, una porción de esta estructura se encuentra en el lado izquierdo del cuello. En el cuello, aproximadamente en la séptima vena cervical, el conducto torácico traza una curva hacia afuera entre las arterias carótida y vertebral, antes de vaciarse en el ángulo venoso.

Conjuntiva: membranas mucosas que cubren las superficies profundas de los párpados, después cubren la esclerótica (la capa blanca externa del ojo) para unirse a lo largo de la unión corneoesclerótica. La conjuntiva forma un saco cuando se cierran los párpados, el cual contiene una delgada capa de secreciones de la glándula lagrimal.

Corteza: la capa más externa o superficial de un órgano.

Corteza suprarrenal: parte externa de la glándula suprarrenal (la parte interna de la médula suprarrenal), que tiene tres capas distintas. La capa más superficial es la zona glomerulosa, la capa media es la zona fasciculada y la capa más profunda es la zona reticular. Cada capa de la corteza suprarrenal produce hormonas esteroides que son fundamentales para mantener la homeostasia dentro del cuerpo.

Cresta uretral: se ubica en la cara posterior de la uretra prostática con varias aberturas en sentido bilateral para recibir líquido seminal de los conductos prostáticos. El colículo seminal, también denominado veromontanum, es un aumento de tamaño de la cresta uretral que sirve como abertura para los conductos eyaculatorios y el utrículo prostático.

Cristales piezoeléctricos: el transductor de la sonda de ecografía genera y recibe ondas de sonido usando un principio llamado efecto piezoeléctrico (electricidad de presión). En el transductor hay muchos cristales piezoeléctricos.

Cuadrante superior izquierdo del abdomen: la pared abdominal está dividida en los cuadrantes superiores derecho e izquierdo y cuadrantes inferiores derecho e izquierdo, mediante los planos vertical y horizontal que forman cuatro cuadrantes.

Cuello de la fíbula: conecta la cabeza de la fíbula (el más pequeño de los dos huesos de la pierna) con la diáfisis. El nervio fibular común cruza el cuello de la fíbula en sentido posterolateral.

Cuello del páncreas: delgada sección ubicada entre la cabeza y el cuerpo del páncreas.

Cuerpo del páncreas: parte media del páncreas entre la cola y la cabeza.

Derrame pleural: presencia de líquido libre en el espacio pleural (derrame de un hemotórax o de la pleura). El derrame pleural elimina el artefacto de imagen en espejo y el espacio sobre el diafragma se ve anecoico, a menudo con un pulmón atelectásico flotando dentro y fuera de la imagen por el esfuerzo respiratorio.

Divertículo de Meckel: protuberancia del íleon. Este tejido, por lo general de 5 cm de largo, se deriva del tallo vitelino no obliterado y se ubica a 60 cm de la unión ileocecal. El divertículo de Meckel puede estar libre o conectado con el ombligo por medio de una fístula o cordón fibroso. Las complicaciones incluyen ulceración, perforación, sangrado y obstrucción, que pueden requerir intervención quirúrgica.

Duodeno: la primera parte del intestino delgado consiste en un tubo en forma de C que rodea la cabeza del páncreas y un segmento corto final que une el duodeno con la siguiente parte del intestino delgado, el yeyuno. Entre las otras tres regiones, el duodeno es el más corto (25 cm de largo o 12 anchos de dedo de longitud), pero es la porción más ancha del intestino delgado.

Ecocardiografía: imagen ecográfica del corazón.

Ecogenicidad: cantidad de reflexión ecográfica por un tejido en relación con los tejidos colindantes.

Glosario

Ecografía del cuadrante superior derecho: el cuadrante superior derecho es uno de los cuatro cuadrantes del abdomen. Una ecografía del cuadrante superior derecho examina el hígado, el riñón derecho y la vesícula biliar, así como el diafragma sobre la superficie superior del hígado y la parte inferior del hemitórax derecho.

Ecografía Doppler: métodos ecográficos (incluyendo Doppler de potencia, Doppler de flujo a color y Doppler espectral) que usan ondas de sonido de alta frecuencia para medir la velocidad del flujo de sangre a través de las venas y las arterias.

Elevador de la escápula: este músculo se une en sentido medial con los procesos transversos de las cuatro vértebras cervicales superiores y en sentido lateral con el ángulo superior de la escápula. Durante la contracción, este músculo eleva y retrae la escápula.

Embarazo ectópico: embarazo en el que el embrión se implanta fuera de su ubicación intrauterina normal, por ejemplo, en la tuba uterina, abdomen, ovario, intersticio uterino, cicatriz quirúrgica previa o cuello uterino. La ecografía mostrará un útero vacío. Alrededor de 95% de todos los embarazos ectópicos tienen lugar dentro de las tubas uterinas. El embarazo ectópico representa aproximadamente 2% de todos los embarazos en Estados Unidos.

Endometriosis: masa de tejido endometrial que se encuentra en diferentes sitios extraendometriales, como las paredes uterinas y los ovarios.

Enfermedad de Hodgkin: tipo de linfoma maligno con las siguientes características clínicas: aumento de tamaño progresivo e indoloro de los linfonodos, bazo y otros tejidos linfoides; sudores nocturnos; fiebre; y pérdida de peso.

Epidídimo: conducto contorneado que se extiende del testículo al conducto deferente. Su principal función es almacenar espermatozoides y permitir su maduración antes de ser liberados. El epidídimo está integrado por cabeza, cuerpo y cola. Es en la cabeza y el cuerpo del epidídimo que los espermatozoides se almacenan y llegan a la maduración.

Epigástrica: la región epigástrica es la región central superior del abdomen y se ubica entre los márgenes costales y el plano subcostal.

Erección: proceso influenciado por el sistema nervioso parasimpático y las contracciones musculares. Las fibras parasimpáticas de los nervios esplácnicos pélvicos causan dilatación arterial del tejido eréctil, causando ingurgitación y aumento de tamaño de los cuerpos cavernosos y el cuerpo esponjoso.

Espacio intercostal: sitio entre dos costillas adyacentes.

Espacio interlaminar: en la región lumbar, aparecen grandes espacios entre los arcos vertebrales adyacentes y se forman huecos (espacios interlaminares) en la cobertura ósea del canal espinal, que son llenados por los ligamentos amarillos. El tamaño de estos huecos aumenta con la flexión y proporcionan ventanas de tejidos blandos en las imágenes ecográficas del canal espinal lumbar y sus contenidos.

Espacio pleural: espacio potencial ubicado entre las pleuras parietal y visceral. Durante la respiración normal, los pulmones no están completamente expandidos y, como resultado, la pleura parietal no está en contacto con la pleura visceral. Las áreas en las que la pleura parietal no está en contacto directo con el parénquima pulmonar se denominan recesos, de los cuales hay dos.

Espina iliaca anterior superior: proyección ósea del hueso iliaco anterior a (en frente de) la cresta iliaca de la pelvis.

Esplenio de la cabeza: este músculo se origina a partir de los procesos espinosos y ligamentos asociados de los procesos espinosos cervical y torácico superior, y avanza en sentido superior para insertarse en el proceso mastoideo y la línea nucal superior. La contracción bilateral permite la extensión del cuello.

Esteatosis: enfermedad de hígado graso (alcohólica o no alcohólica) con acumulación de triglicéridos. Además, la hepatitis viral y ciertos medicamentos también pueden causar esteatosis. Si la esteatosis es pronunciada y crónica, puede causar fibrosis y eventualmente cirrosis hepática. Estudios recientes indican que la prevalencia de esteatosis hepática es cercana a 15% de la población general. La ecografía permite diagnosticar la esteatosis hepática al identificar una mala demarcación de la arquitectura intrahepática, revelando la pérdida de demarcación diafragmática y mostrando que la ecogenicidad del hígado es mayor que la de la corteza renal y el bazo.

Estructuras musculoesqueléticas: huesos del esqueleto, músculos, cartílago, tendones, ligamentos, articulaciones y otro tejido conectivo que sostienen y unen tejidos y órganos entre sí.

Estructuras neurovasculares: estructura neurovascular (haz) que es una combinación de nervios, arterias, venas y estructuras linfáticas en el cuerpo que viajan en conjunto.

Evaluación enfocada con ecografía para traumatismos (FAST): se usa en casos de traumatismos toracoabdominales contusos o penetrantes, para detectar la presencia de líquido libre (que se asume es sangre en pacientes con traumatismos hasta que se demuestre lo contrario) en el espacio pericárdico, los espacios pleurales, los cuadrantes superiores izquierdo y derecho del abdomen y la pelvis.

Extensor de los dedos/extensor del índice: músculos extensores del antebrazo que actúan en los dedos y el dedo índice, respectivamente. Sus tendones cruzan la muñeca a través del compartimiento extensor IV.

Extensor del dedo meñique: músculo extensor del antebrazo que actúa sobre el dedo meñique. Su tendón cruza la muñeca a través del compartimiento extensor V.

Eyaculación: expulsión del semen a través de la uretra. La eyaculación inicia con la estimulación del glande del pene, que (en el orgasmo) causa contracciones de los músculos bulboesponjosos que comprimen la uretra para expulsar el semen.

Falange: uno de los pequeños huesos de los dedos de las manos o los pies (falanges plurales).

Faringe: semicilindro de músculo esquelético delgado que inicia en la base del cráneo y desciende a la sexta vértebra cervical, donde se convierte en el esófago, que es más estrecho, en sentido posterior y se abre hacia la laringe en sentido anterior. La faringe se divide en nasofaringe, orofaringe y laringofaringe (hipofaringe) en su paso posterior a estas regiones.

Fascia: tejido fibroso delgado que recubre un órgano o músculo.

Fascia de Buck: fascia profunda del pene, ubicada sobre este y que se extiende sobre el pubis y el perineo como la fascia perineal profunda.

Fascia de Camper: capa grasa superficial, parte de la fascia de la pared abdominal anterior. (La capa membranosa profunda se llama fascia de Scarpa.) La fascia de Camper se encuentra sobre el ligamento inguinal y se fusiona con la fascia superficial del muslo. Continúa sobre el pubis y el perineo como la capa superficial de la fascia perineal superficial.

Fascia de Colles: capa membranosa de la fascia de la pared abdominal anterior.

Fascia de Scarpa: capa membranosa profunda de la fascia de la pared abdominal anterior; la fascia de Scarpa se une con la capa superficial membranosa de la fascia perineal (fascia de Colles) en sentido inferior y en sentido medial con la fascia superficial del pene y sobre el escroto (túnica dartos).

Fascias cervicales profundas: estas fascias se subdividen en las capas más profundas del cuello. Cada una de estas capas contribuye a la columna de fascia que se conoce como la vaina carotídea, que envuelve a la arteria carótida, vena yugular interna y nervio vago en el cuello.

Fascículos del plexo: tres grandes haces de fibras que se derivan de las divisiones anterior y posterior del plexo braquial. Los fascículos se designan por su posición en relación con la arteria axilar: fascículo posterior, fascículo medial y las ramas (lateral/superior a la arteria, medial/inferior a la arteria entre la arteria y la vena y posterior/en la profundidad de la arteria).

Fecalito: masa de heces dura, similar a una piedra, que se desarrolla en las vías intestinales y puede causar apendicitis.

Fibras de Purkinje: una de las principales fibras musculares de conducción cardiaca especializadas, siendo las otras los nodos sinoauricular y auriculoventricular, así como los haces de His. Las fibras de Purkinje se encuentran en una red subendocárdica de células musculares cardiacas especializadas, que surgen de las ramas izquierda y derecha del haz. Esta red transmite el impulso excitatorio de las ramas del haz común (de His) al miocardio de los ventrículos.

Fibromioma (leiomioma): el tumor benigno más frecuente del útero, compuesto sobre todo de músculo liso y tejido conectivo. Es la causa más frecuente de dismenorrea, dolor, sangrado y ciclos menstruales abundantes. Suele identificarse mediante ecografía y extirparse quirúrgicamente.

Fosa cubital: depresión triangular en la parte anterior del codo, formada por el músculo braquirradial en sentido lateral, el músculo pronador redondo en sentido medial y una línea que interconecta los epicóndilos humerales en sentido superior.

Fosa poplítea: espacio en forma de diamante posterior a la articulación de la rodilla, formado por los músculos de los compartimentos posteriores del muslo y la pierna, a través del cual las estructuras neurovasculares mayores cruzan entre el muslo y la pierna.

Galea aponeurótica: este tendón aplanado del cuero cabelludo conecta los vientres del músculo occipitofrontal y termina en el arco cigomático.

Glándula lagrimal: glándula secretora de lágrimas ubicada en la cara superolateral de la órbita del ojo. La cara superficial de esta glándula se observa desde una perspectiva facial. Las porciones superficial y profunda de la glándula lagrimal están separadas por el tendón del músculo elevador del párpado superior.

Glándula parótida: la más grande de las glándulas salivales, a ambos lados de la boca y al frente de ambos oídos.

Glándula sublingual: ubicada en el piso de la boca y cubierta por mucosa oral (se abren pequeños conductos en la base del pliegue sublingual) entre los músculos geniohioideo, intrínseco de la lengua, músculo hipogloso (en sentido medial) y músculo milohioideo. Su lado medial está envuelto alrededor de la parte terminal del conducto submandibular. Recibe fibras parasimpáticas posganglionares del ganglio submandibular.

Glosario

Glándula submandibular: segunda mayor glándula salival ubicada en los estratos superiores del vientre posterior de los músculos digástrico y estilohioideo en la superficie inferior (superficial) del músculo milohioideo. El conducto de la glándula submandibular (conducto de Wharton) avanza de su cara profunda o hilio glandular a nivel del músculo milohioideo hacia la cara medial de la glándula sublingual. La arteria facial suele formar un surco o atravesar la porción superficial de esta glándula en su trayecto hacia la cara. La vena y la arteria linguales avanzan en su lado medial. A nivel autónomo, la glándula submandibular recibe su inervación a través de una rama del nervio facial, el nervio craneal VII.

Glándula suprarrenal: situada en el polo medial superior del riñón, esta glándula endocrina se divide a nivel anatómico en una corteza y una médula. La corteza tiene tres capas distintas, cada una de las cuales produce hormonas esteroideas que son fundamentales para mantener la homeostasia dentro del cuerpo.

Glándula tiroides: esta glándula endocrina está contenida en su propia cápsula fibrosa y está compuesta por los lóbulos laterales izquierdo y derecho, que están unidos a través de la línea media por el istmo, que pasa por arriba del segundo al cuarto anillos traqueales. La glándula tiroides regula la tasa de metabolismo en el organismo al secretar hormonas tiroideas (tiroxina y triyodotironina) y afecta el equilibrio de calcio por medio de la hormona calcitonina (secretada por células C o parafoliculares tiroideas).

Glándulas paratiroides: normalmente localizadas en la cara posterior de la glándula tiroides, las paratiroides se dividen en dos glándulas superiores y dos glándulas inferiores. Estas estructuras mantienen las concentraciones de calcio sérico y se derivan del cuarto y tercer arco faríngeo, respectivamente. En ocasiones las paratiroides inferiores pueden encontrarse en el tórax.

Gran nervio auricular: este nervio, derivado de C2 y C3, asciende superficial al músculo esternocleidomastoideo hacia la oreja y la piel sobre la región parotídea.

Haz de His: haz auriculoventricular común que sale en sentido inferior del nodo auriculoventricular a través del cuerpo fibroso central, curveándose en sentido inferior al tabique membranoso para alcanzar el margen superior del tabique interventricular muscular. El haz de His pasa por una corta distancia en la cara superior del tabique interventricular y después se divide en una ancha rama izquierda al ventrículo izquierdo y una estrecha rama derecha, que pasa hacia el ventrículo derecho.

Hernia de Spiegel: también conocida como hernia ventral lateral, es un tipo de hernia de la pared abdominal anterolateral situada en la línea semilunar. El diagnóstico de hernia de Spiegel se confirma mediante ecografía o tomografía computarizada.

Hernia epigástrica: tipo de hernia situada en la pared abdominal anterolateral en el que la grasa extraperitoneal o una porción del omento mayor o una porción del intestino delgado sobresale a través de un defecto en la línea alba superior al ombligo.

Hernia incisional: subtipo de hernia de la pared abdominal anterolateral en el que las vísceras abdominales se extienden fuera de un defecto en la pared abdominal resultante de una cirugía o traumatismo.

Hiperecoico: blanco en la representación ecográfica. Con base en el grado de ecogenicidad, los tejidos o estructuras se describen como hiperecoicos (blancos en la representación ecográfica), hipoecoicos (grises en la representación ecográfica) o anecoicos (negros en la representación ecográfica).

Hipoecoico: gris en la representación ecográfica. Con base en el grado de ecogenicidad, los tejidos o estructuras se describen como hiperecoicos (blancos en la representación ecográfica), hipoecoicos (grises en la representación ecográfica) o anecoicos (negros en la representación ecográfica).

Hueso hioides: hueso en forma de U compuesto por un cuerpo y un cuerno mayor y uno menor que no se articula con los huesos de la proximidad sino que más bien está suspendido por los músculos y ligamentos a nivel vertebral de C3. Sus cuernos mayor y menor permiten la unión de músculos y ligamentos. El hueso hioides suspende el tubo laringotraqueal.

Huesos coxales: dos huesos de la pelvis. Otros huesos de la pelvis son el sacro y el cóccix.

Humor acuoso: líquido secretado del epitelio ciliar hacia la cámara posterior del ojo que fluye hacia la cámara anterior a través de la pupila.

Impedancia acústica: propiedad del tejido a través del cual las ondas de sonido se propagan en relación con la resistencia que encuentra el sonido al pasar a través de dicho tejido.

Interóseo: situado entre los huesos, como una membrana interósea.

Intervalo escaleno: también conocido como hiato del escaleno, es el intervalo entre el escaleno anterior y el escaleno medio a través del cual emergen las raíces y troncos del plexo braquial.

Lado del marcador: se relaciona con la orientación en las imágenes ecográficas, en que hay un marcador de la orientación de la proyección sobre la imagen de la pantalla (por convención sobre el lado izquierdo de la pantalla, excepto en las imágenes cardiacas en las que el marcador está en el lado derecho) y un marcador de la orientación del transductor en un extremo de la cara del mismo. Cuando el marcador de la orientación del transductor se apunta hacia el lado derecho del paciente, por ejemplo, las estructuras que se muestran en la imagen de la pantalla en el lado con el marcador de orientación están anatómicamente a la derecha de las mostradas en el lado que no tiene marcador. Las estructuras mostradas en el lado de la imagen que no tiene marcador, en este ejemplo, están anatómicamente a la izquierda de las estructuras que se observan en el lado de la imagen con marcador de orientación.

Lado sin marcador: relacionado con la orientación de las imágenes ecográficas, hay un marcador de orientación de la imagen representada en la pantalla (por convención, en el lado izquierdo de la pantalla excepto en las imágenes cardiacas, en las que el marcador está del lado derecho) y un marcador de orientación del transductor en un extremo de la cara del mismo. Cuando el marcador de orientación del transductor está apuntando hacia el lado derecho del paciente, por ejemplo, las estructuras mostradas en la imagen de la pantalla en el lado con el marcador de orientación están anatómicamente a la derecha de las estructuras mostradas en el lado sin marcador. Las estructuras mostradas en el lado del marcador de la imagen, en este ejemplo, se encuentran anatómicamente a la izquierda de las estructuras que se observan en el lado del marcador de orientación de la imagen.

Laringe: la laringe o caja de la voz está compuesta por nueve cartílagos: tres pareados y tres sin par. Los cartílagos sin par más grandes son el tiroideo, el cricoides y la epiglotis. Los cartílagos pareados más pequeños son los aritenoides, corniculados y cuneiformes. La laringe termina en la sexta vértebra cervical y se convierte en la tráquea, que continúa en sentido inferior en la línea media, justo anterior al esófago en el cuello.

Lente (cristalino): disco biconvexo normalmente transparente que se encuentra suspendido detrás del iris por medio del sistema circunferencial de las fibras zonulares unidas a la cápsula del lente en sentido central y proyecciones (procesos ciliares) del cuerpo ciliar en sentido periférico. De forma colectiva, las fibras zonulares forman el ligamento suspensorio del lente.

Ligamento ancho del útero: se origina en el borde lateral del útero y alcanza la pared pélvica lateral. Abarca dos capas de peritoneo y actúa sosteniendo el útero en su sitio.

Ligamento calcaneofibular: uno de los tres componentes de ligamento fibular colateral del tobillo; los otros dos son los ligamentos talofibular anterior y talofibular posterior.

Ligamento colateral tibial: el ligamento colateral tibial de la rodilla es una banda larga (8 a 10 cm) y aplanada unida en sentido superior al epicóndilo medial del fémur. El ligamento pasa a través de la superficie medial de la articulación de la rodilla y se une en sentido distal a la superficie anteromedial del cuerpo de la tibia 4 a 5 cm por debajo de la línea articular tibiofemoral. El ligamento se describe como con capas, superficial y profunda.

Ligamento colateral ulnar: ligamento del brazo ubicado en la cara medial del codo que une la cara distal del húmero a la cara proximal de la ulna.

Ligamento deltoideo: denominado de forma colectiva como ligamento deltoideo, el complejo de ligamento medial del tobillo tiene cuatro partes con nombre: el ligamento tibiotalar anterior, el ligamento tibionavicular, el ligamento tibiocalcáneo y el ligamento tibiotalar posterior.

Ligamento fibular colateral: el ligamento fibular colateral de la rodilla es un cordón redondeado estrecho que se une en sentido superior al epicóndilo lateral del fémur justo por arriba del surco para el tendón poplíteo, cruza la cara lateral de la articulación de la rodilla dirigido ligeramente en sentido posterior y se une por debajo de la superficie lateral de la cabeza fibular, junto con el tendón del bíceps femoral.

Ligamento patelar: en ocasiones llamado tendón patelar, es una extensión del tendón del cuádriceps y se extiende de la patela (rótula) a la superficie anterior de la tibia.

Ligamento pubocervical: compuesto por bandas de tejido conectivo, conecta el borde posterior del pubis con el cuello del útero.

Ligamento rectouterino: mantiene la posición anatómica del cuello uterino hacia arriba y en sentido posterior.

Ligamento redondo del útero: avanza dentro de la capa (anterior/superior) del ligamento ancho y sirve para sostener el útero en anteversión y anteflexión al apoyar el fondo del útero hacia adelante. El ligamento se une al útero en sentido anterior por debajo de las tubas uterinas. El ligamento redondo pasa a través del canal inguinal al anillo inguinal profundo y sale en el anillo inguinal superficial hacia los labios mayores.

Ligamento tibiocalcáneo: en la pierna, el ligamento tibiocalcáneo casi vertical se extiende entre el borde inferior del maléolo medial y el sustentáculo talar del calcáneo. Una de las cuatro partes designadas del ligamento deltoides de la articulación del tobillo.

Glosario

Ligamento tibiofibular anterior: este ligamento se ubica justo por arriba del tobillo en la profundidad hacia la pierna y mantiene unidas la tibia y la fíbula (los dos huesos de la parte inferior de la pierna).

Ligamento transverso (cardinal de Makenrodt): el ligamento cardinal está compuesto por fascia pélvica fibromuscular y actúa para proporcionar apoyo al útero, y se extiende del cuello uterino y la vagina a las paredes pélvicas, viajando inferior a la base del ligamento ancho.

Línea alba: fusión de la aponeurosis de los músculos oblicuo abdominal externo, oblicuo abdominal interno y transverso abdominal que forma una línea media avascular de tejido conectivo color blanco que se conoce como la línea alba, que está ubicada entre los dos músculos rectos abdominales y se estira del proceso xifoides a la sínfisis del pubis.

Línea endometrial: el endometrio en las imágenes por ecografía o resonancia magnética se observa como una línea hiperecoica (brillante). Las líneas anormalmente gruesas o los linfonodos irregulares pueden ser un signo de cáncer.

Linfoma: cáncer del tejido linfoide.

Linfonodos cervicales profundos: grupo de linfonodos cervicales que se encuentran cerca de la vena yugular interna.

Líquido seminal: es secretado por las vesículas seminales y contribuye a la calidad del semen. El líquido seminal tiene alto contenido de fructosa, colina y otras proteínas que proporcionan nutrientes a los espermatozoides.

Lóbulo caudado del hígado: en el lóbulo izquierdo del hígado, es el segmento superior medial.

Lóbulo izquierdo del hígado: dividido en los segmentos medial y lateral, cada uno de los cuales está subdividido en las áreas (segmentos) superior e inferior. Consta de los segmentos medial superior (lóbulo caudado), medial inferior (lóbulo cuadrado), lateral superior y lateral inferior.

Lóbulos tiroideos laterales: la glándula tiroides se divide en dos lóbulos laterales (en cada lado) que están conectados por el istmo, que cruza la línea media de la parte superior de la tráquea entre el segundo y tercer anillo traqueales. La glándula tiroidea normal tiene lóbulos laterales que son simétricos con un istmo bien marcado de ubicación central.

Maléolo lateral: el maléolo lateral forma la superficie lateral de la articulación del tobillo y es la prominencia en el lado exterior del tobillo, formado por el extremo inferior de la fíbula.

Maléolo medial: la prominencia ósea en la cara medial del tobillo. En la pierna, el extremo distal expandido de la tibia forma las superficies superior y medial (maléolo medial) del arco óseo de la articulación del tobillo, articulándose con la superficie superior (tróclea) del talus.

Manguito rotador: grupo de tendones de cuatro músculos que refuerzan la cápsula de la articulación del hombro y ayudan a estabilizar dicha articulación, en particular durante las rotaciones forzadas. El manguito rotador consiste en los tendones del músculo supraespinoso, subescapular, infraespinoso y redondo menor.

Médula: parte interna del riñón que contiene las asas de Henle y los túbulos recolectores.

Mesovario: cada ovario está suspendido por un mesovario, que une los ovarios a la capa posterior/superior del ligamento ancho.

Micción: acción de orinar.

Modo de escucha: el modo de escucha (en oposición al modo de pulso) del transductor se usa con mayor frecuencia durante un rastreo ecográfico típico. Cada pulso transmitido por el transductor crea una imagen proyectada que forma una línea de rastreo a la vez y se transmite un pulso junto con una de aproximadamente miles de líneas de rastreo secuenciales de un lado de la imagen al otro. El siguiente pulso a lo largo de la siguiente línea de rastreo no se transmite hasta que todos los ecos del pulso previo han tenido tiempo (modo de escucha) de regresar al transductor.

Modo de pulso: el transductor se encuentra en modo de pulso menos de 1% del tiempo. La imagen de la pantalla se forma por una línea de rastreo a la vez y se transmite un pulso a lo largo de una de mil o cerca de mil líneas de rastreo secuenciales de un lado de la imagen al otro. El siguiente pulso a lo largo de la siguiente línea de rastreo no se transmite hasta que los ecos del pulso previo han tenido tiempo de regresar al transductor (durante este periodo, se dice que el transductor está en "modo de escucha").

Músculo abdominal oblicuo externo: el más grande y externo de los tres músculos planos de la pared abdominal lateral.

Músculo abductor corto del pulgar: ubicado en la mano entre la muñeca y la base del pulgar. Su función principal es abducir (alejar) el pulgar de la palma de la mano.

Músculo aductor del pulgar: músculo de la mano que tira del pulgar hacia la palma de la mano.

Músculo bíceps del brazo: músculo grande de dos cabezas que se encuentra en el frente de la parte superior del brazo, entre el hombro y el codo.

Músculo cuadrado femoral: músculo pareado de la región glútea, en la profundidad hacia el glúteo máximo, que actúa para permitir la rotación externa del muslo. El ciático avanza sobre el cuadrado femoral justo antes de entrar al compartimento posterior del muslo.

Músculo esternocleidomastoideo: este gran músculo del cuello en forma de cinta surge del manubrio del esternón y la cara medial de la clavícula, después asciende para unirse al proceso mastoides del hueso temporal. Su función es girar la cara al lado contrario.

Músculo flexor largo del pulgar: músculo del compartimento anterior del antebrazo que flexiona el pulgar. Su tendón entra en la mano a través del túnel del carpo junto con los tendones del flexor superficial de los dedos, flexor profundo de los dedos y el nervio mediano.

Músculo flexor ulnar del carpo: músculo del antebrazo que actúa para flexionar y aducir la mano. Se levanta con dos cabezas (humeral y ulnar) y está conectado por un arco tendinoso por debajo del cual pasan el nervio y la arteria ulnares.

Músculo glúteo mayor: músculo grande, de forma romboide, que se origina en la superficie posterior del ilion posterior a la línea glútea posterior, la superficie posterior del sacro y la superficie posterior de ligamento sacrotuberoso, y se inserta en el borde posterior del tracto iliotibial y la tuberosidad glútea de la parte proximal del fémur. El glúteo mayor es el músculo más grande y más superficial de la región glútea.

Músculo glúteo medio: se origina en la superficie glútea del ilion, entre las líneas glúteas posterior y anterior, y se inserta en la superficie lateral del trocánter mayor del fémur.

Músculo glúteo menor: se encuentra en la profundidad hacia el glúteo medio; el glúteo menor se origina en la superficie del ilion entre las líneas glúteas anterior e inferior y se inserta en la superficie anterior del trocánter mayor.

Músculo infraespinoso: los músculos infraespinoso y redondo menor se originan en la fosa infraespinosa. Sus tendones pasan por debajo del borde posterior del acromion y sobre la cara posterior de la articulación glenohumeral y cabeza humeral para insertarse en las facetas media e inferior del tubérculo mayor. Los tendones del infraespinoso y el redondo menor son dos de los cuatro tendones del manguito rotador.

Músculo oblicuo abdominal interno: ofrece apoyo a la pared abdominal, ayuda en la respiración forzada, auxilia a la elevación de la presión en el área abdominal, y da vuelta y gira el tronco con ayuda de otros músculos.

Músculo pectíneo: se origina de la línea pectínea de la rama púbica superior, justo por arriba del ligamento inguinal, entra al muslo en la profundidad del ligamento inguinal formando la mitad medial del piso del triángulo femoral y se

inserta en el cuerpo del fémur, inmediatamente por debajo del trocánter menor.

Músculo poplíteo: músculo delgado y plano de forma triangular en el piso de la fosa poplítea y parte proximal del compartimento posterior de la pierna.

Músculo sartorio: se origina en la cara medial de la espina iliaca superior anterior, cruza el muslo de lateral a medial y se inserta a lo largo del grácil y el semitendinoso, en la cara medial de la parte proximal de la tibia.

Musculo subescapular: este músculo se origina en la superficie anterior de la escápula. Su tendón pasa a través del espacio subcoracoides inferior al proceso coracoides y en la profundidad hacia el coracobraquial y la cabeza corta de los músculos del bíceps braquial, después sobre la cara anteromedial de la articulación glenohumeral y la cabeza humeral, para insertarse en el tubérculo menor. El tendón del subescapular es uno de los cuatro tendones del manguito rotador.

Músculo tensor de la fascia lata: este músculo se origina a lo largo de una línea que inicia en la cara lateral de la espina iliaca superior anterior y se extiende unos cuantos centímetros en sentido posterior a lo largo de la cresta iliaca, hasta el tubérculo de la cresta, y se inserta a través del tracto iliotibial, una banda engrosada de la fascia lata, hacia la parte proximal de la tibia.

Músculo trapecio: el músculo trapecio, que da apoyo al brazo y mueve la escápula, es un gran músculo pareado que se extiende en sentido longitudinal desde el hueso occipital hacia las vértebras torácicas inferiores de la columna y en sentido lateral a la espina de la escápula.

Músculo vasto lateral: parte del músculo cuádriceps femoral, que también consiste en el recto femoral, vasto intermedio y vasto medial. El vasto lateral se origina en la superficie inferior distal del trocánter mayor del fémur, en la parte superolateral de la línea intertrocantérea y en una línea a lo largo del borde lateral de la línea áspera.

Músculos abdominales transversos: capa muscular de la pared abdominal anterior y lateral (frente y costado) que se ubica en la profundidad hacia (en la capa inferior) el músculo oblicuo interno.

Músculos aductores: músculos que mueven una estructura, como una extremidad o parte de una extremidad, hacia la mitad del cuerpo.

Músculos escalenos: los músculos escalenos se ubican profundamente en relación con el músculo esternocleidomastoideo, laterales a la columna cervical, conectando las vértebras a las dos primeras costillas. La fascia profunda o la fascia paravertebral envuelven a los músculos escalenos. Estos músculos surgen de las vértebras cervicales y descienden para unirse a

Glosario

la primera y segunda costilla. A nivel funcional, los músculos escalenos (anterior, medio y posterior) se usan para elevar la primera y segunda costillas, como se observa en la inspiración forzada.

Músculos intercostales: son de tres tipos: (1) *intercostales externos* (localizados en sentido superficial; la orientación de sus fibras es en sentido medial y descendente en una dirección en línea con el músculo oblicuo abdominal externo de la pared abdominal anterior); (2) *intercostales internos* (en la profundidad hacia los músculos intercostales externos; estos músculos avanzan en una dirección opuesta de los intercostales externos en sentido descendente y lateral, en línea con el músculo oblicuo abdominal interno); y (3) *intercostales más internos* (los más profundo de los músculos intercostales, avanzan en la misma dirección que los intercostales internos).

Músculos isquiotibiales: los músculos isquiotibiales del compartimiento posterior del muslo (bíceps femoral, semitendinoso y semimembranoso) se originan a partir de un tendón común grande unido a lo largo de la superficie posterior/posterolateral de la tuberosidad isquiática.

Músculos pectorales: el pectoral mayor y el menor, cuatro músculos pareados que cubren el frente de la caja torácica y actúan sobre la extremidad superior.

Músculos recto y vasto femorales: el músculo recto femoral es uno de los cuatro músculos del cuádriceps. Los otros son el vasto intermedio (en la profundidad hacia el recto femoral) y el vasto lateral. Las cuatro partes del músculo cuádriceps se unen a la patela a través del tendón del cuádriceps.

Músculos rectos abdominales: son los músculos abdominales anteriores ("abdomen" o "cuadritos"), músculos pareados que avanzan en sentido vertical a cada lado de la pared anterior del abdomen.

Músculos tenares: músculos de la palma de la mano en la base del pulgar. Los tres músculos tenares son el abductor corto del pulgar, el flexor corto del pulgar y el oponente del pulgar.

Nervio accesorio (NC XI): nervio superficial del triángulo posterior del cuello, el undécimo nervio craneal. Este nervio solo inerva dos músculos: los músculos esternocleidomastoideo y el trapecio.

Nervio cervical transverso: este nervio, derivado de C2 y C3, viaja en sentido anterior y superficial al esternocleidomastoideo hacia la línea media del cuello, proporcionando inervación cutánea regional.

Nervio ciático: rama más grande del plexo lumbosacro con fibras nerviosas de L4 a S3. El nervio ciático es una fuente importante de inervación para las extremidades inferiores; deja la pelvis a través del agujero ciático inferior mayor al piriforme y desciende a través de la región glútea inmediatamente en la profundidad hacia el glúteo máximo, y avanza sobre el gemelo superior, el tendón del obturador interno, el gemelo inferior y, por último, el cuadrado femoral.

Nervio cutáneo femoral lateral: rama del plexo lumbar que pasa de la pared abdominal posterior a la extremidad inferior por debajo del ligamento inguinal, y medial a la espina iliaca superior anterior a lo largo del área superficial del músculo sartorio en su origen.

Nervio femoral: nervio principal que inerva el compartimento anterior del muslo. Rama del plexo lumbar que deja la pared abdominal posterior en el surco entre el iliaco y el psoas mayor por debajo del ligamento inguinal para entrar en el triángulo femoral. El nervio femoral inerva el iliaco, el pectíneo (por lo general), el sartorio y el cuádriceps femoral, y proporciona la inervación cutánea a las áreas de la parte anterior del muslo, parte medial de la pierna y cara medial del pie.

Nervio fibular común: inicia en la parte superior de la fosa poplítea, donde el nervio ciático se divide en los nervios tibial y fibular común.

Nervio frénico: en el cuello, el nervio frénico (C3, C4 y C5), que inerva el diafragma, desciende casi en sentido vertical a lo largo de la región superficial del músculo escaleno anterior para viajar entre la arteria y la vena subclavias. La lesión de este nervio puede alterar la respiración. La irritación de este nervio causa espasmos del diafragma ipsilateral (es decir, hipo).

Nervio glosofaríngeo: nervio craneal IX, el nervio craneal del tercer arco faríngeo. En el cuello, este nervio inerva el músculo estilofaríngeo y proporciona inervación sensorial, incluyendo gusto al tercio posterior de la lengua, e inerva gran parte de la mucosa faríngea.

Nervio hipogloso: nervio craneal XII, que inerva los músculos de la lengua. Específicamente inerva a los músculos intrínsecos de la lengua y a los tres músculos extrínsecos que incluyen el estilogloso, hiogloso y geniogloso. De forma primaria, estos músculos retraen, deprimen y protruyen la lengua, respectivamente.

Nervio mandibular (V3): una de las divisiones del nervio trigémino a partir de la cual se derivan de forma primaria los nervios cutáneos de la parte inferior de la cara. Incluyen el nervio mentoniano (inerva la piel sobre la barbilla y el labio inferior); el nervio bucal (inerva la piel que cubre al músculo buccinador, así como la mucosa bucal gingival y adyacente); y el nervio auriculotemporal (inerva la piel de la región temporal y también se acompaña de fibras "pasajeras" parasimpáticas posganglionares del ganglio ótico que dejan el nervio auriculotemporal y viajan a la glándula parótida).

Nervio maxilar (V2): una de las divisiones del nervio trigémino a partir de los cuales se derivan principalmente los nervios cutáneos de la mitad de la cara. Incluye al nervio infraorbital (inerva el párpado inferior, el labio superior y la parte lateral de la nariz); el nervio cigomático facial (inerva la piel sobre la prominencia de la mejilla); y el nervio cigomático temporal (inerva la cara anterior de la región temporal, es decir, la región lateral de la frente).

Nervio mediano: surge en la axila, desde sus raíces mediales y laterales, y se ramifica a los fascículos medial y lateral del plexo braquial. El nervio deja la axila a lo largo de la superficie anterior de la arteria axilar y atraviesa de forma subsecuente a través del compartimento anterior del brazo inmediatamente adyacente a la arteria braquial. El nervio mediano no tiene ramas en el brazo, pero inerva la mayoría de los músculos en el compartimento anterior del antebrazo, además de cinco músculos de la mano, y brinda sensación a las superficies palmares de los 3 ½ dedos laterales (lado del pulgar; del pulgar a la mitad del dedo anular) y la parte adyacente de la palma de la mano.

Nervio occipital menor: esta rama derivada de C2 y C3 asciende a lo largo del borde posterior del esternocleidomastoideo hacia la piel de la oreja y el occipucio.

Nervio oftálmico (V1): una de las divisiones del nervio trigémino a partir del cual se derivan principalmente los nervios cutáneos de la parte superior de la cara. Incluye el nervio supraorbitario (envía ramas al párpado superior y después se distribuye a la piel de la frente en sentido posterior al vértice del cráneo); nervio supratroclear (envía ramas al párpado superior y piel adyacente de la parte central de la frente); nervio infratroclear (envía la piel de los párpados y la parte lateral de la nariz); y nervio lagrimal (después de inervar la glándula lagrimal y se distribuye al párpado superior).

Nervio óptico (NC II): los procesos centrales de las células ganglionares retinianas convergen en el disco óptico para formar el nervio óptico, que sale de la cara posteromedial del ojo y atraviesa la grasa orbital para salir de la órbita en sentido posterior a través del canal óptico. El nervio óptico está rodeado por una vaina que consiste en las tres capas meníngeas: duramadre, subaracnoides y piamadre.

Nervio radial: el nervio radial inicia en la axila como la rama más grande del fascículo posterior del plexo braquial y termina cerca de la articulación del codo al dividirse en sus ramas terminales, los nervios radiales profundo y superficial.

Nervio radial profundo: una de las dos ramas terminales del nervio radial, que avanza en sentido posterior y entra a la sustancia del músculo supinador, viajando entre dos capas del músculo hacia el compartimento posterior del antebrazo, surgiendo como el nervio interóseo posterior.

Nervio radial superficial: una de las dos ramas terminales del nervio radial, que se une a la arteria radial y continúa en sentido distal en el antebrazo debajo del músculo braquiorradial, extendiéndose a través de su tendón distal para inervar la piel sobre la tabaquera anatómica, cara dorsal de la mano, pulgar y parte proximal del dedo índice y el medio.

Nervio safeno: rama del nervio femoral. El nervio safeno continúa a través del muslo a lo largo de la superficie profunda del sartorio, emerge entre el sartorio y el tendón del grácil, justo por arriba de la articulación de la rodilla y después penetra en la fascia profunda para proporcionar inervación cutánea a toda la superficie medial de la pierna, de la articulación de la rodilla a la cara medial del pie.

Nervio subcostal: rama ventral del duodécimo nervio torácico que inerva los músculos de la pared abdominal anterior.

Nervio supraclavicular: este nervio, derivado de C3 y C4, viaja en sentido inferior y termina como tres ramas que cruzan la cara medial, media y lateral de la clavícula para inervar la piel regional.

Nervio tibial: nervio en la pierna que, junto con los vasos poplíteos, pasa entre las cabezas medial y lateral del gastrocnemio y debajo del arco tendinoso del sóleo, para entrar al compartimento posterior de la pierna a la extensión inferior de la fosa poplítea, pasando superficial al músculo poplíteo y en la profundidad del tríceps sural.

Nervio trigémino (NC V): el nervio trigémino tiene tres divisiones: el nervio oftálmico (V1), el nervio maxilar (V2) y el nervio mandibular (V3). Mediante sus divisiones, el nervio trigémino proporciona sensación a la cara e inervación motora a los músculos de la masticación.

Nervio ulnar: este nervio en el brazo surge en la axila del fascículo medial del plexo braquial, avanza a través del brazo posterior al nervio mediano, cruza la articulación del codo a través del túnel cubital, viaja a través del compartimento del antebrazo acompañado por la arteria ulnar y cruza la muñeca hacia la mano a través del canal de Guyon.

Nervio vago (NC X): en el cuello, el nervio vago tiene varias ramas, incluyendo un nervio faríngeo que inerva todos los músculos de la faringe y el paladar blando, y el nervio laríngeo superior que se divide en una rama interna y una externa. Otras ramas del nervio vago en el cuello incluyen por lo general dos nervios cardiacos destinados para el tórax. El nervio vago desciende a través del tórax originando ramas a las vías respiratorias y el esófago en su porción torácica y después entra al abdomen donde proporciona inervación parasimpática a las vías gastrointestinales hasta la flexura cólica izquierda.

Glosario

Nodo auriculoventricular: colección de fibras musculares cardiacas especializadas que comprenden el tejido de conducción del corazón y transmiten señales eléctricas de la aurícula a la musculatura ventricular, lo que resulta en su contracción. Situado dentro del tabique interauricular adyacente a la valva septal de la válvula tricúspide, el nodo auriculoventricular es continuo con el haz auriculoventricular común (de His) que pasa a través del tejido conectivo que separa las aurículas de los ventrículos hacia el tabique interventricular.

Nodo sinoauricular: el marcapasos normal del corazón; una de las fibras musculares de conducción cardiaca especializadas que componen el tejido de conducción del corazón y que envía señales eléctricas a la musculatura cardiaca, lo que permite su contracción. El nodo sinoauricular se encuentra en la unión de la base de la vena cava superior con la aurícula derecha.

Omento mayor: se suspende en sentido descendente de la curvatura mayor del estómago, envolviéndose sobre el colon transverso y otras vísceras abdominales. Transmite los vasos gastroomentales derecho e izquierdo a lo largo de la curvatura mayor del estómago.

Omento menor: capa dual del peritoneo de la porta hepática del hígado, que continúa hasta la curvatura menor del estómago y el inicio del duodeno. Los ligamentos hepatogástrico y hepatoduodenal integran el omento menor.

Ondas de sonido: ondas mecánicas de presiones alternantes que se propagan a través de un medio (como los tejidos) en forma de una serie de compresiones a medida que la presión de la onda aumenta y como rarefacciones a medida que la presión de la onda cae de las moléculas del medio.

Ovarios: órganos reproductivos femeninos cubiertos por epitelio germinal, el cual está estrechamente relacionado con el peritoneo embrionario.

Páncreas: este órgano es tanto una glándula exocrina digestiva como una glándula endocrina productora de hormonas y se ubica en el espacio retroperitoneal del abdomen.

Pancreatitis: inflamación del páncreas causada por cálculos biliares o consumo de alcohol. Los síntomas incluyen dolor epigástrico constante e intenso que irradia a la espalda.

Parotiditis: infección viral (paperas) de la glándula parótida, que provoca inflamación glandular. Esta inflamación estira la cápsula y la fascia de la glándula parótida, lo cual causa un dolor considerable.

Parte distal del antebrazo: el extremo del lado de la muñeca se denomina extremo distal del radio, el más grande de los dos cuerpos del antebrazo.

Parte media del húmero: región media (diáfisis) del húmero, un hueso largo del brazo.

Pelvis femenina: cavidad del cuerpo inmediatamente por debajo del abdomen que se ubica entre los huesos de la cadera femenina. En las mujeres, la pelvis suele tener un menor tamaño y ser más densa y menos gruesa que en los hombres. En comparación, la cavidad pélvica femenina tiene menos profundidad y ancho, el arco púbico (también conocido como el ángulo suprapúbico) tiene un mayor tamaño y la gran escotadura ciática es más amplia.

Pelvis masculina: parte en forma de cuenco de la cavidad del cuerpo por debajo del abdomen que se ubica entre los huesos de la cadera de los hombres.

Pene: órgano reproductivo masculino externo, también usado para la micción.

Pericardio: saco fibroseroso que recubre la totalidad del corazón y una porción de los grandes vasos, y está compuesto por dos capas, una fibrosa y una serosa.

Pericardiocentesis: remoción de líquido del saco pericárdico, de modo que pueda aliviarse un problema de taponamiento. Aunque puede realizarse una pericardiocentesis usando solo puntos de referencia, la pericardiocentesis guiada con ecografía permite la visualización del derrame, así como el trayecto de la aguja y el alambre guía durante el procedimiento, y ha demostrado que reduce errores clínicos como el neumotórax.

Placas de Peyer: pequeñas acumulaciones de tejido linfoide que se encuentran a lo largo de la región del íleon del intestino delgado. Su función consiste en monitorear las bacterias intestinales e impedir el crecimiento de las bacterias patógenas intestinales.

Pleura: delgada membrana serosa compuesta de células mesoteliales que producen pequeñas cantidades de líquido seroso, lo cual facilita los movimientos de los pulmones. La pleura envuelve cada pulmón y consiste en las capas parietal y visceral.

Polo inferior de la patela: borde/superficie inferior de la patela (rótula) que proporciona un sitio de unión para el ligamento patelar. La tendinopatía patelar es un trastorno frecuente en deportes y puede ocurrir en cualquier lugar del tendón patelar, pero el área afectada con mayor frecuencia es el polo inferior de la patela.

Polo superior de la patela: superficie/borde superior de la patela (rótula) que proporciona el área de unión para el tendón del cuádriceps.

Posición de Trendelenburg: posición del paciente en la cama en que ésta está inclinada 15 a 30°, de modo que la cabeza se ubique debajo de los pies. Esto aumenta la acumulación de líquido intraperitoneal en los cuadrantes superiores, aumentando la sensibilidad para la exploración con FAST en estos sitios.

Procedimiento de Whipple: esta cirugía también se conoce como pancreaticoduodenectomía, resección quirúrgica que se realiza en algunos casos de cáncer pancreático.

Proceso espinoso: prominencia ósea que se proyecta en sentido posterior en la línea media a partir de la unión de las láminas derecha e izquierda, desde la parte posterior de cada vértebra.

Proceso uncinado del páncreas: parte inferior de la cabeza del páncreas ubicada a la izquierda, posterior a los vasos mesentéricos superiores.

Procesos transversos: en la columna, los procesos transversos se proyectan en sentido lateral desde la unión de los pedículos y las láminas, e inmediatamente posteriores a este punto, los procesos articulares se proyectan en sentido superior e inferior.

Próstata: ubicada inmediatamente inferior a la vejiga, posterior a la sínfisis del pubis y anterior al recto, la glándula prostática se divide a nivel anatómico en cinco lóbulos: el anterior, el medio, el posterior y los laterales derecho e izquierdo. Tiene su base sobre el cuello de la vejiga, donde la uretra sale de la vejiga y entra a la próstata, con su vértice reposando en el piso pélvico.

Proximal: situado más cerca del punto de unión de una extremidad o el inicio de un vaso o nervio.

Proyección apical de cuatro cámaras: proyección ecográfica al colocar el transductor en el vértice del corazón, cerca del impulso apical.

Proyección en el eje corto paraesternal: una de varias proyecciones ecocardiográficas estándar en que la cara del transductor se coloca cerca del lado izquierdo del esternón en el tercero o cuarto espacio intercostal y se orienta perpendicular al eje largo del ventrículo izquierdo, girando la cara del transductor 90° en sentido de las manecillas del reloj desde la posición del eje largo paraesternal.

Proyección en el eje largo paraesternal: una de varias proyecciones ecocardiográficas estándar en que la cara del transductor se coloca cerca del lado izquierdo del esternón en el tercero o cuarto espacio intercostal y se orienta a lo largo del eje largo del ventrículo izquierdo (a lo largo de una línea imaginaria que conecta el hombro derecho con el pezón izquierdo).

Proyección longitudinal (oblicua intercostal): en las proyecciones longitudinales, la cara del transductor se orienta a lo largo del eje largo del cuerpo de modo que el cuerpo se divide por un plano imaginario en partes derecha e izquierda iguales/desiguales (sagital/parasagital, respectivamente) o por un plano imaginario en partes frontal y trasera (coronal). En una proyección oblicua intercostal, la cara del transductor se coloca sobre un espacio intercostal y se alinea con este (el cual está ligeramente oblicuo a un verdadero eje longitudinal coronal del cuerpo).

Proyección longitudinal (oblicua): en las proyecciones longitudinales, la cara del transductor está orientada a lo largo del eje largo del cuerpo, de modo que el cuerpo está dividido por un plano imaginario en partes derecha e izquierda iguales/desiguales (sagital/parasagital, respectivamente) o por un plano imaginario en las partes frontal y trasera (coronal). En una proyección longitudinal oblicua, la cara del transductor es oblicua en relación con un eje longitudinal verdadero del cuerpo, por lo general para obtener la imagen de una estructura que en sí misma no está alineada con un eje longitudinal verdadero.

Proyección longitudinal (parasagital): en las proyecciones longitudinales, la cara del transductor se orienta a lo largo del eje largo del cuerpo, de modo que el cuerpo está dividido por un plano imaginario en partes derecha e izquierda iguales/desiguales (sagital/parasagital, respectivamente) o por un plano imaginario en las partes frontal y trasera (coronal).

Proyección longitudinal (sagital/parasagital): en las proyecciones longitudinales, la cara del transductor se orienta a lo largo del eje largo del cuerpo, de modo que el cuerpo está dividido por un plano imaginario en las partes derecha e izquierda igual/desigual (sagital/parasagital, respectivamente) o por un plano imaginario en las partes frontal y trasera (coronal).

Proyección subxifoidea de cuatro cámaras: uno de los abordajes transtorácicos estándar usados en exploraciones ecográficas del corazón (ecocardiografía), que también incluye el eje apical, así como el paraesternal largo y corto. La proyección subxifoidea de cuatro cámaras usa al hígado como ventana ecográfica para observar al corazón y al pericardio. Esta es una de las proyecciones usadas en la exploración con FASTe para determinar si hay líquido libre acumulándose en el espacio pericárdico (hemopericardio o derrame pericárdico).

Proyección suprapúbica: proyecciones transabdominales del abdomen inferior/pelvis con el transductor colocado justo a/sobre el cuerpo/sínfisis del hueso púbico.

Proyección/orientación coronal: en un procedimiento ecográfico, el transductor se coloca en la superficie del cuerpo a lo largo de un plano imaginario que divide el cuerpo (o la parte del cuerpo que se está rastreando) en sus partes anterior (frente) y posterior (espalda).

Punto de McBurney: punto sobre el lado derecho del abdomen que se ubica a un tercio de la distancia de la espina iliaca superior al ombligo. La apendicitis aguda se presenta como

Glosario

un dolor en el cuadrante inferior derecho, en el punto de McBurney.

Raíz del cuello: la raíz del cuello (región toracocervical) es la unión entre el tórax y el cuello. Incluye la abertura torácica superior a través de la cual pasan todas las estructuras que van de la cabeza/cuello al tórax y la abertura del cuello hacia la extremidad superior a través de la cual pasan los vasos y nervios del cuello a la extremidad superior.

Ramas hepáticas comunes: la arteria hepática común se ramifica en la arteria hepática propia, la arteria gastroduodenal y en ocasiones la arteria gástrica derecha.

Receso hepatorrenal: al obtener imágenes del hígado y los riñones, existe este espacio potencial en el receso hepatorrenal (entre el hígado y el riñón derecho). Este es el sitio más dependiente en el espacio peritoneal por arriba del mesocolon transverso, por lo que es un sitio frecuente para la acumulación de líquido libre en la parte superior del abdomen.

Receso rectouterino (fondo de saco de Douglas): el receso rectouterino, también conocido como fondo de saco de Douglas, es un espacio potencial creado por el pliegue peritoneal que se refleja de la superficie posterior del útero hacia la superficie anterior del recto. El receso rectouterino es el punto más bajo en la cavidad peritoneal en posición supina y por tanto es un lugar donde suele acumularse líquido libre (como la sangre).

Recesos costodiafragmáticos: partes inferiores de los espacios pleurales en que las partes costal y diafragmática de la pleura parietal están separadas por un pulmón intermedio. Estos son espacios potenciales en que puede acumularse líquido.

Reflexión difusa: cuando la onda de sonido encuentra elementos dentro de tejidos que son irregulares o "pedregosos" para las ondas de sonido (irregularidades que son más pequeñas que la longitud de onda de la ecografía), ocurre reflexión difusa o *dispersión*. Las ondas de sonido dispersas interfieren entre sí en patrones complejos, dando origen a la ecotextura moteada de tejidos como el hígado, bazo, riñón y miocardio.

Reflexión especular: ocurre reflexión especular cuando las ondas de sonido encuentran una superficie lisa o una interfaz lisa entre dos tejidos con diferentes propiedades acústicas. Este tipo de reflexión es responsable de los bordes/interfaces hiperecoicas que se observan en las imágenes de ultrasonido y por el aspecto brillante de las estructuras fibrosas como los tendones, ligamentos y cápsulas orgánicas. La reflexión especular es mejor para la formación de imágenes cuando la superficie o interfaz es perpendicular a los pulsos de sonido.

Resolución espacial: capacidad para distinguir y representar pequeños objetos que se encuentran cercanos entre sí como separados en el espacio. Los objetos pequeños se representan como el ancho del haz a la profundidad en que se ubican (artefacto de estela lateral).

Resolución lateral: en ecografía, la capacidad de distinguir pequeños reflectores lado a lado, con resolución lateral; es mejor cerca de la profundidad focal, donde el haz es más estrecho.

Rodete glenoideo: collar fibrocartilaginoso ubicado alrededor de la fosa glenoidea de la escápula, que expande la superficie de la articulación del hombro y sirve como un sitio de unión para la cápsula articular del hombro y el ligamento glenohumeral lateral. Es un importante estabilizador pasivo en la articulación del hombro.

Rugosidades: pliegues longitudinales de membrana mucosa creados cuando el estómago experimenta contracciones. El canal gástrico, un canal ahuecado a lo largo de la curvatura menor formado por las rugosidades, dirige los líquidos hacia el píloro.

Sacro: uno de los huesos de la pelvis, formado por la fusión de cinco vértebras sacras. Los otros son los huesos coxales (dos huesos) y el cóccix. La pared posterior de la cavidad pélvica es paralela a la curvatura del sacro.

Semiespinoso de la cabeza: este músculo se une en sentido superior entre las líneas nucales superior e inferior y en sentido inferior desde los procesos transversos y articulares y los ligamentos relacionados con las vértebras cervicales inferiores y torácicas superiores.

Seno carotídeo: porción superior expandida de la arteria carótida común, justo antes de su bifurcación hacia las arterias carótidas internas y externas, que contiene terminaciones nerviosas sensibles al estiramiento (como la presión dentro de la arteria), que, al ser estimuladas, producen un reflejo que hace más lenta la frecuencia cardiaca, dilata los vasos sanguíneos y reduce la presión arterial.

Serrato anterior: este músculo suele surgir de las ocho costillas superiores e insertarse en el borde vertebral de la escápula.

Sialolitiasis: trastorno en el que se forman cálculos en una glándula salival o en su conducto. Los cálculos salivales se ubican más a menudo en la glándula submandibular (60 a 90% de los casos) y pueden ser múltiples, causando sialolitiasis, que puede provocar la obstrucción parcial o total del conducto salival. Los cálculos salivales o sialolitiasis pueden palparse en el piso de la boca cuando están presentes en la parte distal del conducto submandibular (conducto de Wharton).

Signo de Murphy: hipersensibilidad debido a la inflamación aguda de la vesícula biliar (colecistitis aguda).

Simpáticos: el plexo carotídeo externo, fibras simpáticas posganglionares derivadas del ganglio cervical superior del tronco simpático dentro del cuello, viaja a lo largo de las ramas de la arteria carótida externa que están destinadas para la cara (p. ej., arterias temporales facial y superficial). Estas fibras son vasoconstrictoras, secretoras y pilomotoras en su naturaleza.

Síndrome de Sjögren: enfermedad autoinmunitaria que afecta más a menudo a mujeres mayores de 40 años de edad y se caracteriza por infiltración linfocítica y plasmocítica intensa, así como destrucción de las glándulas salivales y lagrimales, lo que causa resequedad en boca y ojos.

Superficie glútea del ilion: superficie externa del ala del ilion marcada por las líneas glúteas anterior, posterior e inferior que separan los orígenes de los músculos glúteos.

Supraespinoso: en la extremidad superior, el músculo supraespinoso se origina de la fosa supraespinosa y su tendón pasa a través del espacio subacromial para insertarse en la faceta superior del tubérculo mayor del húmero. El tendón del supraespinoso es uno de los cuatro tendones del manguito rotador.

Surco intertubercular: surco profundo en el húmero que separa el tubérculo mayor del tubérculo menor.

Taponamiento cardiaco: compresión del corazón que ocurre cuando el saco pericárdico, que se resiste a la distensión repentina, contiene un exceso de líquido o sangre.

Tendón de la cabeza larga del bíceps braquial: el tendón de la cabeza larga del bíceps del brazo ocupa el surco intertubercular y se estabiliza en esa posición por el ligamento humeral transverso. En sentido superior, el tendón se curva sobre la cabeza humeral y pasa a través de un pequeño intervalo (intervalo del manguito rotador) entre los tendones del supraespinoso y el subescapular, para entrar al espacio articular glenohumeral.

Tendón del calcáneo: en la parte distal (parte inferior), el tendón del sóleo se fusiona con el tendón del gastrocnemio en estratos superiores para formar el tendón del calcáneo, el cual suele llamarse "tendón de Aquiles".

Tendón del cuadrado femoral: un grueso y fuerte tendón formado por contribuciones de los músculos recto femoral y vasto. El tendón del cuádriceps femoral suele describirse como trilaminar, con una capa superficial formada por el recto femoral, una capa intermedia formada por el vasto lateral y el medial, y una capa profunda formada por el vasto intermedio. El tendón del cuádriceps femoral se une a la región superior de la patela, que a su vez está unida a la tuberosidad tibial por medio del ligamento patelar.

Tendón del flexor radial del carpo: tendón que cruza hacia la mano a lo largo de la superficie medial del escafoides, justo afuera del túnel del carpo, entre dos capas del ligamento transverso del carpo.

Tendón del poplíteo: también conocido como tendón poplíteo, es parte del borde posterolateral de la rodilla, una estructura estabilizante en la rotación de la misma. El tendón del poplíteo se aproxima y une al cóndilo femoral lateral justo en la profundidad hacia la unión femoral (proximal) del ligamento colateral fibular de la rodilla.

Tendón del semimembranoso: fuerte cordón de tejido conectivo fibroso ubicado en la parte posterior del muslo en la fosa poplítea, que se une al músculo semimembranoso a la tibia. Cruza detrás del cóndilo medial en contacto con la cápsula articular fibrosa de la rodilla y está separado del borde tendinoso del gastrocnemio medial por una bolsa (normalmente) comunicante con la articulación de la rodilla.

Tendón del semitendinoso: el músculo tendinoso se va angostando hasta formar un delgado tendón largo justo delante de la parte media del muslo. El tendón del semitendinoso continúa en sentido distal a lo largo de la cara superficial del semimembranoso y cruza la articulación de la rodilla en sentido posteromedial acompañando los tendones del grácil y el sartorio para insertarse en la superficie anteromedial del cuerpo de la tibia, junto al extremo inferior del ligamento tibial colateral.

Tendón extensor común: unido al epicóndilo lateral del húmero, este tendón actúa como la unión superior compartida para varios músculos extensores en el antebrazo.

Tendón flexor común: se une al epicóndilo medial del húmero; este tendón actúa como punto de unión superior compartido para varios músculos flexores en el antebrazo.

Tendones de los músculos extensores del pulgar: en la mano y justo distal al retináculo extensor, el tendón del extensor largo del pulgar forma el límite medial/posterior de la "tabaquera" anatómica y los tendones del extensor corto del pulgar y el abductor largo del pulgar forman sus límites laterales/anteriores.

Tendones del compartimento anterior: tendones en la porción frontal del espacio cubierto por la fascia profunda de la pierna.

Tendones fibular largo/corto: los dos músculos del compartimiento lateral de la pierna que sirven para la eversión (flexión en dirección interna) y ayudan a la flexión plantar del tobillo. Sus tendones cruzan la articulación del tobillo detrás del maléolo lateral.

Tendones flexores de los dedos: después de emerger del túnel del carpo, los tendones flexores de los dedos cruzan la palma de la mano y entran a las vainas fibrosas, que comienzan justo proximales a las articulaciones metacarpofalángicas, para su trayecto a lo largo de las superficies palmares de los dedos.

Glosario

Testículos: órganos reproductivos masculinos responsables de la producción de espermatozoides y hormonas sexuales. Están cubiertos por una estructura membranosa conocida como túnica albugínea, que se ubica debajo de una capa visceral llamada túnica vaginal. Su desarrollo tiene lugar en el retroperitoneo, después de lo cual descienden hacia el escroto.

Tórax: parte del cuerpo que ocupa el espacio entre el cuello y el abdomen. La caja ósea del tórax tiene forma cónica, un estrecho vértice en sentido superior (la abertura torácica superior, que conduce a la raíz del cuello) y una amplia base en sentido inferior (la abertura torácica inferior resguardada por el diafragma).

Tracto/tendones iliotibiales: también conocidos como banda iliotibial, avanzan en sentido distal a lo largo del músculo vasto lateral, cruzan la articulación tibiofemoral en sentido lateral y se unen al tubérculo de Gerdy en la superficie anterolateral del cóndilo tibial lateral. El borde posterior del tracto iliotibial cerca de su unión tibial se encuentra una corta distancia anterior al ligamento fibular colateral. El tracto iliotibial surge en su extremo proximal a partir de los tendones del músculo tensor de la fascia lata y el glúteo mayor.

Transducción: en la imagen ecográfica, conversión de una fuerza mecánica (como el sonido) a electricidad mediante la deformación de un cristal piezoeléctrico, lo que resulta en un cambio neto a través del cristal, que resulta en la amplificación, filtración y procesamiento de la corriente para formar una imagen. El pulso de ecografía que se transmite hacia los tejidos es producido por un "efecto piezoeléctrico inverso" en que la corriente alternante es transducida por los cristales en ondas de sonido.

Transductor: parte del equipo de ecografía que convierte la electricidad en sonido, produciendo un pulso dirigido hacia los tejidos y convirtiendo el sonido (ecos reflejados de vuelta al transductor desde los tejidos) en señales eléctricas que a menudo se filtran y amplifican para formar una imagen anatómica de la rebanada que se está explorando.

Transductor abdominal convexo/curvo: transductores de frecuencia baja a intermedia (2 a 5 MHz) con una cara curva y una "huella" típicamente de 4 a 6 cm (la dimensión lado a lado de la cara del transductor). Suele usarse para imágenes abdominales con un objetivo general, pero también para otras aplicaciones, como obtención de imágenes pélvicas transabdominales, imágenes obstétricas y algunas imágenes musculoesqueléticas (como la columna o la articulación de la cadera).

Transductor de matriz de fase microconvexa (cardiaca): uno de los tres tipos de transductores de superficie usados con frecuencia con la mayoría de las aplicaciones de imágenes ecográficas con fines generales. Se usa de forma extensiva en las imágenes ecográficas del corazón (ecocardiografía), pero es muy adecuado para obtener imágenes de cualquier estructura no superficial relativamente grande a través de ventanas ecográficas estrechas (como los espacios intercostales).

Transductor lineal (alta frecuencia): uno de tres tipos de transductor de superficie de uso frecuente para la mayoría de las aplicaciones de obtención de imágenes ecográficas con fines generales. Los otros dos son los transductores abdominales y los transductores cardiacos. Debido a sus altas frecuencias resonantes (8 a 15 MHz), los transductores lineales de alta frecuencia ofrecen el mejor detalle de la imagen, pero una mala penetración a profundidad. En consecuencia, se usan para aplicaciones que requieren imágenes musculoesqueléticas, de nervios periféricos, glándula tiroides, mamas, vasos superficiales y otras que requieren imágenes de alta resolución de tejidos relativamente superficiales (aproximadamente 5-6 cm de profundidad máxima de la superficie de la piel).

Tráquea: vía respiratoria grande que transporta aire hacia y desde la faringe/laringe y los pulmones. La laringe termina en la sexta vértebra cervical y se vuelve continua con la tráquea, que continúa en sentido inferior en la línea media justo anterior al esófago en el cuello, para después entrar en el tórax donde termina dividiéndose en los bronquios principales derecho e izquierdo.

Tríada portal: los vasos que se ramifican y viajan juntos dentro del hígado: ramas de la arteria hepática propia, ramas de la vena porta y ramas del conducto hepático (biliar), que se conocen en conjunto como la tríada portal.

Triángulo cervical anterior: contiene la principal irrigación sanguínea para la cabeza, pero también varios nervios craneales y vísceras, como la laringe y la glándula tiroides. El triángulo cervical incluye el hioides, el cartílago tiroideo y el cartílago cricoides.

Triángulo cervical posterior: región del cuello que está limitada en sentido interior por el borde posterior del esternocleidomastoideo, en sentido posterior por el borde anterior de la parte superior del trapecio y en sentido inferior por el tercio medio de la clavícula.

Triángulo femoral: región anatómica del tercio superior del muslo. Los principales contenidos del triángulo son, de lateral a medial, el nervio femoral y sus ramas, la vena femoral y sus tributarias y los ganglios linfáticos inguinales profundos y canales linfáticos (dentro del canal femoral).

Tríceps del brazo: en el brazo, el músculo principal del compartimento superior del brazo es el tríceps braquial, que está formado de tres cabezas, la cabeza grande, la cabeza medial y la cabeza lateral. Las tres cabezas se unen y forman el tendón del tríceps, que cruza el codo para insertarse en el proceso olécranon de la ulna.

Tróclea femoral: superficie articular femoral para la patela. Los cóndilos femorales, separados en sentido posterior e inferior por la fosa intercondílea, se unen en sentido anterior para formar la tróclea femoral.

Trombo: coágulo de sangre.

Tronco celiaco: primera rama mayor de la aorta abdominal. Lleva sangre oxigenada al estómago, hígado, bazo, parte del duodeno y el páncreas y parte del esófago, que desciende hacia el abdomen.

Tronco costocervical: rama de la arteria subclavia.

Tubas uterinas (de Falopio): par de trompas a lo largo de las cuales viajan los óvulos desde los ovarios hacia el útero. Las tubas uterinas se proyectan en sentido lateral de la unión del fondo y el cuerpo del útero y se abren hacia la cavidad peritoneal adyacente a los ovarios.

Tubérculos: los tubérculos mayor y menor sirven como sitios de unión para los tendones del músculo del manguito rotador y se sitúan en la cara anterior de la parte proximal del húmero separada por el surco intertubercular.

Tuberosidad tibial: el hueso grande y de apoyo de peso primario de la pierna.

Tumores de Warthin: neoplasia benigna (adenolinfoma, cistadenolinfoma, cistadenoma papilar linfomatoso), masas de crecimiento lento e indoloras de la glándula parótida.

Túnel del carpo: paso oseofibroso de la muñeca hacia la mano para el nervio mediano y los tendones flexores, creado por los huesos del carpo y el retináculo flexor.

Túnel del tarso: relacionado con el compartimento posterior de la pierna, el túnel del tarso transmite los tendones de los músculos del compartimento posterior profundo junto con el nervio tibial y los vasos tibiales posteriores de la pierna hacia la cara plantar del pie. Es un túnel fibroóseo que consiste en una depresión poco profunda a lo largo de la superficie posterior del maléolo medial, la superficie medial del proceso posterior, el cuerpo del talus y la superficie medial del calcáneo, contenido por el retináculo flexor.

Túnel ulnar: espacio de la parte medial dorsal del codo que permite el paso del nervio ulnar alrededor del codo. Está rodeado por el epicóndilo medial del húmero, el proceso del olécranon de la ulna y el arco tendinoso que une las cabezas humeral y ulnar del músculo flexor del carpo ulnar.

Unión miotendinosa: en las imágenes ecográficas, el área en que el tejido muscular hipoecoico se vuelve continuo con el tejido conectivo hiperecoico, formando un tendón.

Uréter: órgano muscular retroperitoneal que une el riñón con la vejiga urinaria. Avanza a lo largo del músculo psoas mayor y los procesos transversos de las vértebras lumbares y cruza en sentido anterior a la bifurcación de la arteria iliaca común para descender hacia la pelvis.

Urolitiasis: trastorno en que pueden presentarse cálculos renales en cualquier parte de las vías urinarias. Alrededor de 70 a 80% de los cálculos renales (o nefrolitos) se forman por concentraciones elevadas de calcio y, como resultado, se detectan fácilmente durante la exploración ecográfica cuando se sospecha que los pacientes tienen nefrolitiasis debido a un cólico renal. Con base en el tamaño y la forma de los cálculos renales, pueden producir un intenso dolor tipo cólico en el cáliz renal o al desplazarse hacia abajo por el uréter. Además, la hidronefrosis u obstrucción de los uréteres por un cálculo puede ser una urgencia quirúrgica.

Útero: órgano reproductor femenino fibromuscular recubierto por endotelio en el que el óvulo fertilizado puede desarrollarse en un embrión y después un feto a lo largo del embarazo. Está apoyado y se mantiene en su sitio gracias a numerosos ligamentos, como el redondo, el ancho y el transverso, así como los ligamentos uterosacros. El útero ocupa el espacio entre la vejiga y el recto a nivel de la línea media pélvica.

Vagina: vía que sirve para excretar productos menstruales y recibir el pene y la eyaculación durante el coito. El canal vaginal se extiende en sentido inferior desde el cuello uterino y termina en el vestíbulo vaginal en el perineo. La vagina recibe su irrigación de las ramas vaginales de las arterias iliacas uterina e interna. Está apoyada en la pelvis por el elevador del ano, el diafragma urogenital y el cuerpo perineal.

Vaina del recto: formada por la fusión de las aponeurosis de los músculos oblicuo abdominal externo, oblicuo abdominal interno y transverso abdominal, que rodean al músculo recto abdominal (y al músculo piramidal, cuando está presente).

Válvula mitral (válvula bicúspide): válvula auriculoventricular izquierda (válvula mitral) que reposa entre la aurícula izquierda y el ventrículo izquierdo. Con frecuencia se le llama *válvula bicúspide,* aunque es posible distinguir una valva anterior, una valva posterior y dos valvas más pequeñas en los extremos izquierdo y derecho del orificio de la válvula.

Vasos femorales: vasos sanguíneos (arteria femoral y vena femoral) que pasan debajo del ligamento inguinal y a través del triángulo femoral, y después al canal aductor (subsartorial), descendiendo por la extensión del muslo hasta llegar detrás de la rodilla, donde se vuelven continuos con la arteria y la vena poplíteas.

Vasos linfáticos/linfonodos: los linfonodos son pequeñas acumulaciones ovales o en forma de frijol de linfocitos rodeados

Glosario

por una cápsula, que filtran líquido linfático transportado de los tejidos a través de una red de vasos linfáticos. Los linfonodos y los vasos linfáticos son partes importantes del sistema inmunitario.

Vejiga urinaria: saco muscular ubicado en la línea media de la pelvis anterior (el recto ocupa la línea media de la pelvis en sentido posterior). La vejiga urinaria está constituida por haces de músculo liso conocidos como músculo detrusor y se ubica en sentido inferior al peritoneo. A medida que la vejiga se llena, se extiende hacia el borde pélvico.

Vena cava inferior: una gran vena que se vacía en el corazón. Transporta sangre de las piernas y los pies y de los órganos en el abdomen y la pelvis.

Vena esplénica: se origina por la fusión de sinusoides venosos en el bazo. La vena esplénica también recibe drenaje venoso de las venas gástrica corta, gastroomental izquierda y pancreática. La vena esplénica suele unirse a la vena mesentérica superior detrás del cuello del páncreas para formar la vena porta.

Vena facial: continuación de la vena angular a nivel del margen orbital inferior. Recibe las venas facial profunda e infraorbital. Drena ya sea en la vena yugular interna o en la rama anterior de la vena retromandibular para formar la vena facial común.

Vena femoral: la vena femoral se ubica justo medial a la arteria femoral en el triángulo femoral y continúa como la vena iliaca externa al pasar debajo de ligamento inguinal.

Vena porta: la vena porta está formada por la vena esplénica y la vena mesentérica superior posterior al cuello del páncreas. La vena porta mide unos 8 cm de largo y recolecta sangre venosa del tracto gastrointestinal, bazo, páncreas y vesícula biliar.

Vena porta izquierda: la vena porta hepática se ubica en el cuadrante superior derecho del abdomen, originándose detrás del cuello del páncreas. Inmediatamente después de entrar al hígado, la vena porta se divide en las ramas derecha e izquierda.

Vena yugular interna: la vena yugular interna es la salida venosa primaria del cráneo y avanza en el triángulo anterior del cuello dentro de la vaina carotídea. Este vaso se une a la vena subclavia para formar la vena braquiocefálica.

Venas cardiacas: incluyen la vena cardiaca mayor, vena cardiaca media y vena cardiaca menor, así como las venas cardiacas más pequeñas y las venas cardiacas anteriores. Las venas cardiacas regresan la sangre desoxigenada que contiene los productos de desecho metabólico del miocardio a la aurícula derecha. Esta sangre después fluye de regreso a los

pulmones para su reoxigenación y eliminación del dióxido de carbono.

Venas hepáticas: las venas hepáticas (izquierda, derecha y media) son venas sin válvulas ubicadas en los planos intersegmentarios del hígado. Estas venas drenan hacia la vena cava inferior; sin embargo, con frecuencia la vena hepática izquierda y media a menudo se fusionan antes de unirse a la vena cava inferior.

Venas intercostales: avanzan a lo largo de las arterias y nervios intercostales. De forma similar a las arterias, hay venas intercostales posteriores que drenan al sistema venoso ácigos/hemiácigos. Las venas intercostales anteriores son tributarias de las venas torácicas internas. Las venas intercostales posteriores del primer espacio intercostal drenan hacia las venas braquiocefálicas derecha e izquierda. Las venas intercostales posteriores del segundo y tercer espacio intercostal se unen y forman la vena intercostal superior. La vena intercostal superior derecha drena hacia la vena ácigos y la vena intercostal superior izquierda drena hacia la vena braquiocefálica izquierda.

Venas paraumbilicales: estas venas, alojadas en el ligamento falciforme, conectan la rama izquierda de la vena portal con venas subcutáneas periumbilicales pequeñas. Las venas subcutáneas periumbilicales son raicillas de las venas epigástrica superior, epigástrica inferior, toracoepigástrica y epigástrica superficial. Las venas paraumbilicales están casi siempre cerradas, pero pueden estar permeables y dilatadas en la hipertensión portal.

Ventana de insonación: la ventana o campo acústico (de insonación) es el área definida por la vía del haz de ecografía entre el transductor y el reflector acústico. La ventana acústica se refiere también a la colocación óptima de los transductores de modo que las áreas de interés se observen con claridad en la imagen.

Ventrículo derecho: una de las cuatro cámaras del corazón; el ventrículo derecho es la más anterior de todas las cámaras del corazón y casi está en contacto con el esternón. El ventrículo derecho tiene paredes delgadas y está separado en dos partes, de flujo de entrada y de flujo de salida. La porción de flujo de entrada contiene la válvula tricúspide, los músculos papilares, el tabique interventricular y la trabécula carnosa. La porción del flujo de salida (cono arterioso) se abre a través de la válvula pulmonar hacia la arteria pulmonar.

Ventrículo izquierdo: una de las cámaras del corazón. De forma tradicional, el ventrículo izquierdo se ha dividido en el vestíbulo aórtico y el ventrículo en sí mismo. El vestíbulo aórtico contiene la porción lisa del tabique interventricular, el tabique membranoso, la válvula semilunar aórtica y la raíz aórtica. La pared del ventrículo izquierdo es aproximadamente tres veces más gruesa que la pared del ventrículo derecho debido a que se requiere para impulsar la sangre hacia la circulación sistémica de alta presión.

Vértebras lumbares: las cinco vértebras lumbares, similares a todas las vértebras típicas, consisten de un cuerpo en sentido anterior y un arco vertebral en sentido posterior. El arco vertebral consiste en los pedículos derecho e izquierdo que unen el arco al cuerpo vertebral y las láminas derecha e izquierda que se fusionan en la línea media y forman el techo óseo del canal vertebral.

Vesícula biliar: órgano en forma de pera ubicado debajo del hígado, que almacena y modifica bilis del hígado. Durante la digestión, la vesícula biliar libera bilis por medio de un tubo conocido como colédoco, que conecta la vesícula biliar y el hígado al intestino delgado. La bilis es importante para la emulsificación, digestión y absorción subsecuentes de la grasa de los alimentos.

Vesículas seminales: son estructuras glandulares lobuladas que se originan de los divertículos del conducto deferente. Se encuentran inferolaterales a las ampollas del conducto deferente. Las vesículas seminales, que se extienden en sentido superior desde la glándula prostática entre la vejiga y el recto, se unen al conducto deferente cerca de su extremo, formando los conductos eyaculatorios.

Yeyuno: ubicado en los dos quintos proximales del intestino delgado, al compararse con el íleon es más vacío, más amplio, y con una pared más gruesa. El yeyuno tiene pliegues altos similares a válvulas, circulares y muy apretados, conocidos como plicas circulares.